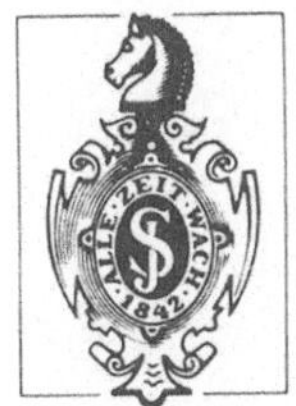

Manfred Cierpka

Zur Diagnostik von Familien mit einem schizophrenen Jugendlichen

Mit 34 Abbildungen

Springer-Verlag Berlin Heidelberg New York
London Paris Tokyo Hong Kong

Priv.-Doz. Dr. Manfred Cierpka
Abteilung Psychotherapie
Universität Ulm
Am Hochsträß 8, D-7900 Ulm

ISBN-13: 978-3-540-51834-1   e-ISBN-13: 978-3-642-75181-3
DOI:10.1007/978-3-642-75181-3

CIP-Titelaufnahme der Deutschen Bibliothek.
Cierpka, Manfred: Zur Diagnostik von Familien mit einem schizophrenen Jugendlichen /
Manfred Cierpka. – Berlin; Heidelberg; New York; London; Paris; Tokyo; Hong Kong:
Springer, 1990
ISBN 3-540-51834-7 (Berlin . . .) brosch.
ISBN 0-387-51834-7 (New York . . .) brosch.

Die Wiedergabe von Gebrauchsnamen, Handelsnamen, Warenbezeichnungen usw. in diesem
Werk berechtigt auch ohne besondere Kennzeichnung nicht zu der Annahme, daß solche Namen
im Sinne der Warenzeichen- und Markenschutz-Gesetzgebung als frei zu betrachten wären und
daher von jedermann benutzt werden dürften.

Produkthaftung: Für Angaben über Dosierungsanweisungen und Applikationsformen kann vom
Verlag keine Gewähr übernommen werden. Derartige Angaben müssen vom jeweiligen Anwen-
der im Einzelfall anhand anderer Literaturstellen auf ihre Richtigkeit überprüft werden.

*Das Buch widme ich meiner Familie,
meiner Frau Astrid, Lukas und Arne.*

Vorwort

Im Gegensatz zur schnell anwachsenden familientherapeutischen Literatur sind empirische Untersuchungen im Bereich der Familienforschung verhältnismäßig selten geblieben. Erst in letzter Zeit werden auch in den deutschsprachigen Ländern Anstrengungen unternommen, um die vorwiegend interdisziplinär arbeitende Familienforschung zu intensivieren. Nachdem in vielen Fachgebieten unterschiedliche Aspekte der Familie untersucht werden, benötigt man für die familiendiagnostischen Fragestellungen klinisch relevante Untersuchungsinstrumente, die dem Gegenstand angemessen sind. Im vorliegenden Buch werden familiendiagnostische Möglichkeiten aufgezeigt, die durchaus in der Lage sind, die klinische Urteilsbildung zu ergänzen. Die Veröffentlichung der Studien wird von unserer Hoffnung begleitet, daß die familientherapeutische Forschung an Attraktivität gewinnt und den Anschluß an die wissenschaftlichen Standards findet.

Unsere Fragestellungen sind aus den Untersuchungen des Projekts "Die Untersuchung der Grenzen in Familien mit einem psychotischen Adoleszenten" im SFB 129 "Psychotherapeutische Prozesse" der Universität Ulm hervorgegangen. Den Mitarbeitern des Projekts, Frau Dr. rer. biol. hum. R. Aschoff-Pluta, Herrn PD Dr. P. Joraschky und Frau Dipl. Soz. Arb. (FH) G. Martin verdanke ich theoretische und methodische Anregungen. Herr Prof. Dr. H. Thomä, Ärztlicher Direktor der Abteilung Psychotherapie an der Universität Ulm, hat mich in meinen Bemühungen in vielseitiger Weise ermutigt und unterstützt. Frau cand. med. K. Schnürle danke ich für ihr Engagement bei der Datenerhebung, Frau I. Hößle für ihre Hilfe bei der Dokumentation der Daten. Bei der Auswertung der Studien war mir insbesondere Frau Dipl.-Psych. G. Frevert durch ihre methodischen Kenntnisse und ihre Beharrlichkeit eine wertvolle Hilfe. Kritische Anmerkungen zu früheren Fassungen dieser Arbeit verdanke ich Herrn Prof. Dr. H. Kächele, Herrn PD Dr. J. Haisch, Herrn Dr. W. Steffens, und Herrn H. D. Gram. Die Schreibarbeiten wurden mit großer Sorgfalt von Frau E. Reuther durchgeführt. Ihnen allen möchte ich herzlich danken.

Ulm, Juli 1989   *Manfred Cierpka*

Inhaltsverzeichnis

Einführung

Seit vierzig Jahren wird der Familie ein zunehmend größeres Gewicht in der Ätiopathogenese und der Aufrechterhaltung individueller Krankheiten beigemessen. Sehr viele, aber auch sehr unterschiedliche, familientherapeutischen Verfahren wurden entwickelt. Inzwischen kann die Familientherapie den individualtherapeutischen Maßnahmen durchaus an die Seite gestellt werden. Ihre Effektivität wird für den US-amerikanischen Raum in einem Handbuchartikel von Gurman et al. (1986) dokumentiert.

Aussagen zur Indikation und Behandlungstechnik setzen familiendiagnostische Überlegungen voraus. Die Suche nach familiären Faktoren, die zur Entstehung und zum Verlauf von seelischen und körperlichen Erkrankungen beitragen, steht erst in den letzten Jahren im Mittelpunkt des Interesses der Familienforschung. Um herauszufinden, was letztendlich in einer Familientherapie wirkt und was zur therapeutischen Veränderung beiträgt, müssen die speziellen Dimensionen der familiären Interaktion erkannt und beschrieben werden.

Die vorliegende Arbeit konzentriert sich auf die Diagnostik von Familien. Vorgestellt wird ein diagnostisches Instrumentarium, das die Einschätzung von Schwächen und Stärken von Familien anhand bestimmter familiendynamischer Variablen erlaubt. Ziel dieser diagnostischen Bemühungen ist es, eine Gewichtung der individuellen und der familiären Faktoren vornehmen zu können, die zur Entstehung und Aufrechterhaltung von seelischen Krankheiten beitragen.

Insbesondere aus der psychiatrischen Betreuung von schizophrenen Patienten und ihren Familien wissen wir, daß das Verhältnis von individuellen und familiären Bedingungsfaktoren sehr unterschiedlich sein kann. In manchen Familien erscheint uns die Kommunikation und die Interaktion als wenig gestört, so daß die schizophrene Erkrankung überwiegend auf individuell-biologische Komponenten zurückgeführt werden muß. Manchmal sind die Familieninteraktionen so bizarr, daß die familiären Faktoren eine erhebliche Belastung mit sich bringen und Einfluß auf den Ausbruch und den Verlauf der Erkrankung nehmen. Als Extrempunkte kann man formulieren, daß ein starker biologischer Faktor bei noch so günstigem familiärem Klima zum Ausbruch der schizophrenen Erkrankung führen kann, während ungünstige familiäre

Bedingungen andererseits bei geringerer konstitutionellen Belastung zur Psychose oder einer anderen seelischen Erkrankung beitragen können.

Für die Familiendiagnostik benötigen wir eine theoretische Konzeption, die das Zusammenwirken von individuellen und familiären Faktoren umfaßt. Die Diskussion über den wechselseitigen Zusammenhang mehrerer Faktoren ist bei den schizophrenen Erkrankungen am weitesten fortgeschritten. Die Annahme, daß bei diesem Krankheitsbild mehrere Bedingungsfaktoren komplementär wirksam werden, liegt dem sog. "Streß-Vulnerabilitäts-Modell" (Zubin und Spring 1977; Nuechterlein und Dawson 1984) zugrunde. Die Zwillingstudien und die High Risk Forschung (s. d. den Überblick bei Joraschky 1985; Cierpka 1986) legen die Interpretation nahe, daß ein familiärer Faktor bei der Entstehung und dem Verlauf der schizophrenen Erkrankung beteiligt ist. Durchgehend konnte nachgewiesen werden, daß vulnerable Kinder in Familien mit einem günstigen Milieu weniger häufig erkranken als in dysfunktionalen Familien. In der "Expressed Emotion Forschung" (Überblick bei Hahlweg 1986; Hahlweg und Goldstein 1987) konnte gezeigt werden, daß Schizophrene, die in Familien mit hohem intrafamiliärem Streß (gemessen durch die Zahl der kritischen und ablehnenden Äußerungen gegenüber dem Patienten) zurückkehrten, eine schlechtere Prognose hatten als Patienten, in deren Familie weniger Streßfaktoren wirksam waren. Die Auswertung entsprechender familientherapeutischer Programme zeigt, daß durch die Erarbeitung einer besseren Problemlösung, mehr Unterstützung, weniger destruktive Kritik und weniger emotionales Überengagement die Rückfallhäufigkeit dramatisch gesenkt werden konnte (Goldstein et al. 1978; Leff et al. 1982; Anderson et al. 1981; Falloon et al. 1984).

Bei unserem familiendiagnostischen Vorgehen knüpfen wir an die klinische Erfahrung und an die Forschungsergebnisse an. Wir sind der Ansicht, daß die Familiendiagnostik auf drei Ebenen durchgeführt werden muß: der Ebene der Individuen, der Ebene der Dyaden und der Ebene des Familiensystems. Erst die Berücksichtigung dieser Ebenen macht Aussagen über die unterschiedliche Gewichtung der individuellen und familiären Faktoren möglich. Im Theorieteil dieser Arbeit wird ein theoretischer Entwurf einer Familiendiagnostik auf drei Ebenen vorgelegt. Im Kapitel 1 charakterisieren wir die individuelle, die dyadische und die familiäre Ebene, und im Kapitel 2 beschreiben wir die wechselseitige Beeinflussung zwischen den Ebenen.

In Vorarbeiten konzentrierten wir uns zunächst auf die Diagnostik der sog. Grenzenstörungen in Familien mit Schizophrenen. Diese Untersuchungen gingen aus klinischen Fragestellungen hervor. Probleme in der Abgrenzung von anderen Personen werden beim Schizophrenen regelmäßig festgestellt. In der familientheoretischen Literatur spricht man von Verletzungen der Generationsgrenzen in diesen Familien. Wir definierten Grenzenstörungen ebenfalls auf den drei Ebenen als Störungen der Selbstgrenze, der Geschlechts- und Generationsgrenze und der Familien-Umwelt-Grenze. Im Kapitel 3 diskutieren wir am Beispiel der jugendlichen Schizophrenen und ihrer Familien das Zusammenwirken von individuellen und familiären Faktoren auf dem Hintergrund der Grenzenstörungen.

Im empirischen Teil B zeigen wir die Möglichkeiten innerhalb der Familienforschung in diesem Bereich auf. Im Kapitel 4 werden die Ergebnisse aus unseren Voruntersuchungen zusammengefaßt. Wir konnten in früheren Untersuchungen zeigen, daß das Ausmaß der Grenzenstörungen, ähnlich wie das emotionale Überengagement und das negative Familienklima, als ein Prädiktor für den klinischen Verlauf von neurotischen und schizophrenen Erkrankungen anzusehen ist (Joraschky et al. 1986). Die Diagnostik der Grenzenstörungen erfolgte durch Fremdbeobachtung mit dem sog. ”Beobachtungsinstrument für Grenzenstörungen” (Joraschky und Cierpka 1984). In Vergleichsuntersuchungen fanden wir keine quantitativen Unterschiede bezüglich der Grenzenstörungen zwischen Familien mit einem neurotischen und einem schizophrenen Jugendlichen. Die Ergebnisse führten zur Formulierung folgender Hypothesen:

1. Die intrafamiliären Grenzenstörungen sind nicht spezifisch für Familien mit einem schizophrenen Mitglied. Sie treten auch in Familien mit anderen klinischen Bildern auf. Allerdings sind Grenzenstörungen für Familien mit einem schizophrenen Mitglied besonders schwierig zu bewältigen.

2. Das Ausmaß der Grenzenstörungen ist insofern ein Prädiktor für den Verlauf einer neurotischen oder schizophrenen Erkrankung, als das Bewältigungspotential einer Familie an den Regulationsprozessen von Grenzenstörungen abzulesen ist.

Die Diagnostik der Grenzenstörungen erlaubt die Beurteilung *einer* familiendynamisch relevanten Variablen. Eine umfassende Beurteilung der Funktionalität von Familien kann damit nicht geleistet werden. Zur Beurteilung der Stärken und Schwächen in einer Familie wird ein diagnostisches Instrumentarium benötigt, das möglichst viele relevante Variablen umfaßt, die zum Funktionieren einer Familie beitragen. Makroanalytisch ausgerichtete Ratinginstrumente, die einer solch umfassenden

Fragestellung methodisch gerecht würden, liegen bislang nicht vor. Unser Hauptinteresse in dieser Arbeit gilt der Familiendiagnostik mit Hilfe eines Fragebogeninventars, das, gemessen an der Komplexität der Familiendynamik und den bekannten Schwierigkeiten mit Selbstberichtsmethoden, aussagekräftige Ergebnisse im Hinblick auf die Beurteilung von Ressourcen und Problemen in Familien liefert. Für die empirischen Untersuchungen mit dem "Familieneinschätzungs-Bogen", die wir im Kapitel 6 und 7 vorstellen, formulierten wir die nachstehenden Hypothesen:

1. Ausschlaggebend für eine unterstützende Verarbeitung und Bewältigung der Grenzenstörungen ist das Vorhandensein von Ressourcen in anderen basalen familiendynamischen Dimensionen.

2. Familien mit mehr oder weniger Ressourcen gibt es sowohl bei Familien mit einem neurotischen als auch mit einem schizophrenen Jugendlichen.

3. Eine Typisierung von Familien über die basalen familiendynamischen Variablen erlaubt die Unterscheidung von Familien mit einem günstigen und solchen mit einem ungünstigen Bewältigungspotential.

In unserer Arbeit haben wir den Schwerpunkt der Forschung auf die Untersuchung der Möglichkeiten der Problemlösung in einer Familie gelegt. Die Identifizierung und Lösung von Problemen im Umgang mit einer schweren Erkrankung eines Individuums erscheint uns relevanter als die Suche nach Defizienzen in der Familieninteraktion, die für ein bestimmtes Krankheitsbild spezifisch sein sollen. Unsere Ergebnisse zeigen, daß die Fragebogen-Diagnostik eine Beurteilung der Schwächen und Stärken in den Familien ermöglicht. Der Kliniker bekommt mit Hilfe der Selbsteinschätzungen der Familienmitglieder einen Eindruck vom Bewältigungspotential der Familien zum Untersuchungszeitpunkt. Dies demonstrieren wir im Kapitel 8 anhand von zwei kurzen Fallbeispielen. Die vorliegenden Studien zeigen, daß das dargestellte familiendiagnostische Instrumentarium zuverlässige Aussagen über den Einfluß der Familie auf den Verlauf und damit die Prognose von neurotischen und psychotischen Erkrankungen macht.

Teil A. Theorie

Kapitel 1: Drei Ebenen in der Familiendiagnostik

Die Familiendiagnostik ist ein Teilgebiet der psychologischen Diagnostik und erfolgt dementsprechend hypothesenzentriert auf der Grundlage von Theoriebildungen. Als Leitlinie muß gelten, daß der diagnostische Prozeß transparent und überprüfbar ist und die für das diagnostische Vorgehen notwendigen Strategien unter den Therapeuten kommunizierbar sind. In der Familiendiagnostik sind wir mit mehreren Schwierigkeiten konfrontiert. Die Untersuchungen auf diesem Gebiet gewannen erst im letzten Jahrzehnt an Bedeutung. Die methodischen Ansätze sind immer noch sehr heterogen und basieren auf einer Vielzahl von unterschiedlichen Theorien. Die Integration von verschiedenen Theorien ist andererseits notwendig, um der Komplexität der Familiendynamik gerecht zu werden.

In den ersten beiden Kapiteln dieser Arbeit legen wir einen theoretischen Entwurf für eine Mehrebenen-Diagnostik in Familien vor. Nach der Beschreibung der zu diagnostizierenden Ebenen konzentrieren wir uns im zweiten Kapitel darauf, wie die individuellen und familiären Faktoren ineinandergreifen. Im Kapitel 3 zeigen wir, wie wir mit dem Konstrukt der Grenzenstörungen ein vorläufiges Interaktionsmodell für Familien mit einem schizophrenen Jugendlichen konzeptualisieren können, das das Ineinandergreifen der verschiedenen Faktoren auf den drei Ebenen - Individuum, Dyade, Familie - veranschaulicht.

Wir benötigen familientheoretische Vorstellungen darüber, wie eine Familie organisiert ist und welche Variablen dazu beitragen, daß eine Familie gekennzeichnet und von allen anderen sozialen Gruppen unterschieden werden kann. Außerdem benötigen wir Kriterien, die uns die Beurteilung der Funktionalität einer Familie erlauben. Die Familiendiagnostik beinhaltet solche Überlegungen über innerfamiliäre Wirkfaktoren und deren Störungen: "Die Familiendiagnostik untersucht und beschreibt die Interaktionen und ihre Veränderungen zwischen Familienmitgliedern, den Subsystemen und analysiert die Dynamik der Familie als systemisches Ganzes. Sie untersucht die unbewußten Phantasien, Wünsche, und Ängste der Familie auf dem Hintergrund ihrer Familiengeschichte, um zu einem Verständnis über die bedeutsamen Interaktionssequenzen zu kommen" (Cierpka 1987, S. 2).

In dieser Definition der Familiendiagnostik berücksichtigen wir das Zusammenspiel unterschiedlicher Variablen auf verschiedenen Ebenen. Der Familiendiagnostiker muß diese verschiedenen Ebenen vor Augen haben, weil er jede Ebene für sich und die Interaktion derselben mit den anderen Ebenen beurteilen muß. Der Kliniker versucht, die Betrachtungsebenen einzugrenzen, um die Komplexität der Situation zu reduzieren. Er ist sich dabei bewußt, daß gleichzeitig auch andere Ebenen vorhanden sind und das Leben in der Familie sich simultan auf mehreren Ebenen abspielt. Wenn der Kliniker die intrapsychischen Strukturen fokussiert, geschieht dies auf dem Hintergrund der Zusammenhänge mit übergeordneten Systemen, etwa mit kulturellen und gesellschaftlichen Faktoren, die sich in ihrer theoretischen Konzeptualisierung unterscheiden. Klinische Phänomene können somit auf verschiedenen Systemebenen betrachtet werden, wobei die Entscheidung, auf welcher (oder welchen) der Ebenen das klinische Problem therapeutisch angegangen wird, eine der wesentlichsten Aufgaben für den Therapeuten darstellt. Diagnostische Aussagen über eine Familie sollten jedoch zumindest drei Ebenen beinhalten, die Ebene der Individuen, der Dyaden und der gesamten Familie.

1.1 Charakterisierung der drei Ebenen

Was ist mit "Ebene" gemeint[1]? Das Universum ist aus einer Vielzahl von hierarchisch gegliederten Systemen aufgebaut, wobei jede "höhere" oder weiter fortgeschrittene Ebene aus Systemen "niedriger" oder weniger fortgeschrittener Komplexität besteht. Auch der Mensch kommuniziert als ein soziales Individuum auf mehreren Organisationsebenen mit seinem Mitmenschen und der Umwelt. Miller (1978) benennt sieben solcher Organisationsstufen lebender Systeme, die durch ihre Strukturgleichheiten eine hierarchische Ordnung hervorrufen: "Cell,

---

[1]In der soziologischen Forschung hat bereits Simmel darauf hingewiesen, daß der Familie zwischen dem Individuum und der Gesellschaft eine wichtige Mittlerrolle zukommt. Insofern spricht er in diesem Zusammenhang von einem dreigliedrigen Aufbau - Individuum, Familie, Gesellschaft. Simmel (1922, S. 537) führt auch die Doppelrolle der Familie aus: Einmal sei sie eine Erweiterung der eigenen Persönlichkeit, eine Einheit, andererseits stelle sie einen Komplex dar, in dem der einzelne sich von allen anderen unterscheide. Auch in der psychoanalytischen Literatur hat Balint (1957) in seiner Arbeit "Die drei seelischen Bereiche" die sich aus der Dualunion zwischen Mutter und Kind notwendigerweise entwickelnden Abgrenzung auf drei Ebenen beschrieben. Die Aufteilung in drei innerseelische Bereiche wird aber individuumzentriert definiert. Einer Idee Rickman's (1951) folgend, gelangte er zu Vorstellungen über eine Dreiteilung der menschlichen Seele, die auf der Zahl ihrer Beziehungen zur Objektwelt gründet: a) Die Ein-Personen-Beziehung oder der intrapsychische Bereich, b) die Zwei-Personen-Beziehungsschicht, also die dyadische Ebene, und c) die Schicht der Drei- und Mehr-Personen-Beziehung.

Organ, Organism, Organization, Group, Society, Supranational System". Diese Überlegungen wurden von Scheflen (1981) aufgegriffen und am Beispiel der schizophrenen Erkrankungen und deren interaktiven Dimensionen ausgearbeitet. Er beschreibt acht solcher Ebenen, von der Interaktion auf der zellulären-morphologischen Ebene bis hin zu den institutionellen und gesellschaftlichen Ebenen. Dieses zirkulär regulierte Modell weist drei Ebenen aus, die für den familiären Prozeß maßgebend sind - das Individuum, die dyadische Ebene und die Familiendynamik.

In jüngster Zeit hat sich in Familienforschungsansätzen diese Dreiteilung der Familienorganisation im Sinne von unterschiedlichen hierarchische Ebenen durchgesetzt (Scheflen 1981; Gurman und Kniskern 1978a, b; Cromwell und Peterson 1983; Steinhauer et al. 1984; Joraschky und Cierpka 1984). Vor allem die strukturelle Familientherapie (Minuchin 1977; Minuchin und Fishman 1983) betont, daß die familiäre Struktur durch eine hierarchische Gliederung gekennzeichnet ist. Dies gilt für die Unterschiedlichkeit von elterlichen und kindlichen Rollen und den damit zusammenhängenden Regeln in der Familie. Die unterschiedlichen Fähigkeiten, z. B. das unterschiedliche Autoritätslevel, tragen zur Differenzierung dieser eher rollentheoretisch definierten Ebenen bei.

Das Individuum steht sowohl körperlich als auch psychisch im Austausch mit seiner Umgebung. In den Reifungs- und Wachstumsprozessen ist das Kind lange Zeit von seinem interpersonalen Bezugsfeld abhängig. Die individuelle psychische Entwicklung vollzieht sich im Bezogensein auf das Gegenüber. Die affektiven und die kognitiven Prozesse differenzieren sich in der ständigen Interaktion mit der Umgebung. Das Individuum bringt seine spezifischen Charakteristika in die Familie ein und trägt zur Gestaltung der Familiendynamik bei. Die organismischen Bedingungen (körperliche Stabilität und Gesundheit, Funktionstüchtigkeit der Sinnesorgane, Qualität der hirnorganischen Variablen bis hin zur Informationsverarbeitung) spielen eine ganz wesentliche Rolle. Die Biologie bietet die Grundlage für die Beschreibung der Organisation des Individuums. Diese organismischen Parameter sind auf der Stufe der Dyade und des Familiensystems nicht anzutreffen.

Hinzu kommen die individualpsychologischen Theorien, die die kognitiven (Intelligenzniveau, Begabung, Aufmerksamkeit, Konzentration etc.), emotionalen (z. B. emotionale Belastbarkeit, Affektmuster,

Angstausmaß etc.) und motivationalen[1] (Zukunftsvorstellungen, Ziele, Erwartungen, Werthaltungen, Wünsche, Interessen) Aspekte umfassen.

Die dyadische Beziehung gilt als weitere Organisationsstufe, die überwiegend mittels psychologischer Variablen beschrieben werden kann. Zwar spielen in der frühen Mutter-Kind-Interaktion und später in der Sexualität der Erwachsenen auch biologische Variablen eine Rolle. Die affektiv-kognitive Beziehung der zwei Partner wird jedoch hauptsächlich psychologisch bestimmt. Kommunikationstheorien beschäftigen sich vorwiegend mit den Bedingungen und Wechselfällen des Informationsaustausches zwischen Menschen. Alle Formen sozialer Wechselwirkung sind nur dadurch möglich, "daß Menschen voneinander Kenntnis nehmen, Interaktion also immer auch Austausch von Information ist. Dieses aber wird in der Regel als Kommunikation bezeichnet" (Graumann 1972, S. 1117). Für die moderne Familientheorie erwiesen sich die Beiträge von Watzlawick et al. (z. B. 1969) über spezielle Aspekte der menschlichen Kommunikation heuristisch als wertvoll. Sie führten als Axiome die "Doppelbindungshypothese" und die Unterscheidung eines Kommunikationsvorgangs in einen Inhalts- und einen Beziehungsaspekt in die Diskussion ein. Zusätzliche Hypothesen, etwa die der gegenseitigen Bindung in unbewußt gesteuerten Kollusionen (Willi 1975) sind darüber hinaus notwendig, um der psychodynamischen Komplexität der Dyade gerecht zu werden.

Die Ebene der "Familie als Ganzes" umfaßt die Organisation der familiären Funktionen, die jeder Familie zur Eigenständigkeit verhilft. Die Familie unterscheidet sich von anderen Kleingruppen durch die sog. Mehrgenerationenperspektive. Familien haben eine eigene Geschichte, die mit Ideologien, bestimmten Werten und Normen, aber auch Familienmythen verbunden ist. Die Familienmitglieder sind im Lebenskontext miteinander verbunden. Sowohl die materiellen als auch die psychischen Bedürfnisse müssen zufriedenstellend gestillt werden. Soziologische und sozialpsychologische Theorien über das Rollenverhalten oder z. B. die Organisation von Kleingruppen tragen zur Präzisierung dieser Variablen bei (s. d. Thomae 1972). Die Familiensystemtheorie hat sich auf diese Ebene konzentriert, um die Familienstruktur mit Hilfe von Regeln und Hierarchien beschreiben zu können.

---

[1]Textor (1985) beschreibt aus der Sicht der Familientherapeuten die folgenden individualpsychologischen Konstrukte: Die Persönlichkeit, die Kognition, die psychischen Kräfte, das Verhalten. Die Überschneidung mit den o. g. Konstrukten ist offensichtlich.

1.2 Wechselwirkung zwischen den Ebenen

Hilfreich für unseren Ansatz sind die theoretischen Überlegungen der
Systemtheorie. Diese Theorie ist in besonderem Maße dazu in der Lage,
die Wechselwirkungen zwischen den einzelnen Faktoren in einem über-
greifenden, integrativen Ansatz zu erfassen[1]. Durch die Konzeptualisierung der theoretischen Verknüpfungen zwischen der individuellen, dyadischen und familiären Ebene wird der Schwerpunkt von der
Beschreibung der Faktoren selbst auf deren Interaktion ausgeweitet. Die
im folgenden eingeführten systemtheoretischen Kategorien stellen zwar
einen interaktionellen Rahmen für das Ineinandergreifen der verschiedenen Ebenen dar, weisen jedoch wenig psychologischen Inhalt auf.
Wir werden zeigen, daß insbesondere die psychoanalytischen Theorien
in der Lage sind, diese Defizite auszugleichen. Die sog. Grenzenstörungen dienen uns hierfür als Muster. Die Integration der systemtheoretischen Betrachtungsweise mit diesen speziellen psychoanalytischen Kategorien erfolgt in unserem eigenen theoretischen Ansatz über ein inter-
aktionelles Verständnis zur Ätiopathogenese der schizophrenen Erkrankungen (Kapitel 3).

Der systemtheoretische Ansatz weist aus, daß die biologischen, ent-
wicklungspsychologischen, familiären und sozialen Parameter in bezug
auf menschliche Reifungs- und Wachstumsprozesse, aber auch für die
Pathogenese von Störungsbildern, komplementär sind und sich nicht
gegenseitig ausschließen. In einer metatheoretischen Betrachtungsweise
beschreibt die Systemtheorie, wie Humansysteme in Untersysteme
(Subsysteme) untergliedert werden können, die für sich genommen wiederum ein eigenes System darstellen. Das Familiensystem ist einerseits
Teil eines größeren Systems (der umgebenden Gemeinde, Gesellschaft,
Kultur), andererseits ist es im hierarchischen Sinne den verschiedenen
Subsystemen (Eltern-Subsystem, Geschwister-Subsystem) übergeordnet.
Die Staffelung ist insofern hierarchisch als die übergeordneten Systeme
stets alle untergeordneten Systeme umfassen (s. Abb. 1.1). Diese
Staffelung der verschiedenen Organisationsstufen läßt sich am ehesten
mit Hilfe der Systemtheorie beschreiben, weil sich die im folgenden zu
diskutierenden systemtheoretischen Parameter definitionsgemäß auf
allen Ebenen finden.

---

[1]Andere Theorien, die die Interaktion zwischen Individuum, Familie und Umwelt berücksichtigen,
sind z. B. die Feldtheorie von Lewin und die Persönlichkeitstheorie von Witkin (Überblick bei
Thomae 1972).

Die "Allgemeine Systemtheorie" von Ludwig v. Bertalanffy (1956, 1962) hat ihren Ursprung in der Biologie. v. Bertalanffy übernahm wesentliche Grundprinzipien der Kybernetik, kritisierte diese jedoch als ein statisches geschlossenes Konzept. Demgegenüber stellte er sein Modell des lebenden Organismus als ein offenes und im Austausch mit der Umwelt stehendes dynamisches System dar. Als Grundprinzip wird angenommen, daß alle Elemente eines jeden lebenden Organismus (von der Zelle bis hin zu sozialen Gebilden) miteinander in wechselseitiger Beziehung stehen und daß es vor allem auf die Art der Beziehung ankommt, durch die eine bestimmte Funktionsweise eines definierten organismischen Systems bestimmt wird. Die Hypothese der Systemtheorie lautet, daß soziale Gebilde, im Sinne der modellhaften hinreichenden Analogie, denselben Organisationsprinzipien unterliegen wie einfache Organismen[1]. Diese ursprünglich eher biologische Theorie fand dann unter dem Einfluß interdisziplinärer, insbesondere philosophischer Gedanken im Laufe der 50er Jahre Eingang in die Definition sozialer Systeme und wurde schließlich in den 60er Jahren in Amerika von der familientherapeutischen Forschung in Palo Alto (Bateson, Watzlawick et al.) aufgegriffen.

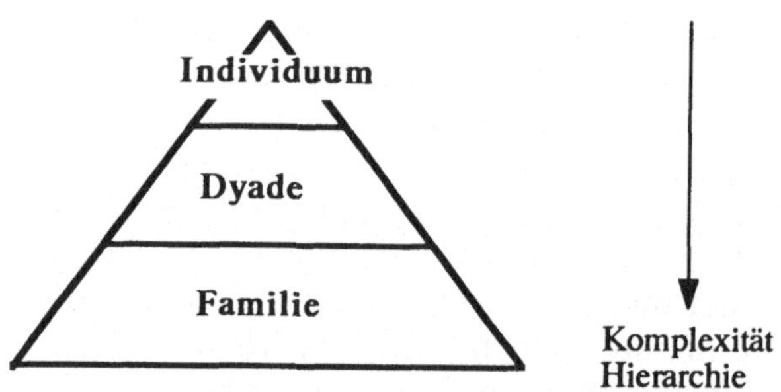

Abb. 1.1: Die Hierarchie der Ebenen in der Familie

---

[1]Folgende Grundannahmen liegen dem Konzept der GST (General-System-Theory) zugrunde:
1. Das Leben spielt sich in organismischen Entitäten ab, d. h. es wird ein holistisches Prinzip verfolgt: Das System als Ganzes hat vielfache Bedingungsfaktoren. Demnach haben es Biologie, Verhaltenswissenschaften und Soziologie mit einem multivarianten System zu tun.
2. Komplexe Phänomene sind mehr als die Summe von isolierten Kausalketten. Dieses Ganzheitsprinzip wurde aus der Gestaltpsychologie übernommen.
3. Folge davon ist, daß nicht nur die einzelnen Teile eines organismischen Systems, sondern auch die Beziehungen zwischen diesen Komponenten zu untersuchen sind. Diese Beziehungen werden als systemkonstitutiv betrachtet.
4. Lebende Organismen sind grundsätzlich als "offene Systeme" zu betrachten, d. h. sie stehen in Informations- und Energieaustausch mit der Umwelt. Nur offene Systeme sind auch in der Lage, sich an Veränderungen in der Umwelt anzupassen und funktionsfähig zu bleiben.

Für die Familiendiagnostik wird aus den systemtheoretischen Überlegungen abgeleitet, daß es nicht nur gilt, das Ganze (die Familie) und/oder Teile des Ganzen (die Individuen), sondern v. a. die Interaktion zwischen den Teilen zu erfassen. Die redundant ablaufenden Interaktionsmuster zwischen den Familienmitgliedern bezeichnen wir als Struktur. Aus der Wiederkehr bestimmter Interaktionsmuster schließen wir auf Regeln, die dieser Struktur innewohnen. Mit Minuchin (1977, S. 70) sind wir der Meinung, daß die Familienstruktur "sich aus den unsichtbaren Forderungen ergibt, die in ihrer Gesamtheit die Art der Interaktionen der Familienmitglieder organisieren."

Mit dem Begriff "System" wird eine Ordnungsform bezeichnet, die ein Gesamt von Elementen in einen bestimmten Strukturzusammenhang bringt, der seinerseits, für sich genommen, meistens schon System genannt wird. Miller (1978, S. 22) definiert die Struktur eines Systems mit Hilfe der Gliederung seiner Subsysteme und seiner Elemente, die in einem dreidimensionalen Raum zu einem bestimmten Zeitpunkt gegeben sind. Auch die Struktur wird als ein in sich verbundenes System beschrieben, in welchem die Veränderungen eines Elements notwendigerweise Veränderungen an den anderen Elementen nach sich ziehen. Das Gefüge von Relationen folgt übergeordneten Gesamtgesetzen. Diese übergeordneten Gesamtgesetze sind für den familiären Prozeß insofern maßgebend, als sie offensichtlich die Kohäsion des Familienverbandes sicherstellen. Die Verknüpfung der Elemente zu einer wechselseitigen, funktionalen Beziehungsstruktur wahrt die Einheit der Familie. Die ineinandergreifenden Beziehungen befinden sich in einem inneren Gleichgewicht, das durch entsprechende Interaktionen der Familienmitglieder aufrechterhalten wird. Diese Homöostase des Familiensystems ist maßgebend für die Stabilität der Familie. Die Annahme, daß das familiäre System kontinuierlich versucht, im Gleichgewicht zu bleiben, wurde später erweitert. Ein Ungleichgewicht ergibt sich nämlich dadurch, daß die Familie sich an Veränderungen anpassen muß. Abgeleitet von der systemtheoretischen Definition von Prozeß als Veränderung von Materie, Energie oder Information in einem System (Miller 1978, S. 23), sprechen wir von familiendynamischen Prozessen, wenn es durch Einwirkungen von außen oder von innen zu Veränderungen in der Familie kommt[1]. Die Notwendigkeiten zu individuellen Veränderungen der einzelnen Familienmitglieder und zur Veränderung des Familiensystems

---

[1]Während man bei der Struktur die räumliche Ordnung untersucht und dies als 'synchrone Betrachtungsweise' bezeichnet, spricht man bei der Untersuchung der zeitlichen Ordnung, der Funktionen und der Prozesse, von der 'diachronen Betrachtungsweise' (s. d. Roemer, 1987). Ciompi (1982, S. 112) macht die Unterscheidung von Struktur und System an diesen unterschiedlichen Aspekten fest. Im System ist der synchrone Aspekt für ihn deutlicher.

ergeben sich nicht nur durch Anpassung an veränderte Umweltbedingungen, sondern z. T. durch individuelle Wachstums- oder
Reifungsprozesse. Insofern beinhaltet der familiendynamische Prozeß
eine historische Dimension, weil Geburten, Entwicklungen, Altern und
Tod ebenso Veränderungen über die Zeit notwendig machen, wie aktuelle Lernprozesse einzelner Familienmitglieder. Die dialektische Spannung zwischen Stabilität und Veränderung beschreibt die Systemtheorie
mit den Begriffen der Morphostase und Morphogenese. Beide Kräfte
sind für die Familie notwendig. Die Morphostase dient dem System-
erhalt, die Morphogenese der Anpassung an Veränderungen.

Da es sich bei Familien um offene Systeme handelt, sind die kyber-
netischen und homöostatischen Ansätze, die insbesondere für geschlossene Systeme brauchbar sind, nur bedingt tauglich. Elkaim (1980)
forderte, daß den positiven Rückkopplungsprozessen, also z. B. Rei-
fungs- und Wachstumsprozessen in der Familie, und den diskontinuierlichen Veränderungen im System mehr Bedeutung zukommen
sollte. Für offene Systeme muß gefordert werden, daß sie auch ohne die
statische Aufrechterhaltung des Gleichgewichts auskommen, um die
Diskontinuität zu gewährleisten. Offene Systeme müssen vielmehr mit
dem Druck, den die Umgebung ausübt, aufrechterhalten werden können.
Deshalb ist auch die ständige Zufuhr von Energie (Information) und
Materie notwendig, um diesen Prozeß der Selbst–Organisation des Systems möglich zu machen (vgl. Elkaim 1980, S.152f)[1]. Das Phänomen
der diskontinuierlichen Sprünge ist hierfür relevant. Die Entwicklung
vollzieht sich demnach nicht nur linear, sondern auch in Stufen. Die einzelnen Übergänge zwischen den lebenszyklischen Phasen können als
"ökologische Übergänge" bezeichnet werden (Bronfenbrenner 1981).

Alle offenen Systeme erfüllen in ihrem Austausch mit der Umgebung Aufgaben. Jede Aufgabe muß definiert sein, und die Prozesse, die
notwendig sind, um diese Aufgabe zu erfüllen, müssen festgelegt sein.
Jedes System muß über eine Kontrollfunktion verfügen, die die Analyse

---

[1]Eine Weiterentwicklung der Systemtheorie greift auf Modelle aus der Physik, hauptsächlich aus der
Thermodynamik, zurück. Für Prigogine (1969) stehen die Übergänge von einem stationären "festen"
Zustand in einen anderen im Mittelpunkt seiner Theorien. Zufallsfluktuationen werden durch
beständige Energiezufuhr so lange verstärkt, bis sie über eine Instabilitätsschwelle in eine neue Raum-
Zeit-Ordnung (Struktur) münden. Zu jedem beliebigen Zeitpunkt funktioniert das System auf eine
besondere Art mit Schwankungen um diesen Punkt herum. Dieser besonderen Art des Funktionierens
ist eine Spielbreite von Stabilität eigen, innerhalb derer die Fluktuationen abgeschwächt werden, so
daß dieses System mehr oder weniger unverändert bleibt. Sollte eine solche Fluktuation jedoch
verstärkt werden, könnte es die vorhande Spielbreite der Stabilität überschreiten und das gesamte
System zu einer neuen dynamischen Ordnung des Funktionierens führen. Ein autokatalytischer Schritt
oder eine Schwingung zum positiven Feedback ist notwendig, um eine solche Instabilität zu erreichen. Man spricht dann von evolutiven Rückkopplungsprozessen.

der Umgebung, der inneren "Realität" des Systems und der exekutiven Organisation der Aufgabenerfüllung innerhalb einer solchen "Realität" gestattet (Rice 1965). Da offene Systeme per definitionem einen Austausch mit der Umgebung leisten müssen, um zu überleben, muß diese Kontrollfunktion an der Grenze (systemtheoretisch auch "interface" genannt) zwischen dem System und seiner Umgebung wirksam werden. Insofern determiniert und bewahrt die Kontrollfunktion die Grenze der Systeme. Der Zusammenbruch der Systemgrenzen geht mit dem Zusammenbruch der Kontrolle über das offene System einher und umgekehrt. Wenn wir davon ausgehen, daß die offenen Systeme Familie, Dyade und Individuum denselben systemischen Gesetzen unterliegen und deshalb hierarchisch geordnet sind, übernehmen die Kontrollfunktionen der verschiedenen Systeme die Grenzziehung zwischen den Systemen. Im Kapitel 3 gehen wir ausführlich auf diese Grenzenregulation im familiären System und seinen Untersystemen ein.

Die systemisch orientierte Familientherapie kann sich bei der Betonung der Hierarchie für die familiäre Struktur auf die Überlegungen von Simon (1962) stützen. Dieser Autor erklärt die Notwendigkeit der Hierarchie für den Aufbau von komplexen Strukturen und deren evolutionären Charakter. Unter anderem beschreibt er, daß man innerhalb der Subsysteme mehr Interaktionen zwischen den das Subsystem konstituierenden Komponenten findet als zwischen denselben. Diese Tatsache zieht eine Grenze zwischen den Subsystemen. Es ist anzunehmen, daß diese Aussage auch für die verschiedenen Systeme auf den hierarchischen Organisationsstufen (System - Subsystem - Individuum) zutrifft.

Auf die Kritik am systemtheoretischen Ansatz können wir nur begrenzt eingehen. Der problematischste Punkt ist das Fehlen von inhaltlichen Aussagen zu Form und Qualität der beschriebenen Variablen, die miteinander in Wechselwirkung stehen. Das Familiensystem kann zwar als metaphysisches Netz im Sinne eines Hologramms verstanden werden, dessen Struktur sich auch verändern läßt, ohne aber greifbar zu werden. ("It is hard to kiss a system", Duhl und Duhl 1981, S. 488). Die abstrakten Formulierungen wirken sich bis in die therapeutische Technik aus (s. d. Cierpka 1987, S. 8ff). Dazu kommt die theoretische Vermischung von Strukur und System, die ein weiteres zentrales Problem für die Systemtheorie darstellt. Schließlich trägt das Gleichgewichtsmodell der Komplexität von humanen Interaktionen nur bedingt Rechnung. Die Problematik dieses Modells in der Familientherapie liegt nach Brunner (1986) in der Verknüpfung des heuristisch wertvollen Prinzips mit energetischen und physikalistischen Modellvorstellungen.

Im Grunde geht es darum, daß ein System nicht als Selbstzweck besteht, sondern von Personen gebildet wird, die durch Aufgaben, Zweckbestimmungen und Ziele miteinander verbunden sind. Humansysteme unterscheiden sich von allen anderen Systemen dadurch, daß ihre Komponenten die Fähigkeit besitzen, Entscheidungen zu fällen, Ziele zu formulieren und zwischen verschiedenen Zielen zu wählen. Menschen sind auch nicht wie Automaten durch eine zwecksetzende Instanz von außen bestimmt. Sie sind durch eine innere zwecksetzende Instanz (Roemer 1987, S. 333) (weitgehend) selbstbestimmt. Willi (1985 S. 257) führt dazu aus, daß das Modell eines Organismus für soziale Systeme am ehesten für eine straff geführte militärische Truppe zuträfe, wo nach der Idealvorstellung der Offiziere der Soldat - zumindest in früheren Zeiten - wie eine Zelle und nur wie eine Zelle zu funktionieren hatte, d. h. zu gehorchen, ohne selbst mitzuentscheiden. Anders ist es jedoch in der Familie: Die Familie besteht aus Personen. Diese Individuen bringen Phantasien, Vorstellungen, Bedürfnisse und Ideen ein, die sich mit den Anteilen der anderen Familienmitglieder zu einem zielgerichteten Prozeß zusammenschließen. Familienmitglieder sind über ihre gemeinsame Geschichte in der Vergangenheit verbunden, ähnlich wie sie gemeinsame Ziele für die Zukunft, gemeinsame Phantasien, Bedürfnisse und Ideen haben. Tatsächlich unterscheiden diese langfristig wirksam werdenden zielgerichteten Prozesse, die gemeinsame Geschichte und die ständigen alltäglichen gemeinsamen Problemlösungen Familien von anderen Kleingruppen, die sich ad hoc bilden oder aus therapeutischen Gründen zusammengestellt werden.

Obwohl sich die Altersverteilung, die Familiengröße, die Position in der Hierarchie, das Rollenverhalten ständig in der Familie verändern, bleiben die Familienmitglieder auf dem Hintergrund ihrer gemeinsamen Geschichte und einer gemeinsamen Zukunft mit ihrer Familie identifiziert. Die gemeinsamen Erfahrungen, die gemeinsame Aufgabenbewältigung, die gemeinsamen Vorstellungen und Ziele halten die interpersonalen Beziehungen in relativ stabilen und identifizierbaren strukturellen Einheiten zusammen, die die Familie als Einheit erscheinen läßt.

Für Willi (1986, S. 259) ist das Wesen der Familie als System die Organisation der familienbezogenen Ideen ihrer Teilnehmer. "Fehlerhafte systemische Organisation in der Familie entsteht aus der gestörten Evolution des familiären Ideenguts. Systemisch sich organisierende Beziehungen sind nicht Selbstzweck, sondern stehen im Dienst eines zielgerichteten Prozesses. Das System bildet bloß die Organisationsform dieses Prozesses!" Es ist fraglich, ob die Beschreibung von generationsübergreifenden Ideenprozessen und deren Konflikthaftigkeit ausreichen, das

Spannungsverhältnis zwischen den Anforderungen eines strukturbil-
denden Systems und den tatsächlichen interpersonalen Beziehungen wie-
derzugeben. Der sozialen Wirklichkeit in einer Familie mit all ihren
Aufgabenstellungen und der affektiven Komponenten im Bindungs-
gefüge der Familienmitglieder wird zu wenig Aufmerksamkeit gewid-
met. Es gilt also zunächst grundlegende Dimensionen der Organisation
der Familie auszumachen, die die gemeinsame Lebensbewältigung in einer Familie beschreiben können.

Kapitel 2: Schnittstellen der drei Ebenen

Abb. 2.1 zeigt die drei Schnittstellen zwischen der intrapsychisch-individuellen mit der interpersonalen, zwischen der interpersonalen mit der systemischen Ebene und zwischen der gesamtsystemischen Betrachtungsebene der "Familie als Ganze" mit der intrapsychischen Ebene des Individuums. Um Aussagen über diese Schnittstellen machen zu können, ist es notwendig, unterschiedliche theoretische Ansätze einzubeziehen und teilweise zu integrieren. Diese Ansätze machen inhaltliche Aussagen über die Ebenen und deren Schnittstellen, die von der Systemtheorie ausgelassen werden. Mit diesen Integrationsbemühungen zwischen der individuellen, hauptsächlich psychoanalytischen Theorie, und der Systemtheorie stehen wir nicht allein. Vor allem Bowen (1971, 1975) und danach Marmor (1975), Havens (1973), Skynner (1976), Slipp (1980), Goodrich (1980), Kantor (1980), Framo (1981) und Steinhauer (1984, 1985) fordern einen einheitlichen konzeptuellen Rahmen, in dem die unterschiedlichen theoretischen Vorstellungen Platz haben sollten. Nur ein pluralistischer Ansatz dürfte in der Lage sein, der Komplexität der Familie gerecht zu werden und das wechselseitige Verhältnis zwischen den Ebenen zu berücksichtigen.

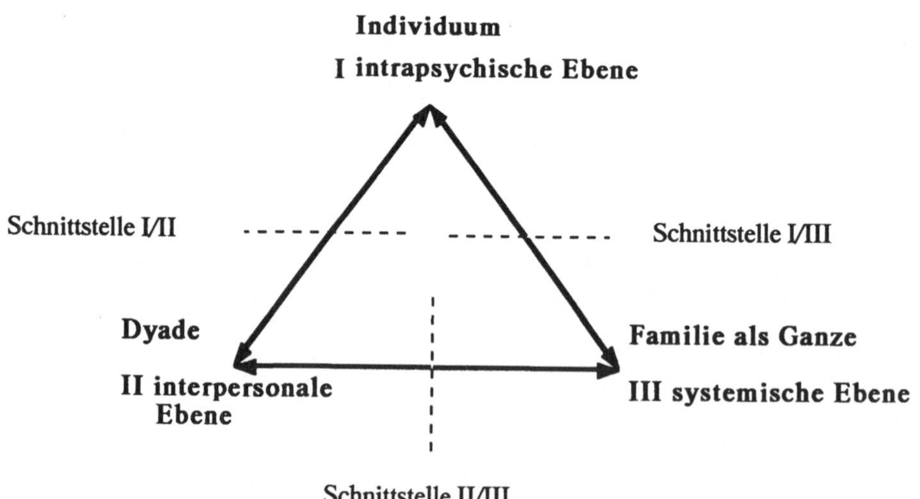

Abb. 2.1: Die drei Schnittstellen der Organisationsebenen in der Familie

Steinhauer (1986) spricht (im Anschluß an Kantor und Lehr 1975) von einem "interface" an der Verbindungsstelle zweier verschiedener Ebenen. Er nennt zum Beispiel Schnittstellen im intrapsychischen Bereich zwischen Ich und Über-Ich, auf der interpersonalen Ebene zwischen Mann und Frau, Eltern und Kindern oder zwischen Familie und Umwelt. Normalerweise befinden sich die Kontrollfunktionen dieser "interfaces", die die Grenze zwischen den Systemen sichern, im Gleichgewicht. Das Äquilibrium setzt keine Kräfte frei, die zur Veränderung drängen. Spannung und subjektiv erfahrbare Angst sind dann nicht spürbar. Beispielsweise sind die von einem Familienmitglied intrapsychisch determinierten Wünsche an ein anderes Familienmitglied dann kein Problem, wenn diese Wünsche vom anderen befriedigt werden und der Rest der Familie damit einverstanden ist.

Es ist damit zu rechnen, daß Störungen im Gleichgewicht in einem System, die zu Spannungen an den Schnittstellen mit anderen Systemen und zu Veränderungen im Gleichgewicht der Kontrollfunktionen führen, sich zu Belastungen in den angrenzenden Systemen auswirken können (Steinhauer und Tisdall 1982). Diese Störungen müssen, wenn sie nicht korrigiert werden, von den hierarchisch übergeordneten Systemen kompensiert werden. Ein endogen depressiv erkrankter Vater wird mit seinem vorwiegend individuellen Problem andere Subsysteme in der Familie (z. B. die Ehe) schwer belasten. Solche funktionellen Störungen können, falls sie lange andauern und schwerwiegend sind, im Sinne einer Anpassungsleistung zu Veränderungen in der Familienstruktur, also einer weiteren, komplexeren Ebene, führen.

Das Modell der Schnittstellen zwischen den Ebenen erlaubt klinische Aussagen hinsichtlich der Indikationsstellung, die an dieser Stelle nur angedeutet werden können. Es ist anzunehmen, daß der Kliniker sich daran orientiert, möglichst das System mit der niedrigsten Komplexitätsrate für die Behandlung zu lokalisieren, um effektiv sein zu können und der Kosten-Nutzen-Relation gerecht zu werden. Er muß dann die individuelle Ebene verlassen, wenn die intrapsychische Spannung, die durch den Krankheitsprozeß ausgelöst wird, auf die dyadische Beziehung übergreift und nicht vom Individuum gehalten werden kann. Die Familie wird zum Gegenstand, wenn einzelne Dyaden dem therapeutischen Fortschritt entgegenstehen und lediglich der gesamtfamiliäre Prozeß zu therapeutisch gewünschten Veränderungen führt. Unsere leitende Hypothese ist demnach, daß sich tiefgreifende intrapsychische Störungen (z. B. eine rigide Trennung der Selbst- von den Objektrepräsentanzen) eher als Störungen auf der gesamtfamiliären Ebene zeigen als leichtere klinische Auffälligkeiten, die vom Individuum oder zumindest von der Dyade aufgefangen werden können.

Zu diesen grundlegenden Überlegungen tritt das Problem, daß dysfunktionale Gleichgewichtszustände vorstellbar sind (z. B. durch die Einbeziehung anderer Subsysteme), die von der Familie nicht als dysfunktional erlebt werden, also "ich-synton" oder "familien-synton" sind. Die Diagnostik des Zusammenspiels dieser Ebenen umfaßt deshalb erstens Überlegungen, inwiefern die interagierenden Ebenen im Gleichgewicht sind, zweitens Überlegungen, ob das Gleichgewicht funktional ist, und drittens Einschätzungen darüber, wie ein pathologisches Gleichgewicht von der Familie erlebt wird.

2.1 Der Zusammenhang zwischen intrapsychischer und interpersoneller Ebene

Während Buber (1923, S.72) summarisch die existentiell phänomenologische Position festlegt, die das Wesen des Menschen als durch seine Mitmenschen abgegrenzt sieht ("Ich werde durch meine Beziehungen zum Du, während ich zum Ich werde, sage ich Du. Alles wirkliche Leben ist Begegnung."), formuliert die Ich-Psychologie das Beziehungsprinzip auf dem Boden intrapsychischer Strukturierung: "Der Begriff der Realität bringt den des Ich hervor. Individuen sind wir insoweit, als wir uns deutlich von anderen getrennt erleben" (Fenichel 1974, S. 57).

Boszormenyi-Nagy (1965a, b) nimmt eine Gegenüberstellung der intrapsychischen und interaktionellen Dynamik vor, er betont die unbewußten Aspekte im transaktionalen Prozeß. Dabei geht es ihm nicht nur um Trieb-Abwehr-Konfigurationen, sondern seine dialektische Theorie des Bezogenseins erinnert mehr an die psychoanalytische Objektbeziehungspsychologie. Die Abwehrleistungen, die die Kontrolle des intrapsychischen Gleichgewichts aufrechterhalten, übernehmen auch die Kontrolle der Triebimpulse. Dies geschieht nach Boszormenyi-Nagy nicht nur durch intrapsychische Faktoren, sondern auch interpersonell: "Jede reale oder antizipierte Transaktion ruft eine symbolische Abgrenzung hervor zwischen Selbst und Nicht-Selbst, eine Interaktion zwischen dem Handelnden (Subjekt) und dem, auf den eingewirkt wird (Objekt)" (Boszormenyi-Nagy 1965a, S. 53). Er betont, daß die Psychoanalyse bei der Untersuchung intrapsychischer Strukturen lange Zeit die realen Beziehungen, also die transaktionelle Ebene unterschätzt hat. Boszormenyi-Nagy (1965a) bezieht sich auf Freud (1923), der die

Selbst/Nicht-Selbst-Trennung hervorhebt: Die Fähigkeit, Objektbeziehungen zu konservieren, ist nach Freud der Ausgangspunkt der Unabhängigkeit. Nach dem Strukturkonzept der Psychoanalyse wiederholen sich äußere Objektbeziehungen auf einem neuen, intrapsychischen "Schauplatz". Dieses innere Beziehungsdrama prägt seinerseits reale Beziehungen.

Neben der Beziehungsdynamik enthält das Konzept von Boszormenyi-Nagy das Konstrukt eines individuellen Raumes, welches Anleihen aus der Gestaltpsychologie und hauptsächlich aus der Feldtheorie von Kurt Lewin (1926, 1936, 1946) nimmt. Ähnlich wie die Gestaltpsychologie und die Psychoanalyse beschäftigte sich die Feldtheorie mit dem Verhalten in seiner Gesamtheit. Die Überwindung der problematischen Trennung zwischen innenbedingtem Wollen und/oder Antrieb und außenbedingter Ordnung wird dabei angestrebt (s. d. Lang, 1980, S. 51ff)[1].

2.1.1 Die psychoanalytische Objektbeziehungstheorie

Die Frage, wie sich Selbst und Objekt im Laufe der individuellen und familiären Entwicklung jeweils differenzieren und miteinander verbunden sind, verbindet Psychoanalyse und Familientherapie. Die Psychoanalyse beschäftigt sich mit dieser Frage vor allem im Rahmen der Ich-Psychologie, der Psychologie des Selbst und in verschiedenen Narzißmustheorien.

Für die Familientheorie sind die Überlegungen der psychoanalytischen Objektbeziehungstheorie heranzuziehen. Sie beschreiben Beziehungen auf der interpersonalen Ebene. Der Begriff "Objektbeziehung" (s. d. Sutherland 1980; Rangell 1985; Compton 1986) wird in doppeltem Sinne gebraucht: Zum einen ist die von außen beobachtete Interaktion zwischen zwei Menschen gemeint. Die Untersuchungen der

---

[1] In einer interaktionistischen Perspektive wird beschrieben, wie die Struktur jeder Transaktion eine "Figur-Grund-Beziehungspolarität" einschließt, und jede Transaktion aufs neue die Persönlichkeitsgrenzen bestimmt. Eine bekannte Formel in der Psychologie stammt von Lewin: V = f (P, U), in der das Komma anzeigt, daß "die Person (P) und ihre Umwelt (U) als wechselseitig abhängige Variablen betrachtet werden" (Lewin, 1963, S. 272). In diesem Zusammenhang bestehen auch Ähnlichkeiten zur Persönlichkeitspsychologie von Witkin (1965), der das Konzept der Feldabhängigkeit entwickelte. Hiermit beschreibt Witkin, ob die Figur einen entsprechenden Grund besitzt, ob der Mensch nach dem Grund lebt und wenig am Feld partizipiert oder im wesentlichen vom Feld gesteuert lebt und den eigenen Grund nicht verwirklichen kann. Diese Spannungsfelder zwischen den Extremen, der starken egozentrischen Erlebnis- und Handlungsweise und der selbstverleugnenden, fremdbestimmten Erlebnisweise stellen ein ebenfalls dialektisches Persönlichkeitsmodell dar, in dem das Oszillieren zwischen Abhängigkeit und Unabhängigkeit von der Umwelt ein Reifezeichen im Sinne der individuellen Abgrenzungsfähigkeit darstellt.

empirischen Entwicklungspsychologen richteten ihr Augenmerk z. B. auf die Beziehung zwischen Mutter und Kind (Stern 1979). Unter "Objektbeziehung" versteht man andererseits die verinnerlichten Vorstellungsbilder z. B. der Eltern (im psychoanalytischen Sprachgebrauch die "Repräsentanzen"). Ogden (1983) stellte dementsprechend fest, daß die Objektbeziehungstheorie ein Modell darstellt, in dem die unbewußten inneren Objektbeziehungen dynamisch in Wechselwirkung mit den aktuellen interpersonalen Erfahrungen stehen.

Die Objektbeziehungstheorie ist eine Entwicklungspsychologie, die die frühe Ich-Bildung als Differenzierung des Selbst vom primären Objekt (der Mutter) charakterisiert (Überblick bei Blanck und Blanck 1974, 1980; Eagle 1988). Zunächst vermittelt die Familie dem Kind die materielle, ernährende Basis und die Sicherheit, die sog. "holding-function" (Winnicott 1974) der Mutter für die ersten Lebensjahre. Für Margaret Mahler (1972) hängen die wesentlichsten Aspekte der frühkindlichen Entwicklung mit den Loslösungs- und Individuationsprozessen in den ersten 4 Lebensjahren zusammen. In ihrer empirischen Pionierarbeit konnte sie zeigen, wie die Persönlichkeit und Struktur des Kindes sich zugleich harmonisch mit der Mutter und kontrapunktisch zu ihr entwickelt. Das Buch "Die psychische Geburt des Menschen" (Mahler et al. 1978) enthält die Aussage, daß die individuelle Ich-Struktur aus dem Entwicklungsprozeß zwischen Kind und Mutter hervorgeht.

Als ein Ergebnis der psychischen Entwicklung wird die Bildung von sog. Selbst- und Objektrepräsentanzen (Jacobson 1973) angesehen. Die Differenzierung des eigenen Erlebens von dem des anderen wird dadurch erst möglich. Die psychoanalytische Objektbeziehungstheorie versucht, die Regulierung der individuellen Bedürfnisse und Ängste zunächst im Rahmen der verinnerlichten Objektbeziehungen zu begreifen. Vermutet wird, daß die späteren Bedürfnisse, Wünsche und Ängste, die in den Beziehungen im Erwachsenenleben vorherrschen, von den Erfahrungen in den frühkindlichen Beziehungen mit den Elternfiguren abhängen.

Das Konzept des "mapping" von Friedmann (1975, 1980) bezeichnet die innerpsychische Kristallisation von prägenden Erfahrungen. Die Erfahrungen des Kindes werden zwangsläufig durch Familienloyalitäten, Familiengeheimnisse, Werte und Normen beeinflußt. Die Erfahrungen machen sich an bestimmten, für die innere Welt bedeutsamen Interaktionssequenzen fest (Scheflen 1967, 1973). Dies beinhaltet die Überlegungen zur Verursachung, zu weiteren Erwartungen, zur Reaktion der anderen, zur gefühlsmäßigen Einordnung des Ereignisses.

Das heranwachsende Kind entwickelt also ein Modell, in dem die persönlich bedeutsamen Aspekte im gegenseitigen Austausch niedergelegt sind. Die Vorstellungen von sich selbst und von anderen Personen gestalten sich zu einer inneren "Landkarte" der interpersonalen und intrapsychischen Realität, die für einen jeden natürlich unterschiedlich aussieht. Viele dieser Erfahrungen und die Erwartungen, die sich daraus ableiten, bleiben unbewußt. Sie werden vor allem dann konflikthaft, wenn sie den einzelnen oder seine Familie mit einer solchen Macht einschränken, daß die interpersonalen und innerfamiliären Beziehungen darunter leiden.

Stierlin (1975, S. 102f) beschreibt diese verinnerlichten Schemata als innere Objekte. Dieser Begriff ist allerdings irreführend, weil die Verinnerlichung der wesentlichen Objektbeziehungen (Schafer, 1968) die subjektive Verarbeitung der zwischenmenschlichen Erlebnisse und Interaktionen (Thomä und Kächele 1985, S. 300ff) darstellt. Phänomenologisch handelt es sich eher um die persönlichen Theorien. In Anlehnung an Stierlin dienen diese erstens als inneres Bezugsystem. Diese "Landkarte" ist u. a. das Bild, das sich jemand von der Welt und den anderen Menschen macht. Die inneren Selbst- und Objektrepräsentanzen repräsentieren Vorstellungen von sich selbst und von anderen. Durch diese Fähigkeit gelingt es, sich in der Welt einordnen und zurechtfinden zu können. Erfahrungen können sortiert werden, Vergleiche werden möglich, so daß Entscheidungen getroffen werden können. Zweitens dienen diese persönlichen Theorien als Wegweiser für gegenwärtige und zukünftige zwischenmenschliche Beziehungen. Stierlin nennt dies die "gyroskopische Funktion der inneren Objekte". Diese steuernde Funktion tritt z. B. in der Suche nach dem zukünftigen Ehepartner auf, wenn eine äußere Beziehung den verinnerlichten Beziehungen angeglichen werden soll. Gerade bei dieser Funktion ist jedoch zu berücksichtigen, daß persönlich relevante Phantasien und Triebe die Objektwahl mitbestimmen (s. d. Buckley 1985). Als dritte Funktion tragen die persönlichen Theorien insofern zur Autonomie bei, als sie dem Individuum erlauben, sich mit sich selbst in Verbindung zu setzen und dadurch gößere Unabhängigkeit zu erlangen. Die Voraussetzungen für den inneren Dialog werden damit geschaffen.

Im Rahmen der Objektbeziehungen werden hauptsächlich die Eltern als Objektimagines mit den Mechanismen der Inkorporation, Introjektion und Identifizierung (Thomä 1981; Kernberg 1981) verinnerlicht. Ganz entscheidend ist dabei, daß die Eltern eine persönliche subjektive Färbung bekommen und nicht einfach abgebildet werden. Gerade weil die innere Repräsentation der Eltern mit subjektiven Vorstellungen durchsetzt ist, kann die äußere Beziehung, die Interaktion zwischen den Eltern und dem Kind, konflikthaft werden. Diese verinnerlichten Muster wirken sich auf die aktuellen interpersonalen Beziehungen im Familienverband aus. Die Familie sollte die Erfüllung bestimmter Triebbedürfnisse über die Objektbeziehungen garantieren und ein Höchstmaß an Sicherheit geben. Aus der Sicht des Individuums besteht der Wunsch, das äußere Objekt, sei es den Partner, sei es das Kind, in seinem Verhalten möglichst entsprechend den eigenen inneren Bedürfnissen zu formen. Die konflikthafte Dynamik der verinnerlichten Beziehungen und deren Niederschlag in der Struktur der Selbst- und Objektrepräsentanzen steht mit dem äußeren interpersonalen Feld, und dort wieder am häufigsten mit der Familie, in ständiger Auseinandersetzung. Die innere Dynamik wird durch die anderen Familienmitglieder geprägt, aber auch wieder neu inszeniert (s. d. a. Richter 1963; Buchholz 1980).

Störungen im Gleichgewicht zwischen der intrapsychischen und der interpersonalen Ebene sind an der Schnittstelle zu diagnostizieren. Ein besonders prägnantes Beispiel stellen schizophrene Patienten dar, die oftmals nicht imstande sind, den äußeren Bezugsrahmen mit Hilfe ihrer verinnerlichten Objekte zu erfassen und zu ordnen. Das Spannungsverhältnis zwischen der inneren und äußeren Realität wird für sie unkontrollierbar.

2.2 Interpersonale Beziehungen und Familiensystem

In diesem Abschnitt geht es darum, den Zusammenhang zwischen der interpersonalen Ebene und der Ebene der Gesamtfamilie zu beschreiben. Die systemtheoretische holistische Betrachtungsweise der Familie, die in der Hypothese zum Ausdruck kommt, daß das Ganze mehr ist als die Summe seiner Teile, hat in den letzten Jahren wesentlich dazu beigetragen, dieses Verständnis zu vertiefen.

Den theoretischen Hintergrund für die Entwicklung der Familie und die "familiäre Sozialisation" (s. d. Schneewind und Lukesch 1978) liefert das Konzept des Lebenszyklus. Die Einteilung der Lebensphasen wird von den einzelnen Autoren, je nach theoretischer Ausrichtung, verschieden vorgenommen (Steffens 1987). Meistens bildet das Kennenlernen der späteren Ehepartner die erste Phase, dann wird die Familiengründung mit der Geburt des ersten Kindes beschrieben. Bis die Eheleute Großeltern geworden sind und ein neuer Lebenszyklus beginnen kann, werden mehrere Phasen unterschieden. Diese verschiedenen Phasen im Lebenszyklus machen es erforderlich, daß das familiäre

System sich ständig entwickeln muß. Ähnlich wie Piaget die kognitive Entwicklung des Kindes in Phasen beschrieben hat, muß sich das System Familie in Wechselwirkung mit der Entwicklung des Kindes verändern. Das Konzept des Lebenszyklus beinhaltet phasentypische Entwicklungen auf den drei Ebenen, auf der individuellen, der interpersonalen (Dyaden, Triaden) Ebene und der Ebene der Gesamtfamilie. Diesen innerfamiliären Prozessen steht ein Austausch mit der Umgebung gegenüber, das sind Prozesse mit der Richtung von außen nach innen.

Es mangelt nicht an theoretischen Modellen, die mehr oder weniger klare Vorstellungen über Familiendynamik beeinhalten. Die einzelnen familientheoretischen Schulen (Übersicht bei Gurman und Kniskern 1981; Nichols 1985; Schneider 1983; Cierpka 1987, S. 6f) unterbreiten die unterschiedlichsten Modelle über die familiäre Organisation und die therapeutischen Veränderungsmöglichkeiten. Die familientherapeutischen Schulen werden in Zukunft jedoch nicht umhin können, ihre Modelle empirisch zu überprüfen. Konzeptionen sind nicht nur eine theoretisch abstrakte Angelegenheit. Die im Modell formulierten impliziten Prozeßkonzeptionen müssen sich in der Praxis bewähren und dort überprüfbar sein. Und hier zeigt sich nun, daß viele der theoretischen Modelle entweder zu abstrakt oder zu allgemein formuliert sind, so daß sie sich der kritischen Reflexion und der empirischen Überprüfung entziehen. Mit dieser Schwierigkeit steht die Familientherapie im Spektrum der Psychotherapieformen nicht alleine da. Thomä u. Kächele (1985) fordern für den psychoanalytischen Prozeß ähnlich kohärente Prozeßkonzeptionen, die erkennen lassen, welches die Wirkgrößen im therapeutischen Prozeß sind und wie die Veränderungen zustandekommen.

Das von Schacht und Strupp (1984) benannte Prinzip der "Problem-treatment-outcome congruence" muß auch für die Familienforschung als generelle heuristische Leitlinie gelten. Dieser Begriff meint, daß eine Ähnlichkeit, ein Isomorphismus, eine Kongruenz zwischen der Charakterisierung des klinischen Problems, der Konzeptualisierung des Prozesses der therapeutischen Veränderung und der Meßvariablen zur Charakterisierung des klinischen Erfolgs bestehen muß. Was als Erfolg gemessen wird, sollte also in den Einheiten der Analyse des klinischen Problems formuliert sein.

Inzwischen gibt es theorienübergreifende Modelle, die die familiären Dimensionen zu erfassen versuchen. Diese Modelle sind für die empirische Forschung äußerst relevant. Eines dieser Modelle (das

"Process Model of Family Functioning") wurde unseren empirischen Untersuchungen zugrundegelegt (s. d. Kapitel 5).

2.3 Das Verhältnis zwischen der individuell-intrapsychischen Ebene und der familiär-systemischen Ebene

Der systemtheoretische Ansatz bezieht sich auf die makroskopische Ebene und untersucht das Zusammenwirken der einzelnen Elemente eines Systems. Eine Konzeption, die versucht, der Dynamik von sinnstiftenden Prozeßabläufen in den Systemen gerecht zu werden, gibt es bislang nicht. Die Bedeutung von Interaktionen und deren Verständnis im Kontext der individuellen und familiären Entwicklung geht in der Systemtheorie verloren. Der psychoanalytische Ansatz hingegen läuft Gefahr, die interpersonale und die familiäre Ebene zu wenig z u berücksichtigen. Hier geht es um die psychische Entwicklung der Innenwelt des Individuums. Diese bildet sich in der Kindheit in den Interaktionen mit den primären Bezugspersonen, meistens den Eltern, heraus. Die individuelle Persönlichkeitsentwicklung und die individuelle Psychopathologie spielt hierbei die entscheidende Rolle.

Psychoanalyse und Systemtheorie können sich dann ergänzen, wenn es gelingt, die eher im Längsschnitt analysierbaren Befunde mit den querschnittartigen strukturellen und systemischen Merkmalen zu verknüpfen. Mit dem Längsschnitt meinen wir die Familiengeschichte und -tradition. Familientherapeutisch geht es um die Mehrgenerationen-Perspektive, wie sie von Boszormenyi-Nagy und Spark (1973), Bowen (1978) und Sperling et al. (1982) entwickelt wurde. Die Bezeichnung des Längsschnittcharakters als inhaltlicher Perspektive im Gegensatz zur Struktur legt immer wieder nahe, die eine Perspektive sei wertvoller als die andere. Für die Klinik sind beide Perspektiven untrennbar miteinander verbunden: In der Gegenwart kommt es meistens dann zum neurotischen Konflikt, wenn die aktuellen interpersonalen Beziehungen den verinnerlichten Erfahrungen aus der Vergangenheit zuwiderlaufen. Einen der beiden Vektoren im Leben eines Individuums oder der Familie zu ignorieren hieße, die Realität der Patienten um wesentliche Aspekte zu schmälern[1].

---

[1] Im Anschluß an die psychoanalytische Objektbeziehungstheorie und die Entwicklungspsychologie von Piaget beschreibt Ciompi (1982) die Psyche als ein hierarchisiertes Gefüge von "affektlogischen Bezugssystemen", d. h. von internalisierten Denk-, Fühl- und Verhaltensschemata. Er nimmt an, daß diese affektiv-kognitiven Schemata oder Bezugssysteme einen synchronen Niederschlag oder Auszug der gesamten diachron gesammelten Erfahrung darstellen. Diese Erfahrung wird zu einem großen Teil in der Familie vermittelt. Ciompi (1986) erweiterte seine Theorie mit Hilfe der systemtheoretischen

Die Psychoanalyse baut auf Überlegungen auf, wie sich die intrapsychische Welt des Individuums in der Interaktion mit den wichtigsten Bezugspersonen, meistens den Eltern, herausbildet. Sie wird als kausal orientierte Theorie verstanden, weil es allein darum geht, die individuelle Entwicklung genetisch aus diesen konflikthaften Interaktionen zu verstehen. Der Einfluß des Kindes auf die Eltern wird dabei weitgehend vernachlässigt.

Die entwicklungspsychologische Forschung widmet sich in den letzten Jahren zunehmend mehr dem Ineinandergreifen von individueller Persönlichkeitsentwicklung und Familiendynamik (s. d. Baltes 1978). Inzwischen gibt es im deutschsprachigen Raum einige Forschungsprojekte (Kreppner 1983, 1988; Engfer 1988; Meyer 1988), die in Längsschnittuntersuchungen zu klären versuchen, wie sich der Familienkontext auf die individuelle Entwicklung und diese wiederum auf die Familie auswirkt. Insbesondere werden die Veränderungen der Interaktionen beobachtet, die nach der Geburt des ersten oder zweiten Kindes in der Familie auftreten. Der Untersuchungsansatz, der herausarbeiten will, wie sich die Familiendynamik aufgrund der individuellen Entwicklung verändert, ist erst neueren Datums. Diese Forschung trägt dem wechselhaften Prozeß zwischen individueller und familiärer Ebene Rechnung, nachdem über viele Jahre, vor allem in der Sozialpsychologie, der Einfluß der sozialen Umgebung auf das Individuum untersucht wurde. Das Kind wird jetzt deutlicher als aktives Individuum erfaßt, das seine Welt mitgestaltet und entsprechenden Einfluß auf die Familie nimmt.

Unser Begriff der Funktionsfähigkeit einer Familie macht sich an dem Spannungsverhältnis zwischen den Anforderungen eines Familienverbandes und den Wünschen nach Individuation und Individualität der einzelnen Familienmitglieder fest. Für den einzelnen sollte in der familiären Situation der Maßstab gelten, daß er sich in seiner Selbstdarstellung möglichst wenig einschränken muß, damit er optimale Entwicklungsmöglichkeiten behält. Die Abwehr sichert das Gleichgewicht des inneren Beziehungsfeldes, genauso wird im interpersonalen Bereich durch die Manipulation des anderen Angst bewältigt. Mentzos (1976) hat

---

Überlegungen von Maturana (1982), um die Vernetzung der verschiedenen Ebenen zu erfassen und die Autopoiese des psychischen Systems hervorzuheben. Nach Maturana besteht zwischen der Umwelt (Außenwelt) und der Psyche (Innenwelt) insofern eine "strukturelle Kupplung", als diese Bereiche wechselseitig miteinander interagieren. Maturanas verinnerlichte "Repräsentanzen" bestehen aus umweltangepaßten Funktionsabläufen im Dienste des inneren Gleichgewichts, der Autopoiese. In einem zirkulären Verständnis werden die wechselseitigen Beeinflussungen dieser Funktionsabläufe zwischen zwei Systemen betont.

darauf hingewiesen, wie sich die Ziele der interpersonalen und intrapsychischen Abwehr ähneln, um angstmachende Erfahrungen abzuwehren. Im Anschluß an Ferreira (1963) benennt Stierlin (1975) die Familienmythen als Abwehranalogon für die Familiendynamik.

Um die Beziehungen in der Familie beurteilen zu können, ist es deshalb notwendig, sich ein Bild von den vorherrschenden Abwehrmechanismen der Familienmitglieder, ihrer situativen Adäquatheit, der Angemessenheit ihrer Dauer und dem Ausmaß des differenzierten Einsatzes (A. Freud 1965) zu machen. Die Abwehr trägt wesentlich dazu bei, daß einerseits die Individuation und die Individualität der einzelnen Familienmitglieder aufrechterhalten bleibt und andererseits die Struktur der Familie gewahrt bleibt. Die interpersonellen Beziehungen, die Normen und die Regeln, die Hierarchien und die Machtverhältnisse verstehen wir als die strukturellen Gegebenheiten, die die Problemlösungen, die Bedürfnisbefriedigungen und die Sicherheitsanforderungen in der Familie regeln. Sie bestimmen die innere Organisation des Systems.

Strukturbildend sind die immer wiederkehrenden Interaktionen, die durch bestimmte Regeln festgelegt werden. Die familiendiagnostisch relevanten Muster sind in ihren Abläufen redundant. Dies bedeutet nicht, daß die Familienstruktur etwas Statisches ist. Da sich im Lebenszyklus das Beziehungsgefüge in einer Familie ständig verändert, wechseln auch die Funktionen, die von der Familie erfüllt werden müssen. Die ständige Anpassung an die neu gestellten Erfordernisse setzen die dynamische Neustrukturierung voraus. Die Analyse und Beschreibung der Familienstruktur ist für die Familiendiagnostik unerläßlich. Schließlich soll darauf hingewirkt werden, daß in der Therapie Strukturveränderungen vorgenommen werden.

Die Diagnostik muß ihr besonderes Augenmerk darauf richten, wie die innere ”Landkarte” der Objektbeziehungen der einzelnen Familienmitglieder mit der strukturellen ”Landkarte” der Familienbeziehungen korrespondiert.

Das Ausmaß der im Rahmen der innerfamiliären Beziehungen ermöglichten Problemlösungen, Bedürfnisbefriedigungen und Angstbewältigungsmöglichkeiten dürfte für das affektive Klima, für das Lösen der an die Familie gestellten Aufgaben und damit auch letztendlich für den Familienzusammenhalt entscheidend sein. Wir können dementsprechend davon ausgehen, daß die Zufriedenheit und Funktionalität einer Familie wesentlich von einer möglichst kreativen

Spannung zwischen diesen zwei Bereichen gekennzeichnet ist. Je höher die Diskrepanz zwischen den individuellen internalisierten Objektbeziehungen und dem interpersonalen Beziehungsfeld in der Familie ist, - sowohl auf der Ebene der Dyaden, z. B. dem ehelichen Subsystem, als auch auf der gesamtfamiliären Ebene - desto wahrscheinlicher dürften sich die bewußten oder unbewußten Konflikte für die Funktionalität der Familie negativ auswirken, weil die Unterschiedlichkeit so groß wird, daß die Erfüllung der gegenseitigen Erwartungen und Wünsche erschwert wird. Die Systeme befinden sich dann nicht im Gleichgewicht. Der therapeutische Ansatz versucht demzufolge, über die Analyse der Konflikte und der Ermutigung zu neuen Handlungsmustern die Ebenen anzunähern, um die Zufriedenheit und Funktionalität der Familie zu erhöhen.

Wenn die "Landkarten" zu deckungsgleich werden, wird die lebendige und fruchtbare Auseinandersetzung durch die Minimalisierung von Unterschieden nicht möglich gemacht. Die Systeme befinden sich dann zwar in einem Gleichgewichtszustand, dieser wird aber über interpersonale und intrapsychische Abwehrmechanismen rigide aufrechterhalten, so daß die Funktionalität der Familie darunter leidet. Es wird zu erwarten sein, daß solche Familien sich an Veränderungen im Lebenszyklus wesentlich unflexibler anpassen können als andere. Der entsprechende therapeutische Ansatz fördert die Differenzierung der Familienmitglieder, um die Individuation einzelner zu fördern und die produktive Auseinandersetzung in der gesamten Familie zu verstärken.

Tatsächlich gibt es ein ständiges Hin und Her zwischen der interpersonalen, strukturellen Ebene (die Ebenen der Dyaden, Triaden und der Gesamtfamilie) und der individuellen, intrapsychischen Ebene. Beide müssen in ihrem dialektischen Wechselspiel und in ihrer Komplementarität berücksichtigt werden. Wir fassen zusammen:

1. Die Struktur der Familie verdeutlicht die transaktionalen Muster, die auf der Ebene des Verhaltens die Erfordernisse und die Angstbewältigung real und manifest regulieren. Die Struktur zeigt sich in den Rollenzuweisungen und -übernahmen und der Angemessenheit der Rollen, in bezug auf Koalitionen, und Generations- und Geschlechtsgrenzen.

2. Die intrapsychischen Objektbeziehungen der einzelnen Familienmitglieder ergeben ein Netzwerk von unbewußten Wünschen und Ängsten, die im Rahmen dieser Objektbeziehungen auftauchen und das innere Bild der Familie für jeden einzelnen ergeben.

3. Das Wechselspiel zwischen diesen beiden Ebenen muß beobachtet und beschrieben werden. Das Spannungsverhältnis zwischen der individuellen inneren Welt und den familiären Beziehungsmustern kann konstruktiv oder destruktiv sein. Die Flexibilität der Familie, also das Ausmaß an möglicher Veränderung, ist entscheidend von diesen Parametern abhängig. Die dysfunktionalen Gleichgewichtszustände der Familie können "Familien-synton" oder "-dyston" erlebt werden.

Kapitel 3: Zur Diagnostik der Grenzenstörungen in Familien

Als Modell für die Wechselwirkungen zwischen Individuum, Dyade und Gesamtfamilie untersuchen wir Familien mit einem schizophrenen Jugendlichen. Wir konzentrieren uns u. a. auf diese Gruppe, weil wir mit diesen Familien viele klinische Erfahrungen machen konnten. Aber auch aus theoretischen Gründen ist diese Gruppe von Familien besonders interessant. Die individuelle biologische Störung des Schizophrenen kann durch viele genetische, hirnphysiologische und -organische Untersuchungen als zweifelsfrei erwiesen gelten (s. d. z. B. Kaschka et al. 1988). Andererseits ergeben die Befunde aus der Forschung von Familien mit einem schizophrenen Mitglied eindeutige Hinweise auf einen familiären Faktor als Beitrag zur Entstehung, Verlauf und Prognose der Erkrankung. Die Frage stellt sich demnach nicht mehr, ob es einen Zusammenhang zwischen individidueller und familiärer Ebene gibt, sondern *wie* die Wechselwirkung zwischen den verschiedenen Ebenen verstanden werden kann. Die Diagnostik von Familien mit einem schizophrenen Mitglied muß entsprechend umfassend sein.

Wir meinen, daß diese Wechselwirkung zwischen den Ebenen am ehesten mit dem "Konzept der Grenzenstörungen" veranschaulicht werden kann, weil Grenzenstörungen auf allen drei Ebenen beschrieben werden. Hervorzuheben ist allerdings, daß wir diese Grenzenstörungen nicht als kausal-genetische Variablen betrachten. Die intrapsychischen und interaktionellen Grenzenstörungen kommen potentiell bei allen Familien vor. Durch die individuellen biologischen Faktoren, die zu bestimmten dyadischen und familiären Interaktionsmustern, etwa vermehrter Fürsorglichkeit und Empathie, disponieren, stellt sich in den Familien mit schizophrenen Patienten die Regulation der innerfamiliären Grenzen in besonderem Maße. Die Bewältigung dieser Grenzenstörungen erlaubt eine Beurteilung der Ressourcen in der Familie.

Die Grenzenstörungen werden von Psychiatern, Psychoanalytikern und Familientherapeuten als relevant für die Entwicklung und Aufrechterhaltung der schizophrenen Erkrankung angesehen. Bei der Durchsicht der Literatur (Joraschky und Cierpka 1984; 1987, Cierpka 1986) fiel uns auf, daß sich diese Grenzenphänomene auf den bereits bekannten drei Ebenen (s. Abb. 3.1) beschreiben und diagnostizieren lassen:

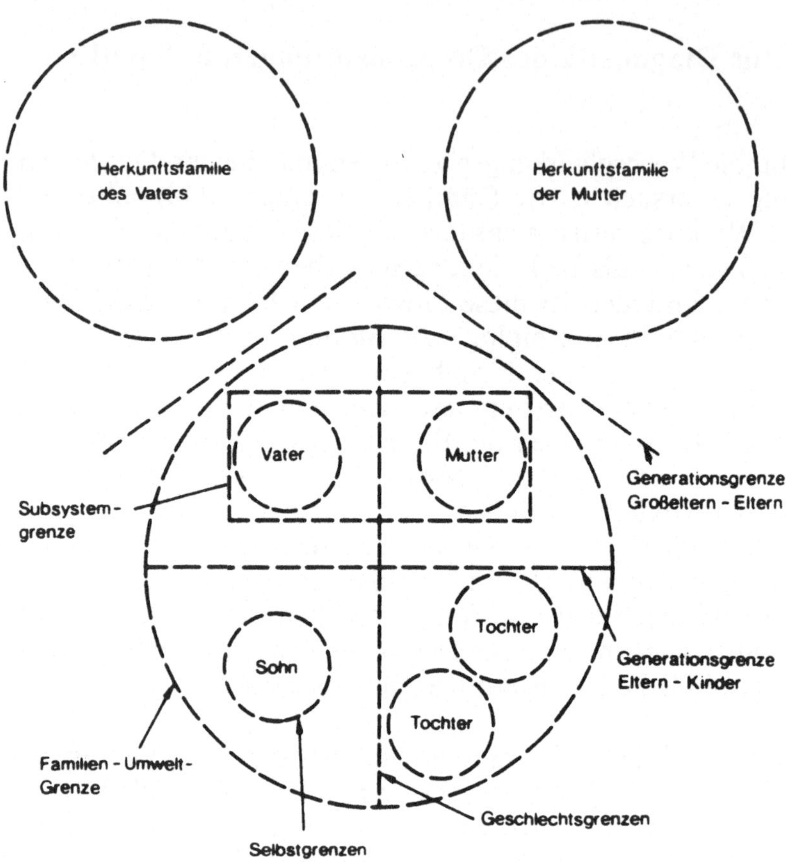

Abb. 3.1: Die Grenzen in Familien

Die Ergebnisse aus den Untersuchungen von Grenzenstörungen in Familien lassen sich so zusammenfassen:

a) Es gibt viele Hinweise für die Instabilität der Selbstgrenzen bei Schizophrenen. Sowohl in der deskriptiven-psychopathologischen als auch in der psychoanalytisch-psychodynamisch orientierten Psychosenforschung spricht man von einer erhöhten Durchlässigkeit der Selbstgrenze. Empirische Untersuchungen haben diese Eindrücke bestätigt (Zusammenfassung bei Joraschky 1985; Joraschky und Cierpka 1984). Dadurch erscheint die Individuation für den schizophrenen Patienten besonders erschwert. Wenn in der Adoleszenz die Ablöseproblematik auftritt, ist die affektive und kognitive Differenzierung dieser Patienten entwicklungsmäßig nicht auf dem Stand, der die Autonomie sichern könnte.

b) Es gibt Hinweise für gestörte interpersonale Beziehungen zwischen dem schizophrenen Patienten und den Interaktionspartnern, meistens der Mutter. Die symbiotische Mutter-Kind-Dyade ist charakterisiert durch eine zu hohe Durchlässigkeit der zwischenmenschlichen Grenze. Gestörte triadische Muster (Parentifizierung, Triangulierung, Delegationen) führen zur pathologischen Aufrechterhaltung dieser symbiotischen Beziehung. Es gibt aussagekräftige empirische Ergebnisse, die diese Störungen der Geschlechts- und Generationsgrenzen in Familien mit einem schizophrenen Mitglied unterstreichen.

c) Das Familiensystem, das durch Regeln und Strukturen definiert wird, ist rigide, weil die erwähnten Charakteristika nicht verändert werden dürfen, da das gesamte System sich in einem labilen pathologischen Gleichgewichtszustand befindet. Es erscheint belegt, daß viele dieser Familien sich entweder hermetisch nach außen abschirmen (im Sinne des "Gummizauns", Wynne et al. 1958) oder, allerdings seltener, eine allzu durchlässige Familienumwelt-Grenze haben, weil jeder sich individuell retten möchte. Viele Familientheoretiker beschreiben deshalb die Familienumwelt-Grenze dieser Familien als rigide und zu undurchlässig. Die Familien leben oft isoliert von der Gemeinschaft. Diese Befunde sind bislang kaum empirisch überprüft worden.

Sehr sorgfältig durchgeführte prospektive Studien führten darüber hinaus zu wesentlichen Ergebnissen, die v. a. für die Entstehung und den Verlauf der schizophrenen Erkrankung einflußreich sind (Literatur s. Kapitel 4). Wenn die klinischen Parameter für diese Patienten ungünstig sind, scheint es um so wichtiger zu sein, ob der Patient in einer funktionalen und affektiv protektiven Familie lebt. Entgegen gesetzmäßig deterministischer Vorstellungen, die überwiegend von rein biologisch orientierten Forschern geäußert werden, haben Forscher mit sozialwissenschaftlich-statistischen Methoden in der "High Risk" und in der "Expressed Emotions" Forschung belegt, daß das Potential an Bewältigungsstrategien in einer Familie auf den Ausbruch und den Verlauf der Schizophrenie erheblichen Einfluß hat. Deskriptiv lassen sich diese Bewältigungsmöglichkeiten am ehesten als positiv unterstützendes emotionales Klima und Förderung der individuellen Autonomie- und Differenzierungsbestrebungen fassen. Tatsächlich hat es sich herausgestellt, daß nicht nur die Problemlösungen, die Kommunikation, die Kontrolle und die Rollenaufteilung wesentliche Variablen darstellen, sondern insbesondere die affektiven Variablen für das Bewältigungsverhalten eine herausragende Rolle spielen.

Für den therapeutischen Ansatz ist es demnach produktiver, wenn man nicht von schizophrenogenen oder schizopräsenten Familien (Stierlin 1975) spricht, sondern von solchen Familien, die nicht in der Lage sind, die genetisch und konstitutionell bedingte Vulnerabilität eines Familienmitglieds zu kompensieren. Der Vorteil liegt darin, daß die Diskussion vom ätiopathogenetischen Beitrag der Familiendynamik auf die produktiven Möglichkeiten zur Bewältigung verschoben wird.

3.1 Ein interaktives Modell der Dynamik in Familien mit einem schizophrenen Mitglied

In aller Regel sind wir daran interessiert, mit unserem Gegenüber eine Situation herzustellen, die von Sicherheit, persönlichem Wohlbefinden und Vertrauen gekennzeichnet ist. Dies gelingt am ehesten in solchen Interaktionen, die auf bewährte, zumindest vertraute Erfahrungen mit dem Gegenüber aufbauen können. Die Interaktionspartner konstellieren die Kommunikationssituation so, daß diese basalen Anforderungen gewährleistet sind und das innerpsychische Gleichgewicht für jeden einzelnen erhalten bleibt. Solche induzierenden Verhaltensweisen werden als Teil eines unbewußten Problemlösungsprozesses betrachtet, der nicht immer erfolgreich ist, weil er der Realität des Erwachsenen nicht immer angemessen ist.

Auch Übertragungsprozesse, die unbewußte Wünsche im Rahmen von bestimmten Beziehungen interaktiv verwirklicht sehen wollen, tragen dazu bei, ob eine Interaktion für beide Partner befriedigend verläuft oder nicht. Die Wahrnehmung und Inrechnungstellung solcher Verhaltensweisen beim Gegenüber können unter einem weiten Gegenübertragungsbegriff subsummiert werden. (Gill 1979, 1982; Thomä und Kächele 1985). Wenn man sowohl die Übertragungs- als auch die Gegenübertagungsreaktionen als interaktive Strategien auffaßt, führt dies zu Vorstellungen über bestimmte Beziehungstypen, die sich aus den Interaktionsmustern bilden lassen.

Die Flexibilität und die Anpassungsfähigkeit an neue, und eben manchmal auch sehr ungewohnte, Situationen ist entscheidend von den Organisationsmöglichkeiten des Ichs abhängig, das zwischen den inneren Bedürfnissen des Individuums, den Anforderungen des Über-Ichs und der Umwelt vermitteln muß. Die Abwehrmechanismen (A. Freud 1936) schützen das Ich in dieser Funktion und tragen wesentlich zur Stabilität des inneren Gleichgewichts bei. Die in dieser Auseinandersetzung mit dem Gegenüber aufkommenden neuen Informationen und Erfahrungen werden wahrgenommen, geprüft, und dann entweder für sich selbst verworfen oder in das eigene Selbst integriert.

Menschen mit eingeschränkten Ich-Fähigkeiten und Abwehrschwäche werden sehr vorsichtig und zurückhaltend in Interaktionen sein. Da die Auseinandersetzung mit dem Gegenüber gar nicht zu vermeiden ist, bleibt diesen Menschen meist nur der Weg, diese Interaktionen möglichst so zu gestalten, wie sie sie bereits kennen, um die Möglichkeiten von neuen und überfordernden Erfahrungen zu limitieren. Zumindest werden Versuche unternommen, vertraute Situationen herzustellen, auch wenn diese in der Vergangenheit wenig glücklich verlaufen sind. Je geringer die Möglichkeiten zur Organisation und Integration von neuen und manchmal auch widersprüchlichen Informationen sind, desto eher besteht die Notwendigkeit, die Situation mit dem Gegenüber so zu kontrollieren, daß die eigenen Phantasien, Wünsche und Handlungsmuster mit dem anderen verwirklicht werden. Wir sprechen dann von einer Tendenz zur Starrheit oder Rigidität in den Interaktionsmustern.

Bei Patienten beobachten wir besonders, daß diese versuchen, bei ihren Sozialpartnern relativ stabile und gleichbleibende Themata, Handlungen, Gefühle und Phantasien zu induzieren. Krause (1984) meint, daß es deshalb möglich sein sollte, psychische Erkrankungen durch ihre jeweils spezifischen interaktiven Strategien zu beschreiben. Allerdings gibt es kaum empirisch abgesichertes Wissen über die Regeln in solchen Austauschprozessen. Bierhoff (1984, S. 233) beschreibt einige Formen der "strategischen Selbstdarstellung"[1] und faßt einige soziale Motive in Interaktionen zusammen, die am eigenen Gewinn vs. dem des Partners orientiert sind. Aus der sozialpsychologischen Literatur (u. a. Wundt 1911; Osgood und Seboek 1965; Mehrabian 1972) extrahierten Steimer et al. (1988) vor allem Regulierungsprozesse bezgl. der Intimitäts-, Macht- und Aktivitätsverteilung, die für die klinische Betrachtungsweise relevant sein könnten. Sie stellen aber auch fest, daß damit nicht auszuschließen ist, daß es noch andere Gesichtspunkte gibt.

In der Literatur werden für bestimmte Patientengruppen charakteristische Interaktionsmuster beschrieben. Bei Patienten mit einer Angstneurose finden wir die unbewußte Strategie, sich zwar des Partners durch Anklammern zu versichern, andererseits möglichst unabhängig

---

[1]Unter anderem: beliebt machen, einschüchtern, Selbstbeförderung (= Erhöhung der eigenen Kompetenz), Exemplifikation (= Hervorhebung der eigenen Moral und Integrität), Demut (= Betonung der eigenen Schwäche)

und autonom von ihm zu bleiben. Der Regulationsprozeß besteht darin, den Partner als "steuerndes Objekt" (König 1981) für sich zu gewinnen und zu erhalten. Wenn man sich jemandem ausgeliefert fühlt, muß man versuchen, sich seiner über Machtstrategien zu versichern. Bei Patienten mit einer Zwangsneurose oder einer zwanghaften Persönlichkeitsstörung wird das eigene Abhängigkeitsgefühl zur Unterwürfigkeit gegenüber dem Sozialpartner, das durch andere interaktive Regulationsprozesse, z. B. über die Kontrollmechanismen und wiederum über Machtverhalten, ausgeglichen werden muß. Die typischen Abweichungen in Interaktionen mit Zwangscharakteren scheinen in der Macht/-Ohnmachtverteilung zu liegen (Krause 1981).

Für unsere Arbeit grundlegend sind Hypothesen hinsichtlich der interaktiven Regulationsprozesse bei Schizophrenen. Hier werden vor allem Probleme in der Intimitäts- und Distanzregulierung diskutiert (Scheflen 1981). Wir nehmen an, daß diese Schwierigkeiten des Schizophrenen mit der Intimität und der Regulation von Nähe und Distanz mit seinen Problemen ursächlich zusammenhängt, zwischen sich selbst und der Umwelt, zwischen Ich und Nicht-Ich, angemessen zu unterscheiden. Intimität mit einem anderen birgt die Gefahr für den Schizophrenen in sich, durch partielle Verschmelzungsprozesse mit dem anderen seiner selbst nicht mehr sicher sein zu können (Cierpka 1985). Sein Identitätsgefühl (Erikson 1966) hängt von einem kohärenten Selbstbild und der klaren Abgrenzung vom anderen ab. Seine Regulationsbemühungen um Distanz und klarere Abgrenzung können somit als Abwehrversuch interpretiert werden, um diese Selbstkohärenz und die eigene Identität zu wahren. Sich von seiner Umwelt zurückzuziehen, eine Nische im sozialen Gefüge zu suchen, ist eine der Möglichkeiten, die sich dem Schizophrenen bieten. Die enge und abhängige Beziehung zum Interaktionspartner (Mutter, Vater, Partner) die in der Literatur "symbiotische Beziehung" genannt wird, stellt den Versuch dar, sich selbst über die Identität des anderen eine "erweiterte" Selbstgrenze zu sichern.

Diese Regulierungsprozesse verlaufen vermutlich zu einem großen Teil über das nonverbale Mikroverhalten, insbesondere über die mimischen und vokalen Affektsignale der Interaktionspartner. Krause (1987) betont in seiner Forschungsarbeit insbesondere die Affektsignale als interaktive Steuerungsmechanismen. In den fremdmotivierenden Aspekten der Affekte kommt der eigene affektive Zustand und die Intentionen dem Interaktionspartner gegenüber zum Ausdruck. Dies führt dazu, daß beim Gegenüber Handlungsbereitschaft entsteht.

3.1.1 Idealtypische Entwicklung und Interdependenz der intrafamiliären Grenzen

Mit Grenzen kann man die Trennungslinien im Raum bildlich darstellen. In ihrer Funktionalität regeln die Grenzen die Beziehung von Gegenständen oder Personen im Sinne einer Nähe-Distanz-Regulation. Die Grenzenqualität drückt sich in den Dimensionen "Starrheit" (Rigidität) und "Durchlässigkeit" (Permeabilität) aus. Die Abgrenzungsfähigkeit ist ein dynamischer Regelprozeß, der die Freiheitsgrade beschreibt, wieviel Nähe zugelassen bzw. Distanz hergestellt werden kann. Da sich die Abgrenzungsfähigkeit immer in einem interaktionellen Prozeß manifestiert, wird die Grenze in jeder Dyade neu konstituiert. Diese Konstituierung wird nicht nur aktuell durch die Beziehungen der Interaktionspartner hergestellt, sondern jedes Individuum bringt gleichzeitig die bisherige Geschichte seiner Grenzenregelung mit ein, so wie sie sich intrapsychisch als Selbst-Objekt-Differenzierung ableiten läßt. Neben dieser Schnittstelle zwischen der intrapsychisch-individuellen und interpersonalen Ebene gilt es den Wechselprozeß zwischen der interpersonalen und gesamtfamiliären Dynamik festzumachen. Abb. 3.2 erläutert das Ineinandergreifen der einzelnen Ebenen.

Wir sprechen insofern von Selbstgrenzen als diese Grenze das Selbst eines Individuums umgibt und seine Privatheit und Intimität schützt. Die psychoanalytische Objektbeziehungstheorie beschreibt die Individuation und die Bildung eines kohärenten Selbst über die Schritte in der Selbst-Objekt-Differenzierung (s. Abschnitt 2.4.1). Eine gelunge-ne Trennung der Mutter-Kind Einheit zieht nach sich, daß auch das Kind über Selbst- und Objektrepräsentanzen verfügt, die klar voneinander abgegrenzt sind. Natürlich muß diese Grenze bis zu einem gewissen Grad durchlässig sein, um neue Informationen der Umgebung wahrnehmen, überprüfen und ggf. integrieren zu können. Für die Differenzierungen von guten und schlechten Erfahrungen mit einem Objekt und deren Internalisierung sind wiederum Grenzenüberschreitungen zwischen Mutter und Kind notwendig. Dies läßt sich am klarsten an dem Prozeß erkennen, den ein Kind durchlaufen muß, um zu einem klaren "Nein" oder "ich will nicht" gegenüber der Mutter zu kommen. Das nicht intrusive Verhalten der Mutter, das dem Kind einen psychischen Raum schafft, der von ihm eingenommen werden kann, ist eine Idealvorstellung. Natürlich sollte die Mutter nicht allzu genau wissen, was ihr Kind braucht; dadurch hat das Kind die Möglichkeit zur Entwicklung seiner Persönlichkeit. Dieser

**intrapsychische Ebene
(Entwicklung)**

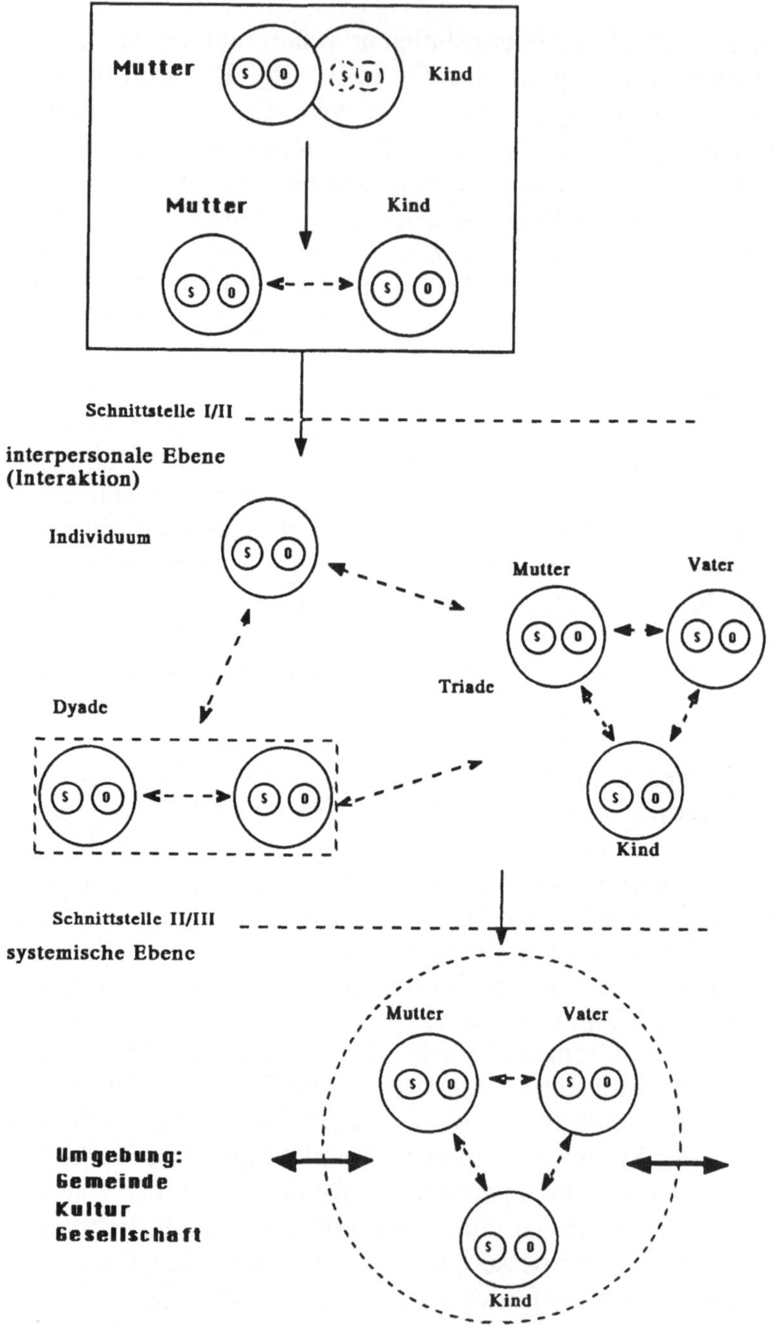

Abb. 3.2: Die idealtypische Grenzenregulation in der Familie

Raum wird von den Eltern unwillkürlich verletzt, nur die Offenheit für die Reaktion und die Neugier auf die Entwicklung des Kindes (Shapiro 1982) sichert die Selbstgrenzen des Kindes. Es ist entwicklungspsychologisch notwendig, daß entsprechend den affektiven und kognitiven Wachstumsphasen des Kindes die Mutter vom Kind weiß, was es denken und fühlen könnte und wie es reagieren wird. Eine gelungene Individuation setzt voraus, daß es ein Gleichgewicht gibt zwischen Trennen und Binden, zwischen Aushandeln eigenständiger Standorte, Respektieren der Eigenständigkeit im Fühlen, Denken und Erleben und in der Außeinandersetzung von Abweichungen und Gleichheit. All dies bedeutet, daß Grenzen in der Entwicklung ständig in Bewegung sind und Teilbereiche neu bestimmt werden, während gleichzeitig eine überdauernde, sicherheitsgebende Grenze im Sinne der gewachsenen Abgrenzungsfähigkeit vorhanden sein muß.

Bei einer stabilen Konstellation dieser intrapsychischen Vorstellungen von sich selbst und von anderen ist zu erwarten, daß das Individuum in der Interaktion mit anderen ähnlich selbstsicher reagieren kann. Intimität kann dann in der Begegnung zugelassen werden, weil sich der einzelne seiner Autonomie und seiner Verschiedenheit vom anderen bewußt ist. Abb. 3.2 veranschaulicht, wie die intrapsychische Entwicklung des Individuums, die überwiegend in der Vergangenheit stattfand, in die aktuelle Interaktion eingeht. Dyadische und triadische Interaktionen zeichnen sich durch eine klare Abgrenzung voneinander und durch ein Gleichgewicht in der Beziehungsregulation (symbolisiert durch die Doppelpfeile) aus. Im Falle einer Familie befindet sich das System dann in einem funktionalen Gleichgewichtszustand, wenn nur wenig Kontroll- oder Abwehrbemühungen notwendig sind. Für die Familie ist es deshalb möglich, mit der Umwelt oder auch anderen Familien im wechselseitigen Austausch zu leben. Die Familien-Umwelt-Grenze ist durchlässig für zusätzliche oder neue Wahrnehmungen, Informationen und Erfahrungen.

3.1.2 Grenzenstörungen in Familien mit einem schizophrenen Mitglied

Eine vorläufige interaktionelle Theorie für Familien mit einem schizophrenen Mitglied, die dieses Konzept der Grenzenstörungen berücksichtigt, läßt sich demnach wie folgt formulieren (s. Abb. 3.3): Auf der individuellen Ebene werden die besonderen schizophrenen Schwierigkeiten als mangelnde intrapsychische Demarkation der Selbst- von den Objektrepräsentanzen, also der Schwierigkeit, angemessen zwischen mein und dein unterscheiden zu können, beschrieben. Phänomeno-

**intrapsychische Ebene
(Entwicklung)**

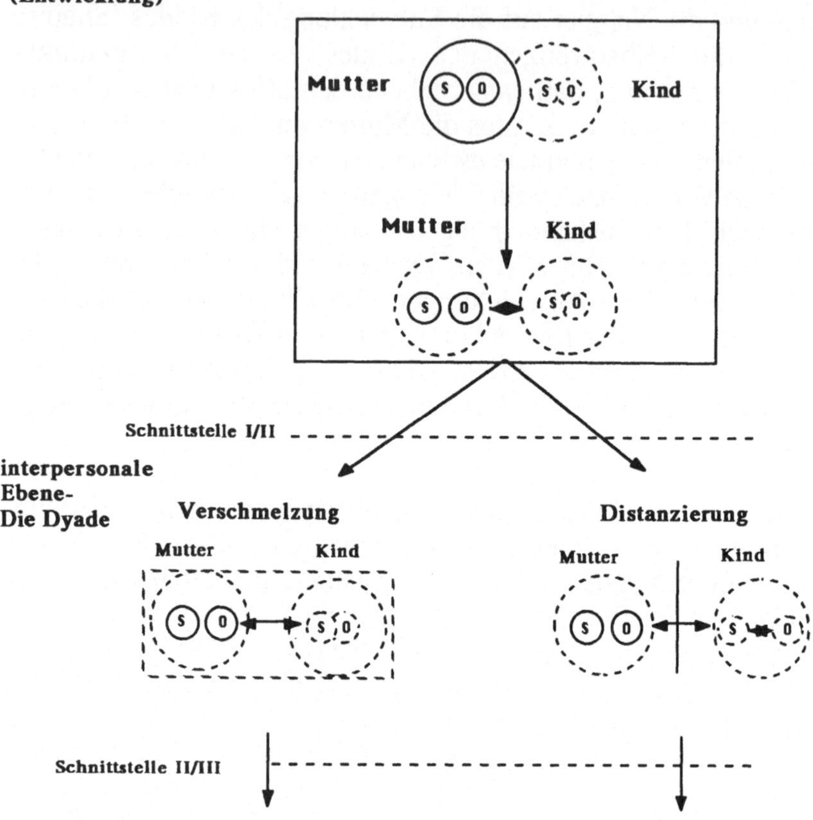

Schnittstelle I/II

**interpersonale
Ebene-
Die Dyade**

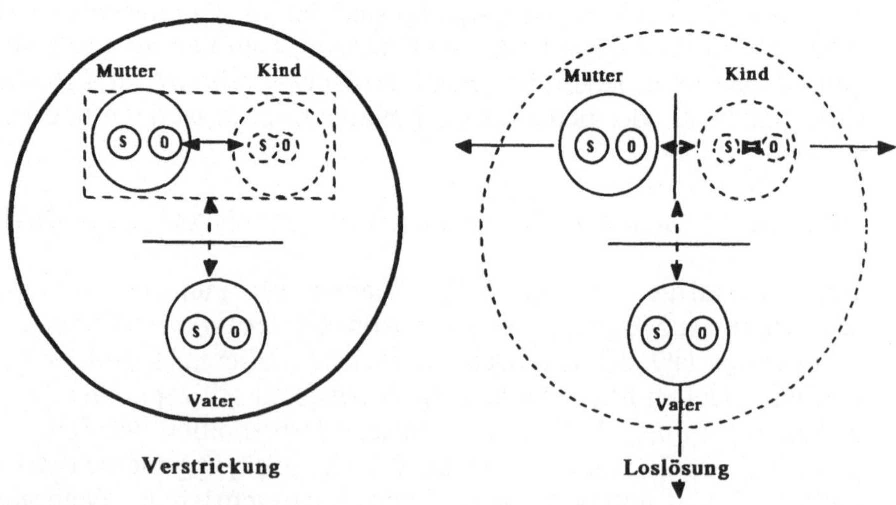

**systemische Ebene
Die Familie**

Abb. 3.3.: Die Interdependenz der Grenzenstörungen

logisch sprechen wir von diffus konturierten Selbstgrenzen und einer mangelnden Selbstkohärenz, die zu symbiotischen Beziehungen disponieren.

In der familientheoretischen Literatur spricht man von symbiotischen Beziehungen zwischen dem schizophrenen Patienten und einem weiteren Familienmitglied, meistens der Mutter. Der aus der Biologie stammende Begriff der Symbiose bezeichnet die gegenseitige Abhängigkeit von zwei Individuen (s. d. Angel 1967). Auf der deskriptiven Ebene ist dieses Verhalten oftmals dadurch gekennzeichnet, daß zwei Personen trotzdem zusammenbleiben, obwohl sie sich immer wieder zurückstoßen. Man geht von einer Einheit auf der kognitiven und der affektiven Ebene zwischen einer Elternfigur und dem Kind aus, die über die entwicklungspsychologisch notwendige frühkindliche Mutter-Kind-Einheit hinaus andauert. Kompliziert und wahrscheinlich auch überfrachtet wird dieser Begriff, weil eine für beide Seiten günstige gegenseitige Abhängigkeit in der frühkindlichen Situation als Symbiose bezeichnet wird, aber auch die mit negativen Konnotationen versehene einschränkende Abhängigkeit zwischen dem heranwachsenden Schizophrenen und einer Elternfigur so benannt wird.

Das Postulat der mangelnden intrapsychischen Demarkation der Selbst- von den Objektrepräsentanzen beim Psychotiker läßt kausalgenetische Fragen offen. Uns scheint, daß das Vulnerabilitätskonzept auf der individuellen Ebene am weitesten trägt. Die Störung der Informationsverarbeitung könnte zu solchen Selbst-Objekt-Differenzierungsschwierigkeiten beitragen. Obwohl noch nicht endgültig geklärt ist, an welcher Stelle der Informationverarbeitung eine Störung vorliegt, spricht einiges dafür, daß die Störungen in den Phasen der komplizierten Vergleichs- und Organisationsprozeduren lokalisiert sind (Koukkou-Lehmann 1987). Möglich wäre dann, daß eine gezielte Wiederverfügbarmachung von Erfahrungen aus dem Langzeitspeicher erschwert ist, mit denen die Reaktionen des Individuums auf externe und interne Informationen an die momentane Realität angepaßt werden können. Die für die Informationsverarbeitung zur Verfügung stehenden Daten und kognitiven Strategien können dann keine adäquate Bewertung des Informationsinhalts und der kontextuellen Bedeutung ermöglichen. Wenn auf solche Erfahrungen nur unter erschwerten Bedingungen zurückgegriffen werden kann, werden Differenzierungsprozesse schwieriger und das Realitätsgefühl schwächer. Dies macht das Individuum wiederum von den Wahrnehmungen und den Erfahrungen anderer abhängig, die die Differenzierungsprozesse übernehmen sollen.

Diese individuellen Schwierigkeiten gehen in die Interaktion mit dem Gegenüber ein und führen vor allem zu zwei Interaktionsmustern: der Fusion und der Distanzierung bis hin zum Autismus. Beide Interaktionsmuster lassen keine intimen Beziehungen oder gar Bindungen zu. Der schizophrene Patient ist entweder mit seinem Gegenüber affektiv und kognitiv verstrickt, oder er versucht sich in übersteigertem Autonomiebestreben von seinem Gegenüber abzugrenzen. Klinisch imponieren in diesem Fall oft die Projektionen, Introjektionen und Spaltungen als Abwehrmechanismen.

Die mangelnde intrapsychische Demarkation der Selbst- von den Objektrepräsentanzen, die für beide Interaktionsmuster den Ausgangspunkt darstellt, führt vor allem dann zu symbiotischen Dyaden, wenn die Mutter (in selteneren Fällen auch der Vater) in einer exklusiven Fürsorglichkeit die eher unbewußt geahnten Defizite des Kindes kompensieren und die entwicklungspsychologisch notwendigen Abgrenzungsversuche zur Erreichung der Individuation erschweren. Individuelle Selbstgrenzenprobleme der Elternfiguren können dann zu narzißtischen Beziehungsstrukturen führen, wenn die affektiven Bedürfnisse der Elternfiguren in den symbiotischen Beziehungen befriedigt werden.

Das ständige Ausgleichen von Defiziten führt zu Überforderungsreaktionen bei der Mutter, vor allem dann, wenn die narzißtische Gratifikation aus der Sorge für das vulnerable Kind ungenügend ist. Die eigene partielle Verschmelzung mit dem Kind bringt eine Vernachlässigung des eigenen Selbst mit sich. Es ist anzunehmen, daß die festgestellten negativen Affekte sowohl auf die Überforderung der Elternfiguren als auch als Abgrenzungsversuch gegenüber dem vulnerablen Kind verstanden werden können.

Scheflen beschreibt das symbiotische Verhalten auf der Mikroebene. Bezeichnend ist für ihn, daß der schizophrene Patient und sein Partner in der Symbiose ungewöhnlich wenig direkt ("face-to-face") miteinander kommunizieren, aber in einem ungewöhnlich hohen Maß aneinander gebunden und voneinander abhängig sind. In ihrem Körperverhalten und in ihren Bewegungen erscheinen die Interaktionspartner manchmal fast synchronisiert, so gut sind sie aufeinander abgestimmt. Direkte Auseinandersetzungen finden dagegen selten statt. Eine solche Dyade zwischen Mutter und Kind kann über das ganze Leben des Kindes andauern. Dies kann die paradoxe Situation erklären, daß das vulnerable Kind, später der schizophrene Adoleszente und dann der Erwachsene zugleich in einer engen "symbiotischen" Beziehung mit einem Partner lebt und doch durch die mangelnden direkten Interaktionen distant wirkt.

Was trägt dazu bei, daß dieses symbiotische Verhalten zementiert wird? Stierlin (1975) beschreibt Bindungen auf der Es-, Ich-, und Über-Ich-Ebene. Die "Es-Bindung" kommt durch die Möglichkeit von massiven regressiven Befriedigungen in einem solch engen Abhängigkeitsverhältnis zustande. Die Trieb- und Sicherheitsbedürfnisse spielen dabei eine entscheidende Rolle. Auf der Ich-Ebene handelt es sich um Bindungen über Kognitionen, z. B. die gemeinsame Sprache, die Wahrnehmungen und die Kommunikation. Dadurch, daß beide Partner die verzerrte und realitätsferne Wahrnehmung miteinander teilen, kommt die "Ich-Bindung" zustande. Die Kommunikationsprozesse, die zu einer mangelnden individuellen kognitiven Differenzierung der Selbsterkenntnis und der Selbststeuerung führen, wurden von vielen Schizophrenieforschern beobachtet und beschrieben (z. B. Bateson et al. 1956; Searles 1959; Wynne und Singer 1965; Lidz et al. 1965; Reiss 1968). Außerdem kommen archaische Schuld- und Loyalitätsgefühle zum Zuge, die beide Partner in der "Über-Ich-Bindung" zusammenhalten. Stierlin betont hier vor allem die mit "Ausbruchsschuld" verknüpfte Trennung als Kristallisationspunkt für den Loyalitätskonflikt.

Das Problem, das aus diesen extremen Bindungen entsteht, ergibt sich für den schizophrenen Patienten aus der Tatsache, daß er sich, als der schwächere von beiden, an die Realität des anderen anpassen muß. Die "stärkere Realität der Eltern" (meistens der Mutter) setzt das Kind und später den Schizophrenen unter Druck, die Realität so zu erleben, wie sie ihm vorgegeben wird. Piaget (1974) hat darauf hingewiesen, daß für das Kind die äußere Realität nicht eine Art vorgegebene Schablone darstellt, sondern daß es sich diese Realität erarbeiten muß. Die innere Realität, besser wahrscheinlich das Realitätsgefühl und die Realitätsprüfung, ist das Ergebnis von vielen Differenzierungsprozessen. Der potentiell schizophrene Patient kann sich offenbar nur eine eingeschränkte Realität erarbeiten. Die Vulnerabilität des Schizophrenen erschwert offensichtlich diese Differenzierungsprozesse. Problematisch wird dieser Vorgang dann, wenn die persönlichen Bedürfnisse der Eltern in das Bindungsverhalten einfließen und die Wahrnehmung der äußeren und daraus folgend auch der inneren Realität einschränken. Wenn die Mutter das Kind aufgrund ihrer eigenen Pathologie braucht, wird die Mutter erst recht Druck ausüben, daß das Kind die äußere Realität so wahrnimmt wie sie selbst. Das Kind und später der Patient kann z. B. als Projektionsschild für schlechte und gefährliche Seiten der Elternfiguren dienen. Mosher et al. (1971) ziehen aus ihren empirischen

Untersuchungen an eineiigen Zwillingspaaren die Schlußfolgerung, daß das vulnerable Geschwister, das bereits bei der Geburt als das schwächere und zerbrechlichere wahrgenommen wurde mit dem eher pathologischen Elternteil (meistens der Mutter) identifiziert wurde und dabei vor allem den negativen Selbstanteil der Mutter in der Familie unbewußt vermittelt bekam und von früh an größere Abhängigkeit zeigte.

Der Jugendliche muß sich in der Adoleszenz der Erwachsenen-Realität stellen. Er muß neu auftretende Aufgaben im beruflichen Feld lösen und mehr Spannung in intimeren Beziehungen aushalten können. Jugendliche, die lange Zeit an der symbiotischen Beziehung festgehalten haben und über eine eingeschränkte Wahrnehmung verfügen, können in solchen Situationen schnell überfordert werden. Dies ist sicherlich mit ein Grund, warum die Erstmanifestationen der schizophrenen Erkrankungen in diesem Alter auftreten.

Wie läßt sich nun verstehen, daß diesem extremen Bindungs-verhalten der symbiotischen Partner eine mangelnde ”face-to-face” Interaktion gegenübersteht? Die Fusion und die narzißtische Isolation (bis hin zur Katatonie) sind zwei Seiten einer Medaille: Die Schwierigkeit oder gar die Unfähigkeit in der Dyade zwischem dem schizophrenen Patienten und dem Interaktionspartner, in der Regel der Mutter, die Grenze zwischen den Personen angemessen aufrechtzuerhalten, führt offenbar zur Angst beim Schizophrenen, die eigene Identität und die Bestimmung über sich selbst zu verlieren. Der gefühlsmäßig zu großen Intimität wird mit dem Rückzug aus der Beziehung und ungewöhnlicher Distanz begegnet. Dies gilt nicht nur für Interaktionen in der Familie sondern auch außerhalb. Schizophrene leben oftmals isoliert in ihrem sozialen Umfeld und vermeiden engere Beziehungen, um mit diesen Schwierigkeiten besser fertig zu werden. In dem Maße, wie sich der Schizophrene von den äußeren Objekten zurückzieht, gewinnen die inneren Objekte die Überhand. Der schizophrene Patient kommuniziert mehr mit sich selbst als mit anderen. Dies führt dazu, daß er entweder in einer ausschließlichen ”one-to-one” oder in einer ”one-to-none”-Beziehung lebt. Dies ist mit der Theorie des ”single-bind” von Scheflen gemeint. Huber et al. (1979) stellten in ihrer katamnestischen Untersuchung fest, daß viele der schizophrenen Patienten dieses ”Sich-zu-sich-selbst”-Verhalten aufweisen.

Zusammenfassend läßt sich feststellen, daß das symbiotische Verhalten zwischen Mutter und schizophrenem Patienten als beiderseitige Anpassungsleistung auf die Vulnerabilität des Kranken verstanden werden kann. Dieses symbiotische Verhalten scheint jedoch dann zur Ätiopathogenese der schizophrenen Erkrankung beizutragen, wenn diese Symbiose aufgrund der Persönlichkeitspathologie der Elternfiguren unter allen Umständen aufrechterhalten werden muß und zu einem geschlossenen System wird, das den potentiellen Patienten auf lange Sicht von wichtigen "face-to-face" Interaktionen ausschließt, die für die Gewinnung eines adäquaten Realitätsgefühls unabdingbar notwendig sind.

Für das vulnerable Familienmitglied werden die Kompensationsversuche des symbiotischen Partners verhängnisvoll, weil die zunehmende Abhängigkeit dazu führt, daß die Auseinandersetzung mit der Umgebung zurückgedrängt wird. Die mangelnde "face-to-face"-Interaktion erschwert die intrapsychische Differenzierung und die Entwicklung eines sicheren Realitätsgefühls. Dies wirkt sich in einem circulus vitiosus zu einem weiteren sozialen Rückzug als Abwehrmaßnahme aus. Die symbiotische Beziehung kann als das Endergebnis eines spiralförmig ablaufenden Prozesses verstanden werden, der linearkausale Komponenten (die Vulnerabilität des Kindes und die Persönlichkeitsvariablen der Eltern) und zirkuläre Prozesse (die Rückkopplungsprozesse zwischen mangelnder Interaktion und mangelnder Differenzierung der inneren Realität) miteinander verbindet. Die Intimitätsproblematik der Schizophrenen und ihre Schwierigkeiten in der Regulation von Nähe und Distanz sind auf diese Abgrenzungsschwierigkeiten sowohl in den familiären wie auch in allen anderen sozialen Interaktionen zurückzuführen. Die Abb. 3.4 zeichnet diesen Kreisprozeß nach.

Die von den Familientheoretikern beschriebenen Parentifizierungen, pathologischen Delegationen, pathologisch rigiden Triaden sind dann die Folge, wenn es durch die Konzentration der familiären Dynamik auf die symbiotisch-exklusive Beziehung zu Überschreitungen der Generations- manchmal auch der Geschlechtsgrenzen kommt. Auf der interpersonalen Ebene läßt sich diese Problematik so darstellen, daß das vulnerable Kind durch seine enge Beziehung zur Mutter auf die Elternebene rückt und vor allem dann zu einem Partnerersatz werden kann, wenn es dem Vater nicht gelingt, aus seiner isolierten Situation herauszutreten und regulierend in die symbiotische Beziehung einzugreifen. Individuelle Persönlichkeitsmerkmale des Vaters (der "schwache", meist schizoid-abhängige Vater) prädisponieren zur Aufrechterhaltung einer solchen starren Triade. Weil das vulnerable Kind eng in die Symbiose mit der Mutter eingebunden ist und seine Interaktionen auf die "cues" mit diesem Interaktionspartner abgestimmt sind, trägt es seinerseits wenig dazu bei, Interaktionen mit dem außenstehenden Vater zu suchen.

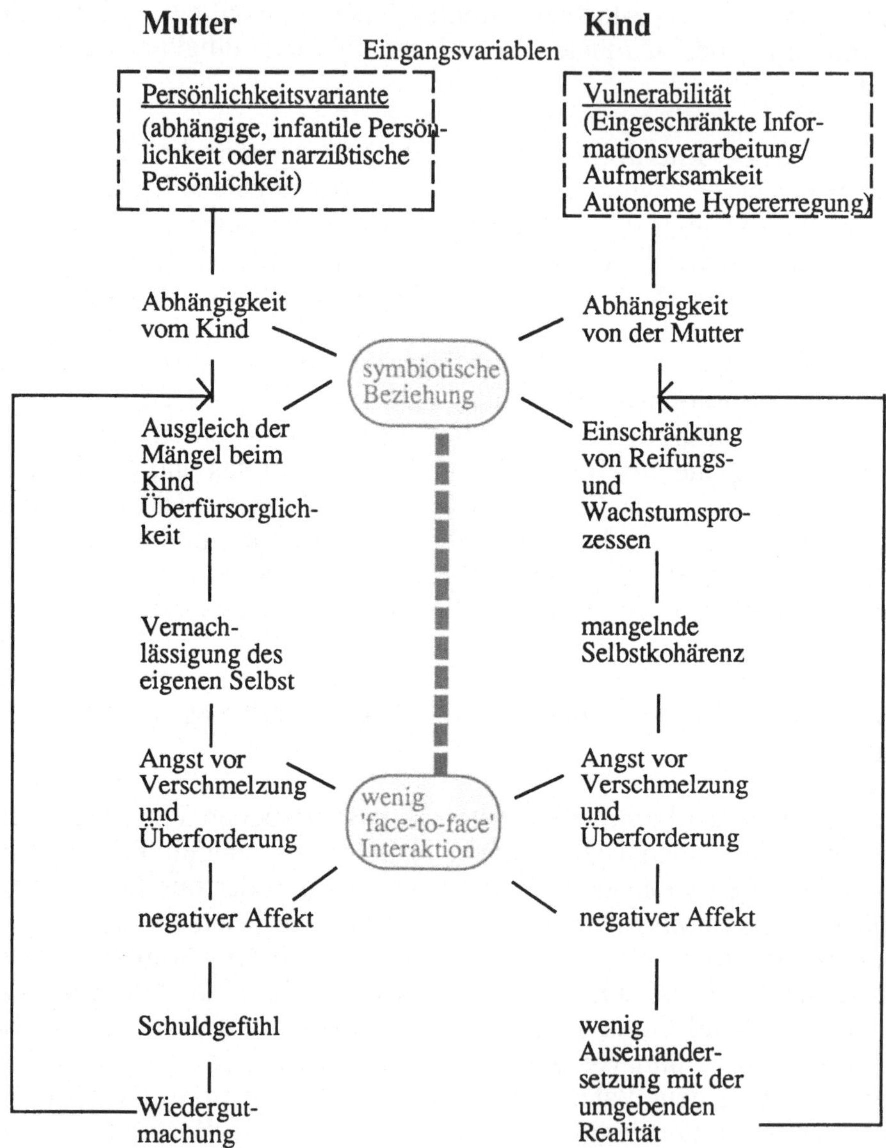

Abb. 3.4: Interaktion in der "symbiotischen Beziehung"

Ackerman (1984) führt aus, daß die Entwicklung von der Dyade (the "twosome") zur Triade (the "threesome") innerhalb der Familie für die Funktionalität der Familie und die psychische Gesundheit ihrer Mitglieder entscheidend ist. Gescheiterte Entwicklungen werden von ihm entweder mit dem Interaktionsmuster Isolation/Fusion oder mit Triangulation bzw. "pseudothreesome" beschrieben. Das Interaktionsmuster Isolation/Fusion findet man gehäuft in Familien mit einem psychotischen Kind. Während ein Elternteil mit dem Patienten "verschmolzen" erscheint, bleibt der andere Elternteil isoliert. Die Triangulation ist dagegen ein Bindungsmuster, das durch die Einbindung eines Dritten (meistens des erkrankten Kindes) in eine Dyade (meistens der Eltern) die Homöostase der Familie garantiert. Durch Umleitung eines Elternkonflikts auf das Kind oder die Übernahme der Sündenbockrolle des erkrankten Kindes werden die Entwicklungen von dyadischen zu triadischen Beziehungen verhindert, die die Individuation der einzelnen erschweren. Solche Triangulierungskonzepte beschreiben also Möglichkeiten der Stabilisierung oder Destabilisierung von Dyaden.

Das Konzept der Parentifizierung ergänzt diese strukturellen Überlegungen um inhaltliche Aspekte. Dieses Konzept wurde vor allem von Boszormenyi-Nagy (1965a, b) ausgearbeitet. Man versteht darunter die Übernahme bzw. Zuweisung der elterlichen Rolle an ein Kind oder mehrere Kinder. Es handelt sich um eine Form der Rollenumkehr, die, wie beschrieben, mit einer Störung der Generationsgrenzen verbunden ist. Eltern, die ihre Kinder parentifizieren, sind meist selbst parentifiziert worden. Eltern, deren eigene kindliche Bedürfnisse in ihrer Herkunftsfamilie nicht befriedigt werden konnten, tragen diese an ihre Kinder heran. In diesem Sinne erweist sich die Parentifikation als eine Form der "Es-Delegation" nach Stierlin (1978). Die Parentifizierung der Kinder kann letztlich als ein Versuch der Eltern angesehen werden, ihre eigenen infantilen Beziehungsmuster zu ihren Eltern in idealisierter Abwandlung in den gegenwärtigen Beziehungen zu ihren Kindern wieder aufleben zu lassen; dies geschieht häufig, nachdem der Versuch, den Ehepartner zu parentifizieren, gescheitert ist. Die Mutter richtet etwa an das Kind Wünsche, die in der Beziehung zu ihren eigenen Eltern unerfüllt geblieben sind. Das derart parentifizierte Kind wird überfordert und kann daher der Mutter niemals genügen. Die Bindung bleibt aber auch dann bestehen oder kann sich zu einem Teufelskreis verstärken, wenn sich die Mutter schließlich enttäuscht und aggressiv von ihrem Kind abwendet. Auch Richter (1963, 1970) hat in seinem rollentheoretischen Familienmodell Rollentypen beschrieben, die ganz offensichtlich die Merkmale der Parentifizierung beinhalten, die Rolle des Kindes als Substitut für eine Elternfigur und als Gatten-Substitut.

In ähnlicher Weise unterscheidet Walsh (1979) bei der Parentifizierung das Kind als Elternersatz und das Kind als Partnerersatz. Während die Parentifizierung im eigentlichen Sinne das Kind als Elternsubstitut begreift, impliziert das Kind als Partnersubstitut Geschlechtsgrenzen-Störungen. In einer empirischen Studie fand Walsh, daß bei Schizophrenen und deren Familien signifikant häufiger das Kind als "Partner" fungierte als in Familien mit neurotischen Jugendlichen bzw. "Normalfamilien". Walsh legt dar, wie ein Kind als Partnersubstitut in eine Triangulierung eingebunden bleibt, die in der Regel erotisiert ist.

Diesen intrafamiliären Grenzziehungsproblemen steht eine relativ rigide und undurchlässige Familienumwelt-Grenze auf der systemischen Ebene gegenüber. Ein Familiensystem, das sein pathologisches Gleichgewicht über lange Zeit nur durch das symbiotische Verhältnis zwischen dem vulnerablen Familienmitglied und der Mutter einerseits und einer randständigen Vaterfigur oder Vater-Geschwisterkoalition andererseits aufrechterhält, muß Veränderungen im Gleichgewicht vermeiden. Die Abschirmung von Informationen, belastenden Beziehungen mit der Umgebung wird vermieden. Diese Familiensysteme haben keinen allzu großen Spielraum mehr. Die Abgrenzung nach außen wirkt sich wiederum für das vulnerable Familienmitglied am verhängnisvollsten aus. Informationen werden reduziert, affektive Belastungen gemieden, so daß die intrapsychische Differenzierung zumindest stagniert oder sich sogar in regressiven Prozessen verschlechtert.

3.2 Behandlungstechnische Konsequenzen

1. Die Familiendynamik, die der Psychiater zum Zeitpunkt der Einweisung eines schizophrenen Familienmitglieds bei dessen Familie diagnostiziert, ist die Endschlaufe eines spiralförmig sich entwickelnden familiären Prozesses. Sie ist als verzweifelter Versuch der Familie anzusehen, das bestehende Gleichgewicht aufrechtzuerhalten.

2. Wenn die Familie, meistens die Mutter, so überfürsorglich die Interaktion mit dem vulnerablen Kind bestimmt, daß es zu symbiotischen Verschmelzungen kommt, bewirkt der Hilfeversuch das Gegenteil - dem Kind werden Möglichkeiten zur weiteren intrapsychischen Differenzierung in "face-to-face"-Interaktionen entzogen. Es gilt, den kompensatorischen Versuch der Mutter zu sehen und nicht deren Schuld zu diskutieren.

3. Diese relativ isolierten und in ihrer Struktur eher rigiden Familiensysteme sind Familien in einer Dauerkrise. Zum Zeitpunkt dieser Anspannung erschüttert jede Intervention, die zusätzliche Unsicherheiten mit sich bringt, das Gleichgewicht. Kaufmann (1984, mündl. Mitteilung) spricht in diesem Zusammenhang von gesättigten Familiensystemen, die über keine freien Valenzen mehr verfügen. Die Information über die Krankheit dient der Angstreduktion, weil vorhandenes Wissen in der Familie strukturiert wird und zu mehr Sicherheit und Stabilität führt.

4. Es gibt nicht nur einen spezifischen Familientypus, der für die Entstehung der schizophrenen Erkrankung prädisponiert. Wir vertreten die gegenläufige These, daß ein vulnerables Kind in nahezu jeder Familie erkranken kann, wenn die individuellen biologischen Faktoren so gewichtig sind, daß die familiären Faktoren in den Hintergrund treten. Auf der anderen Seite ist anzunehmen, daß bei relativ gering ausgeprägter Vulnerabilität des Kindes die Familienpathologie umso entscheidender für den Ausbruch und den Verlauf der schizophrenen Erkrankung werden kann. Klinisch gewinnbringend ist die Suche nach wesentlichen Variablen, die das Bewältigungspotential der Familien kennzeichnen.

5. Für Familien mit einem schizophrenen Jugendlichen ist familiendynamisch hierfür der Umgang mit den Grenzenphänomenen auf den beschriebenen drei Ebenen wesentlich. Das Bewältigungspotential dieser Familien läßt sich am Umgang mit der Grenze zwischen der intrapsychischen, der interpersonalen und zwischen der dyadischen und gesamtfamiliären Ebene diagnostizieren.

6. Eine Veränderung der Homöostase der Kontrollkräfte an der Grenze zwischen zwei Subsystemen kann durch individuelle Prozesse (die Vulnerabilität) oder familiäre Variablen (negativ affektives Klima) zustande kommen. Es kommt dann zu den o. g. Grenzenstörungen auf den drei Ebenen, wenn die Kontrollkräfte an den Grenzen nicht ausreichen, das Ungleichgewicht auf einer Subsystemebene zu halten. Das Endergebnis kann als pathologisches Gleichgewicht bezeichnet werden, das der Familie und dem Patienten das psychische Überleben erlaubt.

7. Für eine flexible Regulation der Grenzen ist das adäquate Funktionieren von weiteren grundlegenden Familienvariablen notwendig.

a) So scheint die Fähigkeit jedes einzelnen, sich als verschieden und getrennt vom anderen erleben zu können, ohne die Kohäsion der Familie zu gefährden, elementar zu sein.

b) Dafür sind positiv affektive Bindungen notwendig, die durch Gegenseitigkeit, Interesse und Einfühlung gekennzeichnet sind.

c) Das Rollenverhalten in der Familie sollte strukturiert aber doch flexibel sein, um die einzelnen Aufgabenbereiche klar abzustecken.

d) Die Kommunikationsprozesse müssen solcher Art sein, daß die eigenen Bedürfnisse und die der anderen Familienmitglieder verständlich gemacht werden können.

Teil B. Empirie

Kapitel 4: Empirische Untersuchungen über den Zusammenhang zwischen individueller schizophrener Symptomatik und familiärer Dysfunktionalität

4.1 Ergebnisse aus der Literatur

Die empirischen Untersuchungen, die im folgenden zusammengefaßt werden, sind dem Bereich der sog. "Familientheorie der Schizophrenie" zuzurechnen. In den Mittelpunkt der Betrachtung werden an dieser Stelle die theoretischen Veränderungen in der Diskussion um den Beitrag der familiendynamischen Variablen für dieses Krankheitsbild gestellt. Während die früheren Theorien familiendynamische Variablen als spezifisch und krankheitsverursachend betrachteten, geht es jetzt mehr um die Diskussion des Bewältigungspotentials. Konzepte der Krankheitsverarbeitung und -bewältigung in der Familie, bekannt unter dem Begriff "Coping", nehmen entsprechend an Bedeutung zu.

4.1.1 Frühere "Schizophrenie-spezifische" Untersuchungen

Es waren hauptsächlich drei Familientheoretiker und ihre Schulen, die die Familienforschung in den 50er und 60er Jahren prägten: Lidz und seine Mitarbeiter an der Yale-Universität, Wynne und seine Mitarbeiter am National Institute of Mental Health (NIMH) und Bateson in Stanford. Lidz, Wynne und Jackson (aus der Bateson-Gruppe) waren Psychoanalytiker, die alle durch ihre Arbeit im psychiatrisch-psychoanalytischen Krankenhaus "Chestnut Lodge" beeinflußt worden waren.

Auf diese drei Forschergruppen beziehen sich auch heute noch teilweise die Familienuntersuchungen zur Schizophrenie. Jede der drei Theorien hat sich entwickelt, ist umfassender geworden, so daß sie sich heute mehr gleichen als in ihren ursprünglichen Fassungen (Mishler und Waxler 1965). 1956 entwickelten Bateson, Jackson, Haley und Weakland das Konzept des "double bind" (Doppelbindungstheorie). Sie versuchten zu erklären, warum "double binds" für die Aufrechterhaltung eines "pathologischen Gleichgewichts" in den betreffenden Familien notwendig sind. 1958 beschrieben Lidz, Cornelison, Terry und Fleck die ehelichen Beziehungen in schizophrenen Familien als schismatisch (gespalten) oder asymmetrisch (schief). Sie wiesen auf die extremen Abhängigkeitsverhältnisse zwischen allen Familienmitgliedern hin. Für diese Beziehungsmuster prägten Wynne, Ryckoff und Hirsch den Begriff der "Pseudogegenseitigkeit", mit dem sie das Harmonisierungsstreben und die Aggressionslosigkeit in den Abhängigkeitsverhältnissen der Familienmitglieder kennzeichnen wollten. Wynne beschrieb, welch hohe Empathie in diesen Familien untereinander entwickelt wird, um die Bedürfnisse des anderen zu erfüllen, während neue Interessen nicht geweckt werden dürfen. Beziehungen müssen erhalten werden, dürfen sich aber nicht entfalten.

Diese stimulierenden theoretischen Arbeiten gaben Anlaß für eine Vielzahl von intensiven empirischen Untersuchungen über die Familieninteraktion. Die Forschungsaktivität begann in den späten 50er Jahren und erreichte während den Jahren 1965 bis 1971 (Jacob 1975) einen Höhepunkt. Ungefähr ab 1975 begannen die Verlaufsforschungen zur Schizophrenie: High Risk Studien, Adoptionsstudien, Expressed Emotion Forschung.

Die Familieninteraktionsforschung wurde in mehreren Übersichtsarbeiten diskutiert (Meissner 1964; Frank 1965; Framo 1965a, b; Haley 1972, Riskin und Faunce 1972, Jacob 1975, Goldstein und Rodnick 1975, Doane 1978a, b; Nordmann et al. 1983; Joraschky 1985; Hahlweg 1986). Riskin und Faunce (1972) geben einen sehr guten Überblick über die methodischen Probleme. Die Arbeit von Jacob (1975) widmet sich dagegen mehr den auf Beobachtungsstudien beruhenden Ergebnissen. Eine Übersichtsarbeit über die Ergebnisse, die aus Fragebogenuntersuchungen gewonnen wurden, liegt bislang nicht vor.

Jacob beurteilte die 57 Beobachtungsstudien, die im Zeitraum zwischen 1960 und 1973 veröffentlicht wurden, anhand von 6 methodischen Kriterien: 1. Die Familien in den Untersuchungs- und den Kontrollgruppen sollten vergleichbar sein bezüglich der Variablen Alter des Kindes, Geschlecht des Kindes, Geschwisterkonstellation, Familiengröße, Alter der Eltern, soziale Schicht, Religion und Kultur. 2. Wenn die Familieninteraktion durch "Rater" beurteilt wurde, durfte den Ratern nicht bekannt sein, ob die Familie aus der Untersuchungs- oder Kontrollgruppe stammte. 3. Es sollte eine hohe Interraterreliabilität vorliegen. 4. Da aus der Literatur bekannt ist, daß das Geschlecht des Kindes Einfluß auf Familieninteraktionsmuster nimmt, sollten die Untersuchungen getrennt für männliche und weibliche Kinder und deren Familien durchgeführt worden sein. 5. Außerdem sollte das Setting für die Untersuchungs- und die Kontrollgruppen übereinstimmen. 6. Das Matching der beiden Gruppen sollte auch die Variablen Zahl der Hospitalisationen und Therapieschema umfassen.

Jacob fand nun heraus, daß jene Studien, die nichtschizophrene Patienten und ihre Familien mit sog. Normalfamilien verglichen, methodisch relativ sorgfältig unternommen wurden. Fünf von den sechs o. g. Kriterien wurden von diesen Studien im Durchschnitt erfüllt. Dagegen erfüllten die Studien mit schizophrenen Patienten und ihren Familien lediglich eines von sechs Kriterien. Dieses eine Kriterium war meistens das Konstanthalten des gleichen Settings für beide Gruppen. Auf dem Hintergrund dieses Ergebnisses müssen die Diskussionen über die Familieninteraktionsforschungen im Bereich der Familientheorie der Schizophrenie geführt werden.

Den theoretischen Arbeiten der Kliniker entnahm Jacob vier Interaktionsvariablen: Konflikt, Dominanz, Affekt und Klarheit der Kommunikation. Die Ergebnisse aus den Interaktionsstudien scheinen zu belegen, daß sich die nichtschizophrenen Patienten und ihre Familien im Vergleich zu Normalfamilien in zwei dieser Dimensionen unterscheiden. Im Bereich der Dominanz können die folgenden zwei Schlußfolgerungen gezogen werden: Die Machtstrukturen von Normalfamilien scheinen differenzierter entlang hierarchischer Linien im Vergleich zu gestörten Familien zu verlaufen. Dazu kommt noch, daß in Normalfamilien die Väter offenbar mehr Einfluß haben als in gestörten Familien. Im Bereich der Affekte zeigen Normalfamilien eher positive und weniger negative Affekte.

In schizophrenen Familien zeigte sich lediglich im Bereich der Interaktionsvariablen ”Klarheit der Kommunikation” Unterschiede zu Normalfamilien. Jacob faßte die Ergebnisse dieser Untersuchungen so zusammen, daß Familien mit einem schizophrenen Mitglied offenbar weniger kongruent und weniger klar kommunizieren als Normalfamilien. Dieses Ergebnis ist allerdings nur der Studie von Mishler und Waxler (1968) entnommen. Goldstein und Rodnick (1975) nahmen noch die Untersuchungen von Wynne und Mitarbeitern hinzu. Sie gehen über die Aussage von Jacob hinaus und sprechen von gestörter Kommunikation in Familien mit Schizophrenen. Hinzugefügt werden muß, daß es sich dabei nicht um spezifische Kommunikationsmuster, wie z. B. die Doppelbindung, handelt. Doppelbindungen konnten empirisch nicht gehäuft in Familien mit Schizophrenen nachgewiesen werden (Übersicht bei Joraschky 1985). Immerhin kann dem Überblick von Jacob entnommen werden, daß sich die Klarheit der Kommunikation möglicherweise als einziges Unterscheidungskriterium zwischen Familien mit einem schizophrenen Mitglied und sog. Normalfamilien herausgestellt hat.

Jacob verweist noch auf vier Faktoren, die eine endgültige Stellungnahme zu Befunden über den Zusammenhang zwischen Familieninteraktion und schizophrener Psychopathologie unmöglich machen. Vor allem die Schwierigkeit der Diagnostik von schizophrenen Patienten und ihre Einordnung in heterogene Untergruppen wird in den Untersuchungen kaum berücksichtigt. Das Problem der Klassifikation der schizophrenen Symptomatik wurde von Jacob gar nicht angesprochen. Als zweiten Faktor beschreibt Jacob die Unterschiedlichkeit in den Ebenen der Datenerhebung. Es bleibt meistens unklar, ob sich die Ergebnisse, die auf der individuellen, dyadischen oder Familienebene erhoben wurden, vergleichen lassen. Dazu kommt, daß relativ wenig vergleichende kreuzkulturelle Studien durchgeführt wurden. Dies bedeutet auch eine Einschränkung der Validität der Untersuchungen. Als vierte Schwierigkeit beschreibt Jacob die Unterschiedlichkeit in der Operationalisierung der Konstrukte und auch in der Einstufung der Variablen. Deshalb sind viele Studien kaum vergleichbar.

Die bisherigen Interaktionsstudien weisen eine entscheidende Schwäche auf: Die Studien gehen davon aus, daß sich Familien mit einem psychisch kranken Mitglied durch dysfunktionale Interaktionsmuster von sog. Normalfamilien unterscheiden. Es wird nicht diskutiert, daß sich möglicherweise Unterschiede lediglich entlang einem Kontinuum der Gestörtheit dieser Interaktionsmuster zeigen. Das würde bedeuten, daß die graduelle Dysfunktionalität das Unterscheidungskriterium darstellt. Bereits Bowen (1976, S. 61) hat darauf hingewiesen, daß die scheinbar schizophreniespezifischen Interaktionsmuster in allen Familien zu finden sind - in manchen seltener und in anderen häufig.

Die Diskussion über schizophreniespezifische Interaktionsmuster hat vernachlässigt, daß eine Schwäche in einem Bereich durch viele andere positive Fähigkeiten in einer Familie ausgeglichen werden können. Durch die Konzentration auf dysfunktionelle oder damals ''pathologisch'' genannte Interaktionsmuster wurde übersehen, daß der familiäre Prozeß durch viele Dimensionen beschrieben werden kann. Schwächen auf einer Dimension können durch andere Ressourcen der Familie ausgeglichen werden.

4.1.2 Verlaufsforschung an Familien mit einem schizophrenen Mitglied

Inzwischen fand in der empirischen Forschung auf diesem Gebiet eine erhebliche Umorientierung statt, die folgendermaßen gekennzeichnet werden kann:

1. Die Konzepte der früheren Studien erscheinen zu vage und zu abstrakt formuliert. Die neueren Studien sind mehr an der deskriptiven Ebene orientiert.

2. Der Komplexität der Familiendynamik versucht man jetzt mehr mit multimethodalen Ansätzen zu begegnen.

3. Es fand eine Umorientierung vom linear-kausalen hin zum zirkulären Denken statt. Die Prozesse in der Familie können durch Feedback-Prozesse beschrieben werden.

4. Die "Familientheorie der Schizophrenie" wandelte sich von einer ätiologisch orientierten Forschung zu einer verlaufsorientierten Forschung.

5. Unidimensionale Vorstellungen (entweder rein biologische oder rein interaktionelle Annahmen) traten in den Hintergrund. Die Annahme von mehreren Bedingungsfaktoren, die komplementär wirksam werden, erscheint vielversprechender. Am ehesten wird diesem Denken das "Stress-Vulnerabilitäts-Modell" (Zubin und Spring 1977; Nuechterlein und Dawson 1984) gerecht.

Entsprechende Studien, v. a. die Zwillingstudien und die High Risk-Forschung (s. d. den Überblick bei Joraschky 1985), die ab 1975 in diesem Bereich dominierten, konnten einen familiären Faktor nachweisen, der bei der Entstehung und dem Verlauf der schizophrenen Erkrankung beteiligt ist. Durchgehend konnte nachgewiesen werden, daß vulnerable Kinder in Familien mit einem günstigen Milieu weniger häufig erkranken als in dysfunktionalen Familien. Exemplarisch gehen wir an dieser Stelle nur auf das Forschungsthema des affektiven Klimas in der Familie ein, weil wir einen engen Zusammenhang zwischen Grenzenstörungen und Affekten annehmen.

In den letzten Jahren hat die Familienforschung enormen Aufschwung durch das "Expressed Emotion" Paradigma bekommen. Brown et al. (1972) und Vaughn und Leff (1976a, b) zeigten, daß Schizophrene, die in Familien mit hohem intrafamiliärem Streß (gemessen durch die Zahl der kritischen und entwertenden Äußerungen gegenüber dem Patienten) zurückkehrten, eine schlechtere Prognose hatten als Patienten, in deren Familie weniger Streßfaktoren wirksam waren. Die Autoren befragten die wichtigsten Bezugspersonen der Patienten kurz nach der Aufnahme mit Hilfe eines standardisierten Interviews (dem sog. Camberwell Family Interview, CFI, nach Brown et al. (1972; vgl.

Nordmann u. Kötter 1987). Mit dem CFI werden insbesondere Variablen, die zu kritisches und emotional zu starkes Engagement (= high expressed emotions) beschreiben, eingestuft. Zwei Angehörige des Patienten, in der Regel die Eltern, werden gebeten, über das Verhalten des Patienten in der Familie, und zwar rückblickend vier Wochen vor dessen stationärer Einweisung, zu berichten. Im Verlauf der Untersuchungen stellten die Autoren fest, daß Patienten in den ersten neun Monaten nach der stationären Behandlung in Familien mit hohem EE-Wert trotz regelmäßiger Medikamenteneinnahme wesentlich häufiger Rezidive hatten, als Patienten in Familien mit niedrigem EE-Wert. Die sich an diese Forschung anschließenden Therapieprogramme und Evaluationen belegen, daß durch die Erarbeitung einer besseren Problemlösung, mehr Unterstützung, weniger destruktive Kritik und weniger emotionales Overinvolvement die Rückfallhäufigkeit dramatisch gesenkt werden konnte (Goldstein et al. 1978; Leff et al. 1982; Anderson et al. 1981; Falloon et al. 1984; Überblick bei Hahlweg et al. 1987). Weitere Therapiestudien belegen die Effektivität der neben der medikamentösen Therapie durchgeführten Familientherapie auch gegenüber der Einzeltherapie (Ro-Trock et al. 1977) im Hinblick auf die Reduzierung der Wiedereinweisungsrate und die damit verbundene hohe ökonomische Effizienz (Goldstein et al. 1978).

Inzwischen konnten einige Unterscheidungskriterien für high EE und low EE herausgefiltert werden. Vaughn (1986) identifizierte die folgenden Determinanten, die in einer Familie dazu beitragen können, daß es zu einer Besserung oder Heilung der psychiatrischen Symptomatik kommt: Die EE, gemessen zu einem bestimmten Zeitpunkt, ist abhängig:

1. vom Verhalten des Patienten. Damit gemeint ist der Grad seiner Störung und das Ausmaß der sekundären Komplikationen durch die Krankheit,

2. von den Copingmöglichkeiten der Familienmitglieder und den damit in Zusammenhang stehenden Problemlösemöglichkeiten,

3. von den idiosynkratischen Persönlichkeitsfaktoren der Familienmitglieder,

4. von der Anzahl und der Qualität der Informationen über die Krankheit des Patienten,

5. von äußeren Einflußfaktoren, z. B. Arbeitslosigkeit, und

6. von transkulturellen Unterschieden in der gesellschaftlichen Reaktion auf diese Krankheit.

Interessant im Zusammenhang mit unserer Fragestellung wird es, wenn man betrachtet, was mit dem Begriff der Copingmöglichkeiten in einer Familie gemeint ist. Das Coping soll dazu beitragen, daß es zu einer geringeren Rückfallquote kommt. Vaughn nennt u. a. die folgenden Einflußvariablen:

Low EE Familienmitglieder wenden sich dem Patienten mehr zu. Sie kennen die Wünsche des Schizophrenen nach Intimität und Autonomie. Low EE Eltern passen ihre Erwartungen an ihr Kind und an dessen Krankheit an. Damit geht eine größere Anpassungsfähigkeit an die veränderte Situation durch die Krankheit einher.

Low EE Familienmitglieder versuchen auch soziale Kontrolle über den Patienten auszuüben, aber sie sind weniger konfrontativ und intrusiv. Im Gegensatz dazu ist in High EE Familien der soziale Rückzug üblich. Oft bekommt man den Eindruck, daß ein direkter Zusammenhang zwischen belastenden Ereignissen und dessen sozialem Rückzug besteht.

Ein Grundproblem der EE-Forschung ist, daß bislang versäumt wurde, das Konzept so zu präzisieren, daß man wüßte, in welchem Zusammenhang diese negativen Affekte gesehen werden können. Es ist unklar, wie sich diese Variable manifestiert und wie der vulnerable Patient von diesen Variablen beeinflußt wird. Die Hypothese, daß auch das EE-Konzept unspezifisch ist und High EE in chronischen Belastungssituationen ganz allgemein auftritt, scheint sich mehr und mehr zu bestätigen (Hahlweg 1986). Familien mit depressiv Erkrankten weisen ähnlich hohe EE-Werte auf wie Familien mit einem akut psychotisch erkrankten Patienten (Hahlweg und Hooley 1986).

Offensichtlich reagieren Familien in solchen elementaren Überforderungssituationen mit einem psychisch kranken und schwer zugänglichen Familienmitglied überwiegend mit restriktivem Kontrollverhalten, um die eigene Hilflosigkeit abzuwehren, und intensiv negativen Affekten. Unsere Untersuchungen der Grenzenstörungen in Familien mit einem schizophrenen Jugendlichen (s. 4.2.2) ergaben, daß diese negativen Affekte zur Stabilisierung der Ich-Funktionen auf der individuellen Ebene und auch zur Stabilisierung von zur Verschmelzung neigenden Dyaden und zur Aufrechterhaltung des pathologischen Gleichgewichts im Familiensystem dienen. Überwiegend negative Kritik oder Entwertungen helfen, die Distanz der Interaktionspartner zu wahren. Die Kritik am Patienten eint das eheliche Subsystem in der Betrachtung des Problempatienten. Introspektionsprozesse werden dadurch vermieden, und der Status quo bleibt erhalten.

Zusammenfassend läßt sich feststellen, daß die Erkenntnisse aus der EE-Forschung in dieselbe Richtung gehen wie die Ergebnisse aus den High Risk Studien (z. B. von Goldstein 1981, 1987; und Tienari 1985). Wenn Patienten relativ wenig klinische Anzeichen aufweisen, die für eine schlechtere Prognose sprechen, bleiben sie im allgemeinen sowohl in Low EE Familien als auch in High EE Familien ohne Rückfall. Wenn die klinischen Parameter für den Patienten ungünstig sind, scheint es umso wichtiger zu sein, welcher Art das Familienklima und die familiären Beziehungen sind. In all diesen Studien werden die Relevanz der Autonomie des Patienten, die Differenzierung der einzelnen Familienmitglieder voneinander und die Einbettung der Familie in die Umgebung als maßgebende Faktoren für ein günstiges familiäres Klima immer wieder betont.

4.2 Bisherige eigene Untersuchungen

4.2.1 Das Beobachtungsinstrument für Grenzenstörungen

In der deutschsprachigen Literatur nehmen seit ungefähr einem Jahrzehnt die Familienbeobachtungsstudien zu. Dem Faktor "Familie" wird zunehmend ein größeres Gewicht in der Ätiopathogenese und Aufrechterhaltung individueller Krankheiten beigemessen. In der Krankheitslehre werden die Beziehungen des Patienten zu seinem Partner und zu seiner Familie verstärkt berücksichtigt.

Methodische Überlegungen und die Suche nach reliablen und validen Instrumenten im Bereich der Familienforschung sind aktuell. In einem ersten umfänglichen Übersichtsband haben wir die verschiedenen Methoden in der Familiendiagnostik dargestellt (Cierpka 1987). Es wurden eine Reihe von Instrumenten diskutiert, die klinisch relevant sind und eine entsprechende Standardisierung aufweisen.

Cromwell et al. (1976) haben als die beiden Hauptzugänge für die Familienforschung die Selbstberichtmethoden und die Verhaltensbeobachtung beschrieben. Den verschiedenen Erhebungseinheiten, vom Individuum bis zur Gesamtfamilie, wird in ihrer Einteilung ebenfalls Rechnung getragen. Die Autoren haben in ihrer Übersicht festgestellt, daß für die Erhebungseinheit "Gesamtfamilie" ein großer Mangel an zur Verfügung stehenden Methoden vorherrscht. Auf die Vor- und Nachteile der einzelnen Zugangsmöglichkeiten kann hier nicht näher eingegangen werden. Wir verweisen auf die zusammenfassenden Kapitel über die Beobachtungsmethoden (Kötter und Nordmann 1987, S. 133-152) und die Selbstberichtmethoden (Cierpka 1987b, S. 213-231).

Auch für die Ergebnisforschung haben Gurman und Kniskern (1978a, b, c, 1986) überzeugend die Notwendigkeit nachgewiesen, die o. g. drei verschiedenen Ebenen der Familie als minimale Beobachtungseinheiten anzusehen, um Veränderungen in Paar- und Familienkonstellationen überprüfen zu können. Für die Prozeßforschung schließt sich daran die Forderung an, multidimensionale Beobachtungsinstrumente zu entwickeln, die diese drei Ebenen erfassen können. Die Mehrebenendiagnostik erlaubt dann die Beschreibungen und die Veränderung von Kategorien auf der individuellen, der interaktionellen und der gesamtfamiliären Ebene. Cromwell und Peterson (1983) sprechen von verschiedenen Betrachtungsebenen, von denen aus ein Familiensystem erfaßt werden kann und denen jeweils spezifische Methoden entsprechen müssen - der sogenannte "Multi-System-Multi-Method"-Ansatz. Mit diesem Ansatz versuchen sie einer der systemtheoretischen Schwierigkeiten zu begegnen, nämlich der Ganzheit des Systems einerseits und den spezifischen Eigenheiten seiner Teilsysteme andererseits, gerecht zu werden.

Um die o. g. Grenzenstörungen in Familien auf drei Ebenen diagnostizieren und einschätzen zu können, mußten wir ein eigenes Instrument entwickeln. Bereits vorhandene makroanalytische Ratinginstrumente zur Diagnose von familiendynamischen Prozessen (Fleck et al. 1980; Wirsching 1978) erschienen uns nicht spezifisch genug für unser Konzept. Wir entschieden uns zunächst für den makroanalytischen Zugang der Beobachtung von Familien in einem klinisch definierten Setting, dem Familienerstgespräch. Bei der Konstruktion des Beobachtungsinstruments (Joraschky und Cierpka 1984) versuchten wir, die Reichhaltigkeit und Komplexität der klinischen Phänomenologie von Grenzenstörungen zu beachten. Wir gingen dabei sowohl theoriegeleitet (angelehnt an die psychoanalytischen und systemtheoretischen Modelle) als auch empirisch-induktiv vor. Im Sinne der "Komparativen Kasuistik" (Jüttemann 1982) generierten wir Hypothesen, überprüften die klinische Relevanz, und revidierten das Instrument im Verlauf dieses Prozesses mehrfach.

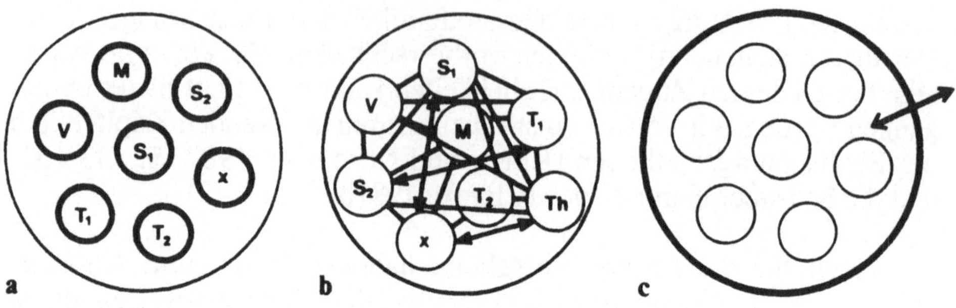

Abb. 4.1: Die Grenzen in der Familie
    a) Selbstgrenzen (individuumzentrierter Ansatz)
    b) Grenzen zwischen den Individuen (Beziehungsansatz)
    c) Familien-Umwelt-Grenze/Systemgrenze (Kohäsionsansatz)

Bei der Konstruktion operationalisierten wir die Grenzenphänomene auf den drei Ebenen. Das Instrument ist entsprechend in drei Teile
gegliedert: die Selbstgrenzen, die interpersonale Grenzen und die Familienumwelt-Grenze (s. d. Abb. 3.1 und Abb. 4.1).

1. Zum Verständnis der Dynamik der Selbstgrenzen stützten wir uns
auf die psychoanalytische Objektbeziehungstheorie und die intrapsychische Selbst-Objekt-Differenzierung (s. 2.4.1). Auf dieser Ebene stufen wir deshalb global die emotionale Abgrenzungsfähigkeit ein, wie sie
sich z. B. in der affektiven Selbststeuerungsfähigkeit äußert. Die kognitive Abgrenzungsfähigkeit zeigt sich darin, daß der eigene Standpunkt
vertreten und durchgehalten werden kann. Die Fähigkeit zum Neinsagen
läßt sich ebenfalls direkt am Verhalten beobachten. Außerdem stufen wir
als vierten Bereich die individuellen Außenaktivitäten ein, einen
Bereich, der auch als kompensatorischer Bereich in pathogenen
Familiensystemen von großer Bedeutung sein kann.

2. Die interpersonalen Grenzen in Dyaden wurden entlang dem
Kontinuum von Nähe und Distanz bipolar operationalisiert. Genauso wie
die Items auf der ersten und der dritten Ebene sind die Items der zweiten
Ebene in sechs Stufen von -3 bis +3 skaliert. Die dyadische
Grenzenregulation lesen wir an der gegenseitigen Intrusivität, der Ver-
letzung der Schamgrenzen, der Schuldinduktion, der Disqualifikation,
der symbiotischen Identifikation und über das gegenseitige Einfühlungs-

vermögen ab. Durch die Einstufung aller Dyaden ergeben sich Matrizen für die jeweilige Familie. Bei der Summierung der 8 Itemwerte kommt man zu einer Aussage über die Nähe oder die Distanz für jede Dyade in der Familie. Über diese Möglichkeit ergeben sich sog. Netzwerke der Familie, die die Familienstruktur als Ganzes im Hinblick von Nähe und Distanz charakterisieren können (s. d. Schretter et al. 1986).

3. Auf der Systemebene legten wir die bekannten systemischen Konzepte von Struktur, Regeln und Normen zugrunde. Die weiteren Items Emotionalität, Offenheit auf Veränderungen und Außenkontakte der Gesamtfamilie sollen ebenfalls darüber Aufschluß geben, ob die Familie eher zentrifugal oder zentripetal ausgerichtet ist.

Das Beobachtungsinstrument kam bei klinischen Familienerstgesprächen zur Anwendung. Unsere in der Regel 90minütigen Familieninterviews nahmen wir auf Videoband auf. Über einen Monitor wurde das Interview von den Ratern beobachtet und anschließend eingestuft. Ein Interviewleitfaden (Martin und Cierpka 1987) gibt den Therapeuten einen Rahmen vor. Bei klinisch auffälligen Jugendlichen konzentrierten wir uns auf die Ablösesituation. Neben der querschnittmäßig zu beobachtenden Familienstruktur, die die aktuelle Krisensituation dokumentierte, erhielten wir auch eine retrospektiv erhobene Längsschnittbetrachtung, weil die Entwicklungsaspekte des Jugendlichen, zum Teil im Vergleich mit seinen Geschwistern, ebenfalls im Mittelpunkt des Interesses standen. Wir erreichten eine relativ gute Interraterreliabilität (zwischen .70 und .82 nach Spearman, s. d. Joraschky und Cierpka 1984). Die ausführlichen Arbeiten zur Validierung des Instruments finden sich bei Joraschky (1988).

4.2.2 Darstellung der bisherigen Ergebnisse

In ersten Untersuchungen, die an der Abteilung Psychiatrie II der Universität Ulm im BKH Günzburg (Ärztlicher Direktor: Prof. Dr. R. Schüttler) durchgeführt wurden, konnten wir an 16 Familien mit einem schizophrenen Mitglied zeigen (Cierpka et al. 1986), daß die Selbstgrenzenstörungen der erstmals psychotisch erkrankten Patienten in einem umgekehrten Verhältnis zu den Störungen der Familiengrenzen stehen. Je undurchlässiger die Familiengrenze eingeschätzt wurde, desto durchlässiger war die Selbstgrenze des Patienten. Dies erschien uns auch nicht allzu verwunderlich - schließlich ist anzunehmen, daß sich Familien in Krisensituationen (und die Einweisung eines psychotischen Familienmitglieds ist eine Krise) zusammenschließen. Diese Untersuchung beinhaltete keine Vergleichsgruppe, so daß sich uns die Frage stellte, wie sich Familien mit z. B. neurotischen Mitgliedern, bei denen der Patient ebenfalls in ein psychiatrisches Krankenhaus eingewiesen wurde, in bezug auf Grenzenstörungen verhalten. Nach drei Jahren konnten die o. g. 16 Patienten und ihre Familien und zum Vergleich 13 Jugendliche mit Neurosen, die ebenfalls stationär behandelt wurden, nachuntersucht werden (Joraschky et al. 1986). Wir mußten feststellen, daß inzwischen 2 schizophrene und ein neurotischer Patient Selbstmord begangen hatten und insbesondere die schizophrenen Patienten einen Stillstand in der Entwicklung der Selbstständigkeit und eine Verschlechterung in der emotionalen Bindungsfähigkeit aufwiesen. Während die "Neurotiker" eher über intensivere Freundschaften als vor dem Krankenhausaufenthalt berichteten, gaben lediglich zwei Schizophrene an, daß sie eine feste Freundschaft hatten.

Diese Untersuchung galt v. a. der prädiktiven Validität des Beobachtungsinstruments für Grenzenstörungen. Diese konnte auf allen drei Ebenen bestätigt werden. Sowohl die Gruppe der schizophrenen als auch der neurotischen Jugendlichen wurde in zwei Untergruppen aufgeteilt, entsprechend einem "guten" oder einem "schlechten" Verlauf, und mit den bei der Erstaufnahme erhobenen Familienbefunden korreliert. Die Ebene der Selbstgrenzen erwies sich als hochsignifikanter Prädiktor für einen schlechten bzw. guten Verlauf. Auch die Selbstgrenzenstörungen der Eltern stellten einen entscheidenden Prädiktor für den Krankheitsverlauf des Patienten dar. Auf der dyadischen Ebene zeigte sich die Mutter-Kind- und Kind-Mutter-Beziehung als besonders aussagekräftig. Die Vater-Kind-Dyade erwies sich ohne größeren Einfluß. Die Funktionalitätswerte des Familiensystems erwiesen sich ebenfalls als signifikanter Prädiktor.

Auf allen drei Ebenen ergaben sich aber keine Unterschiede zwischen den Gruppen mit einem schizophrenen und einem neurotischen Jugendlichen. Das Ausmaß der Grenzenstörungen konnte im prädiktiven und prognostischen Sinne als Chronifizierungsfaktor interpretiert werden. Diese Untersuchung fand noch ohne Kontrollgruppe mit klinisch unauffälligen Jugendlichen statt.

Als nächsten Schritt untersuchten wir jeweils 10 Familien mit einem schizophrenen, 10 Familien mit einem neurotischen und 10 Familien mit einem klinisch unauffälligen Adoleszenten als Kontrollgruppe (Joraschky et al. 1987; Cierpka et al. 1987), um herauszufinden, ob es tatsächlich keine Unterschiede in den Grenzenstörungen zwischen den Gruppen gibt. Diese Familien wurden nach Alter, Geschlecht und Ausbildungsstand des Jugendlichen sowie der Kinderzahl parallelisiert. Bei der Hälfte der Familien handelt es sich um Ein-Kind-Familien, die andere Hälfte der Familien hat zwei bzw. drei oder mehr Kinder. Bei den Patienten mit einer Psychose handelt es sich um Jugendliche, die alle erstmals stationär aufgenommen und die ebenfalls mit Hilfe der PSE objektivierend als schizophren diagnostiziert wurden. Wir erhielten die folgenden Ergebnisse, die kurz zusammengefaßt werden[1]:

Störungen der Selbstgrenzen

a) Bei der emotionalen Abgrenzung zeigten sowohl die Väter der psychotischen als auch der neurotischen Jugendlichen signifikante Unterschiede zur Vergleichsgruppe. Nur ein Vater der Psychotiker-gruppe hatte pathologisch durchlässige Grenzen. Alle anderen pathologischen Grenzenstörungen sowohl bei den Vätern der Neurotiker wie der Psychotiker bezogen sich auf pathologisch rigide, also undurchlässige Selbstgrenzen.

Signifikante Unterschiede in den Selbstgrenzen zeigten die Mütter der neurotischen Jugendlichen, die ebenfalls, bis auf eine Ausnahme, pathologisch rigide Grenzen aufwiesen. Dabei zeigte sich kein Unterschied zwischen Müttern psychotischer Jugendlicher und neurotischer Jugendlicher.

Signifikante Unterschiede zeigten die schizophrenen Jugendlichen in der emotionalen Abgrenzung, wobei 5 der Jugendlichen pathologisch durchlässige und 2 pathologisch rigide Grenzen aufwiesen.

b) In der kognitiven Abgrenzung zeigten wiederum die Väter der schizophrenen Jugendlichen signifikant häufiger pathologische Selbstgrenzen als die Väter der Vergleichsgruppe. 8 der 9 Väter wiesen dabei eine pathologische Rigidität auf. Auch die Jugendlichen sowohl aus der neurotischen als auch aus der psychotischen Gruppe unterschieden sich signifikant von der Vergleichsgruppe in diesem Item. Dabei ergab sich keine eindeutige Richtung hin zu rigide oder zu durchlässig.

c) Die Fähigkeit zum Neinsagen spiegelt typischerweise die Tendenz der Jugendlichen zum trotzigen Widerspruch. Hier fanden sich signifikante Unterschiede zwischen den neurotischen Jugendlichen und der Vergleichsgruppe. Die neurotischen Jugendlichen zeigten dabei eine rigide ''Neinsage-Haltung''. Es ergaben sich signifikante Unterschiede zwischen den neurotischen und den psychotischen Jugendlichen: Die 4

---

[1]Die Ergebnisse wurden ausführlich von P. Joraschky (1988) dargestellt.

Jugendlichen mit pathologischen Selbstgrenzen aus der schizophrenen Gruppe zeigten alle eine Unfähigkeit zum Neinsagen.

d) Die Außenkontakte werden im Beobachtungsinstrument dann als pathologisch eingestuft, wenn sich diese lediglich auf die Verwandtschaft beziehen oder so gut wie gar keine Außenkontakte feststellbar sind. Beim Jugendlichen stellt dieser Wert einen wichtigen Parameter für die Autonomieentwicklung dar; er spiegelt die Integration in die Gleichaltrigengruppe, ein wichtiges Maß für die globale soziale Anpassung. Alle Familienmitglieder der Familien mit einem schizophrenen Jugendlichen unterschieden sich signifikant von den anderen Gruppen. Signifikante Unterschiede fanden sich dabei insbesondere beim Jugendlichen, aber auch die Eltern erschienen isoliert.

Im Gruppenvergleich zwischen Familien mit einem neurotischen und einem psychotischen und einem klinisch unauffälligen Jugendlichen zeigten sich also signifikante Unterschiede in den Selbstgrenzen sowohl bei den Eltern als auch beim Patienten, bezogen auf die Vergleichsgruppe. Bemerkenswert sind die signifikanten Unterschiede in Richtung Rigidität der Väter neurotischer und psychotischer Jugendlicher gegenüber der Vergleichsgruppe in den Items emotionale und kognitive Abgrenzung. Dies steht im Kontrast zu der bevorzugten Darstellung in der Literatur, daß vor allem die Mütter von neurotischen oder schizophrenen Jugendlichen auffällig sind. Außerdem ist die signifikant gesteigerte Tendenz neurotischer Jugendlicher zum Neinsagen auffällig. Sie scheinen sich eher zu sehr von der Familie abzugrenzen, während die eingeschränkten Außenkontakte der schizophrenen Jugendlichen möglicherweise dazu beitragen, daß diese in der Familie eher festgehalten werden.

Grenzenstörungen auf der interpersonalen Ebene

Wenn die 8 Items auf dieser Ebene in unserem Beobachtungsinstrument zusammengezählt werden, ergibt sich ein Summenwert, der das Ausmaß der interpersonalen Grenzenstörung für jede Dyade angibt. In den Summenwerten ergab sich zunächst kein signifikanter Unterschied in den Eltern/Kind-Dyaden zwischen den Familien mit einem neurotischen und einem psychotischen Jugendlichen.

Die Richtung (entweder + oder -) erlaubt jedoch auch hier wieder die Differenzierung zwischen Fusion und Isolation. Die Aufteilung zeigte als Ergebnis die stärkere isolierende Tendenz sowohl in den Mutter- wie Vater-Kind-Dyaden bei den Familien mit den neurotischen

Jugendlichen. Umgekehrt zeigte sich die stärkere Tendenz bei den Vater-Kind- und vor allem Mutter-Kind-Dyaden der Familie mit schizophrenen Jugendlichen zur Fusion.

Störungen der Familienumwelt-Grenze

Die Auswertung der 8 Kategorien auf dieser dritten Ebene ergab, daß sich viele der Kategorien sowohl bei den Familien mit einem schizophrenen Jugendlichen als auch bei den Familien mit einem neurotischen Jugendlichen signifikant von den Vergleichsfamilien unterschieden. Für das Item "Rigidität der Normen" zeigte sich ein signifikanter Unterschied zwischen den Familien mit einem schizophrenen und einem neurotischen Jugendlichen. Entsprechendes, allerdings umgekehrt, galt für das Item "emotionale Dichte". Familien mit einem neurotischen Jugendlichen wurden signifikant emotional dichter beschrieben als die anderen Familien.

Wenn man über alle 8 Kategorien, je nach Ausprägungsgrad der pathologischen Werte, einen Summenwert bildet, stellt dieser Summenwert die systemische Funktionalität, d. h. die Beweglichkeit, Anpassungsfähigkeit, Offenheit des Systems für Veränderung dar. Für jede Familie ergibt sich ein Wert zwischen 8 und 24 als maximale Dysfunktionalität. Der Vergleich der Systemwerte zwischen den Gruppen der Familien ergab, daß sowohl die Familien mit einem neurotischen als auch die mit einem psychotischen Jugendlichen als deutlich rigidere Familien eingestuft wurden. Überwiegend wurden diese Familien als zentripetal und starr verstrickt eingeschätzt, während die Familien der Kontrollgruppe eher zentrifugal orientiert gesehen wurden.

4.3 Zusammenfassung

1. Wir fanden Unterschiede zwischen klinischen und nichtklinischen Familien in bezug auf eine wesentliche familiendynamische Variable: der Umgang mit Grenzen in den Familien. Unsere Ergebnisse unterstützen die im Abschnitt 5.1.2 referierten Forschungsbefunde von Familien mit einem schizophrenen Mitglied. In Anbetracht unserer geringen Fallzahlen können wir die Ergebnisse lediglich als Hinweise interpretieren, daß Familien mit weniger Grenzenstörungen - genauso wie Familien mit einem guten Bewältigungspotential und günstigem affektivem Klima - zu einer geringeren Rückfallrate von Schizophrenen beitragen. Wir können noch hinzufügen, daß Patienten mit einer neuro-

tischen Erkrankung in Familien mit weniger Grenzenstörungen offenbar eine bessere Prognose haben.

2. Wir fanden wenig signifikante Unterschiede zwischen Familien mit einem neurotischen und einem schizophrenen Jugendlichen in bezug auf das Ausmaß der Grenzenstörungen. Unterschiede ergaben sich erst dann, wenn die Richtung der Grenzenstörungen untersucht wurde. Dyaden mit einem psychotischen Patienten neigten zur Fusion, während Dyaden mit einem Neurotiker sich durch Isolation auszeichneten. Beide Familiengruppen wiesen signifikant höhere Dysfunktionalitätswerte für das gesamte Familiensystem auf. Sowohl bei Familien mit einem neurotischen als auch mit einem psychotischen Jugendlichen wurde die Familiengrenze als zu rigide eingeschätzt.

Aus diesen Ergebnissen zogen wir den Schluß, daß offenbar nicht die Quantität der Grenzenstörungen Familien mit einem schizophrenen Jugendlichen von anderen Familien unterscheidet. Grenzenstörungen können, in einer ersten Annäherung an diesen Forschungsgegenstand, nicht als schizophreniespezifische Interaktionsmuster bezeichnet werden. Für den Ausbruch der Erkrankung und für die Gefahr des Rückfalls gilt dagegen, und dies sowohl für Familien mit einem schizophrenen als auch mit einem neurotischen Mitglied, daß das Ausmaß der Grenzenstörungen Hinweise für das Bewältigungspotential einer Familie geben. Sie weisen den Kliniker darauf hin, wie gut eine Familie die Disorganisationsprozesse auf verschiedenen Ebenen bewältigen kann. Wir nehmen an, daß die Grenzenstörungen als wichtige Kriterien zur Einschätzung des Verlaufs und der Prognose der schizophrenen Erkrankung anzusehen sind.

Unterschiedlich scheint die Richtung der Grenzenstörung (Fusion vs. Isolation) zu sein. Dies bedeutet, daß offensichtlich die Bewältigung der Grenzenstörungen in Familien unterschiedlich verläuft. Die Grenzenstörungen führen zusammen mit anderen familiendynamischen Prozessen und bestimmten Bewältigungsstrategien (Abwehrprozessen) zu ganz unterschiedlichen dyadischen, triadischen und familiären Prozessen.

Kapitel 5: Das "Familienmodell" und der "Familieneinschätzungs-Bogen"

Unsere bisherigen Untersuchungen legen die Hypothese nahe, daß Familien mit schizophrenen Mitgliedern nicht mehr Grenzenstörungen aufweisen als Familien mit neurotischen Mitgliedern. Entscheidend für Familien mit schizophrenen Mitgliedern wird, ob die verschiedenen Ebenen (die Dyaden und die Familie als Ganze) ein so großes Potential an Ressourcen (systemtheoretisch formuliert: Kontrollfunktionen an den Schnittstellen) zur Verfügung haben, daß sie mit der Vulnerabilität des Patienten und den damit zusammenhängenden Grenzenstörungen auf mehreren Ebenen zurechtkommen können. Wenn die Grenzenstörungen in diesen Familien nicht kompensiert werden können, muß deshalb die Familie (im statistischen Querschnitt betrachtet) nicht dysfunktionaler als andere vergleichbare Familien sein. Um mit der Vulnerabilität des Patienten und deren Folgen fertig zu werden, braucht die Familie zusätzliche Ressourcen. Es ist deshalb anzunehmen, daß, im Vergleich zu Familien mit neurotischen Mitgliedern, die Familien von Schizophrenen (d. h. also der Rest der Familie ohne den Patienten) weniger dazu beitragen müssen, daß es zum Ausbruch der Erkrankung kommt, weil die Vulnerabilität und die psychopathologische Störung des Patienten bei Schizophrenen fundamentaler ist. Der Beitrag des Schizophrenen zur Dysfunktionalität der Familie ist deshalb als größer anzunehmen als der des Neurotikers.

Ein solitärer Typus, der im Sinne der Spezifitätshypothese zur schizophrenen Erkrankung eines Jugendlichen prädisponiert, ist aus mehreren Gründen nicht zu erwarten. Allein die Vielzahl der unterschiedlichen schizophrenen Erkrankungen macht eine einheitliche Familiendynamik unwahrscheinlich. Aus den o. g. Schlußfolgerungen geht weiter hervor, daß diese Familien in einigen grundlegenden familiendynamischen Bereichen gefordert werden, um mit der Erkrankung zurechtzukommen. Es kann angenommen werden, daß die Familien unterschiedliche Strategien einsetzen, um die Grenzenstörungen zu bewältigen. So kann z. B. die Rollenzuteilung und die Aufgabenzuweisung verändert werden. Andere Familien reagieren eher affektiv, z. B. mit mehr negativer Kritik, wie die Expressed Emotion Forschung bestätigt.

Unsere weiteren Untersuchungen gehen dahin, die grundlegenden Schwächen und Stärken von Familien herauszuarbeiten, um Aussagen über deren Bewältigungsmöglichkeiten machen zu können. Dann kann überprüft werden, ob sich Familien mit schizophrenen Mitgliedern von anderen Familien hinsichtlich dieser Dimensionen unterscheiden und welche verschiedenen Familientypen in den einzelnen klinischen Gruppen zu finden sind.

5.1 Übersicht über Organisationsmodelle der Familie

Erst in den letzten Jahren haben sich Familientheoretiker verstärkt darum bemüht, grundlegende Modelle zu erarbeiten, die zunächst einmal zwischen der Theorie der Familieninteraktion und den Familientherapieansätzen unterscheiden. Solche Modelle beanspruchen sowohl für klinische als auch für nicht-klinische Familien Gültigkeit. Die einzelnen Autoren dieser Modelle versuchten aus der Literatur und ihrer eigenen klinischen Tätigkeit jene Dimensionen zu definieren, die in ihrer Gesamtheit die Organisation der Familie beschreiben können.

5.1.1 "Yale Guide to Family Assessment"

Mit der Beschreibung des Lebenszyklus liegt z. B. ein Modell vor, das über mehrere Generationen hinweg im Längsschnitt den Entwicklungscharakter von Familien betont und kritische Phasen definiert (Übersicht bei Steffens 1987). Mehr als in anderen Gruppen teilen die Familienmitglieder gemeinsame Zielvorstellungen, die sie miteinander auch verbinden. Entsprechend den einzelnen "Entwicklungsaufgaben" liegen die übergeordneten Ziele im biologischen, psychologischen und sozialen Bereich. Die Familienmitglieder sind aufgefordert, die sich ihnen aus den Zielvorstellungen ergebenden Aufgaben zu erfüllen. Inhaltlich sind die Entwicklungsaufgaben unterschiedlich, je nach der entsprechenden Phase im Lebenszyklus bestimmt. Die Fertigkeiten und die familiendynamischen Prozesse, die zu ihrer Bewältigung beitragen, sind dagegen ähnlich. Das Instrument von Fleck und Mitarbeitern (1980) ist am Modell des Lebenszyklus orientiert. Der "Yale Guide to Family Assessment" ist auf verschiedenen Ebenen angesiedelt (s. d. Steffens 1987, S. 39). Durch die Erhebung einer Vielzahl anamnestischer Daten beim Patienten ist er individuumzentriert. Mittels einer Checkliste werden 5 Interaktionskategorien (Führungsrolle, affektive Beziehungen, Kommunikation, Grenzen und Aufgaben, Ziele) im Familiensystem eingeschätzt. Fleck betont, daß es bei Veränderungen in einer Dimension auch zu Veränderungen an den anderen Dimensionen kommen muß. Beim klinischen Rating ergeben sich Summenwerte für diese einzelnen Dimensionen, die Aussagen über Schwächen und Stärken in der jeweiligen Familie machen.

Gegenwärtig wird nach einer Mitteilung von Fleck das Instrument in der Routinediagnostik nicht mehr eingesetzt, weil dies der anfallende Arbeitsaufwand nicht erlaubt.

5.1.2 Modell von Kantor und Lehr

Kantor und Lehr (1975) unterscheiden 3 Haupttypen von Familien: geschlossene, offene, und Familiensysteme, die durch einen Mangel an Zielen definiert sind. Die Typologie erfolgte mit Hilfe von Mustern der Informationsverarbeitung und jenen Strategien, mit denen die Distanzen zwischen den Familienmitgliedern aufrechterhalten werden. Geschlossene Familien betonen die Integration und die Kohäsion, um potentielle Gefahren abzuwenden. Offene Familien sind zugänglicher und anpassungsfähiger hinsichtlich von Entwicklungs- und Umweltansprüchen. "Ziellose" Familien sind eher weniger organisiert, sie begünstigen große Distanzen zwischen den Familienmitgliedern und eine extreme Autonomie auf Kosten der Stabilität und der strukturellen Kohäsion. Diese Klassifikation ähnelt der von Straus (1968) und der von Reiss (1971 a, b), die aufgrund empirischer Befunde zu ähnlichen Familientypologien gekommen sind.

Broderick und Pulliam-Krager (1979) haben dieses Modell für eigene, weiterführende prozessuale Vorstellungen zugrundegelegt. Sie betonen das Problem der Abgrenzung innerhalb der Familie, also zwischen den Familienmitglieder, und zwischen der Familie und der Umgebung. Das Herstellen von angemessener Bindung bei gleichzeitiger Aufrechterhaltung des Getrenntseins vom Gegenüber ist eine grundlegende Dimension in ihrem Modell. Diese Spannung besteht genauso in der Dynamik zwischen der Einbettung der Familie in die Umgebung und ihrer Eigenständigkeit. Sie versuchen die Theorie von Reiss (1971a, b) und die "double bind" Hypothese aus der Schizophrenieforschung miteinander zu verbinden. Das Symptom, nämlich die gestörte Kommunikation, wird mit den dahinterliegenden Grenzenstörungen in Verbindung gebracht, die die dysfunktionelle Kommunikation letztendlich verursachen und aufrechterhalten. In diesem Modell werden sowohl die biologischen als auch die psychologischen, individuellen Vulnerabilitäten und Einflüsse ignoriert. Obwohl es in der Sprache der Systemtheorie abgefaßt ist, werden die Zusammenhänge eher linear als zirkulär formuliert.

5.1.3 "Circumplex model"

Querschnittcharakter hat das von Olson und Mitarbeitern (1979) entwickelte "Circumplex model". Dieses Modell basiert auf den beiden Dimensionen Kohäsion und Adaptabilität, später (Olson et al. 1983) wurde die Dimension Kommunikation hinzugefügt. Diese ging jedoch bislang nicht in das zweidimensional veranschaulichbare Grundmodell ein (Übersicht bei Thomas 1987).

Die Kohäsion wird in der Richtung von niedriger zu hoher Ausprägung in vier Bereiche unterteilt: losgelöst, getrennt, verbunden, verstrickt. Dabei fällt auf, daß die Bereiche extrem hoher und extrem niedriger Kohäsion auf die Terminologie Minuchins (1971) zurückgehen. Die Dimension Adaptabilität ist analog untergliedert in die Bereiche rigide, strukturiert, flexibel, chaotisch. Kombiniert man die je 4 Bereiche der beiden Dimensionen, so ergeben sich 16 Quadranten in dem zweidimensionalen "Circumplex model". Die 4 im Zentrum des Modells liegenden Quadranten repräsentieren moderate Ausprägungen der beiden Dimensionen. Olson nimmt an, daß Paare und Familien in diesem Bereich am besten funktionieren. Im schraffierten Mittelbereich des Modells befinden sich Paare und Familien mit einer extremen Ausprägung auf einer Dimension und einer moderaten auf der anderen. Dieser Bereich ist nach Olsons Meinung von geringerer Bedeutung, da angenommen wird, daß eine Familie die allgemeine Tendenz besitzt, zu einem extremeren Wert zu wechseln. Olson postulierte zunächst die allgemeine Hypothese einer kurvilinearen Beziehung zwischen den Dimensionen Kohäsion und Adaptabilität in bezug auf ein effizientes Funktionieren der Familie. Sowohl extrem hohe als auch extrem niedrige Ausprägungen beider Dimensionen werden im Modell als pathologisch angesehen.

In einer eigenen Untersuchung (Cierpka und Thomas 1988a) fanden wir sowohl für klinische als auch für nicht-klinische Familien eine lineare Beziehung, so daß die Hypothese der Kurvilinearität zumindest nicht gestützt werden konnte. Dieses Ergebnis erhielten auch andere Autorengruppen (Miller et al. 1985; Schubert 1987; Hampson et al. 1988). Olson und seine Kollegen gehen davon aus, daß Paare bzw. Familien, die im Zentrum des Modells liegen, tendenziell einen positiveren Kommunikationsstil aufweisen als Paare und Familien in den Extremen des Modells. Umgekehrt gehen sie davon aus, daß es Paare bzw. Familien im Zentrum aufgrund positiver Kommunikationsstile leichter haben, ihre Ausprägung von Kohäsion und Adaptabilität zu verändern als Paare und Familien in den Extremen. Die Dimension

Kommunikation erleichtert also die Bewegung auf den beiden Zentral-
dimensionen Kohäsion und Adaptabilität.

Olson (1983) untersuchte an einem großen Sample von über 2000
Familien die Veränderungen über die Lebenszyklen hinweg. Normwerte
für die Phasen liegen vor, die in die Erarbeitung von spezifischen
Fragebögen (FACES II und FACES III) und deren Auswertung
eingegangen sind. Das "Circumplex model" ist in zahlreichen Studien
immer wieder untersucht worden. Die Kurvilinearitätshypothese ist für
Normalfamilien inzwischen von Olson zurückgezogen worden, andere
Untersuchungen konnten durch ihre Ergebnisse die Nullkorrelation
zwischen den beiden Achsen Kohäsion und Adaptabilität nicht stützen.
Hinzu kommt, daß das Modell durch seine relativ geringe Anzahl von
Dimensionen klinisch weniger nützlich ist.

5.1.4 "Beavers Systems Model"

Das Modell von Beavers und Voeller (1983) unterscheidet sich von dem
Olsons vor allem durch den unipolaren Aufbau. Beide Instrumente sind
querschnittsmäßig orientiert. Olsons Instrument ist bipolar aufgebaut,
Beavers betont jedoch die Bedeutung des häufigen Oszillierens zwischen
den Extremwerten, etwa zwischen chaotisch und rigide und setzt die eine
Dimension als Abwehr der anderen ein, stuft also Rigidität und Chaos als
Nachbarn ein. Beavers und Mitarbeiter sehen Vorteile in einer
Skalierung von 1 - 5 in Richtung eines wohlstrukturierten, reifen, inte-
grierten Familiensystems. Beavers orientiert sich an einem
Entwicklungsmodell, welches eine Progression in Richtung einer kon-
tinuierlichen Differenzierung von Autonomie enthält. Er differenziert
- an Erikson und Stierlin orientiert - zwischen den beiden Extremwerten
zentrifugal und zentripetal und kommt so zu 9 Klassen von gebundenen
bzw. ausgestoßenen Familien in gradueller Abstufung. Die Verknüpfung
dieser Einteilung mit klinischen Phänomenen - im Extremfall zentripetal
bei Schizophrenie und zentrifugal bei dissozialen Entwicklungen - muß
noch empirisch verifiziert werden.

5.1.5 "Family Categories Schema"

Epstein veröffentlichte eine Untersuchung an sog. Normalfamilien, bei
der er das "Family Categories Schema" zugrundelegte (Epstein et al.
1962). Nachfolgende, verbesserte Variationen des "Family Categories
Schema" sind das "McMaster model of family functioning" (Epstein
1978) und das "Process model of family functioning" (Steinhauer et al.
1984). Die Modelle versuchen, verschiedene klinische und empirische

Befunde unterschiedlichster theoretischer Provenienz zu integrieren. Es
werden jene Dimensionen der familiären Organisation definiert, die man
als günstige und weniger günstige Aspekte für die emotionale und psychische Gesundheit der Familie und ihrer Mitglieder beschreiben und
erfassen kann.

5.1.6 "McMaster Model of Family Functioning"

Das "McMaster Model" zählt 6 Dimensionen des familiären Prozesses
und deren Charakteristiken auf: Problemlösung, Kommunikation,
Rollen, Emotionaliät, affektive Beziehungsaufnahme, und Verhaltens-
kontrolle. "Gesunde und pathologische" Varianten dieser Dimensionen
werden beschrieben, so daß die Behandlungsziele mit Hilfe dieser Parameter festgelegt werden können. Die Operationalisierung der 6 Dimensionen, die bei der Konstruktion eines Fragebogens auf der Grundlage
dieses Modells vorgenommen wurde (der "Family Assessment Device"),
haben wir ausführlich dargestellt (Cierpka 1987b, S. 221f). Das
"McMaster Model" beinhaltet mehrere Dimensionen, so daß die Vielfalt
und Reichhaltigkeit der Familieninteraktion besser abgebildet wird. Es
integriert mehr Konzepte, die aus der Kleingruppenforschung abgeleitet
wurden, aber es beinhaltet nur teilweise das Prinzip der zirkulären
Kausalität: Die individuellen Symptome werden als das Ergebnis der familiären Pathologie formuliert. Allerdings fehlen Überlegungen über
die umgekehrte Wirkung der individuellen, konstitutionellen und
psychopathologischen Faktoren auf die Familie. Im "McMaster Model"
werden die sozialen Einflüsse als eher randständig eingebettet.

5.1.7 "Process Model of Family Functioning"

Im Gegensatz zum "Circumplex model" und zum "McMaster Model"
wird im "Process Model" verstärkt auf die Interaktion zwischen den
einzelnen Wirkgrößen in der Familiendynamik Wert gelegt. Außerdem
wird der Versuch gemacht, die intrapsychische Ebene mit den
interpersonalen Dimensionen im Familiensystem zu integrieren. Die
affektive Beziehungsaufnahme und die Kontrolle werden eher als
intrapsychische, individuelle Dimension definiert. Das "Process Model"
versucht, verschiedene theoretische Ansätze, wie die Psychoanalyse, die
Lerntheorie, die Krisentheorie und die Rollentheorie miteinander zu
verbinden.

Das "Process Model" ist am Problemlöseverhalten orientiert. Es
geht davon aus, daß die Familie - mehr als jede andere Gruppe - durch
gemeinsame Ziele verbunden ist, die hauptsächlich darin bestehen,

Entwicklung, Sicherheit und Autonomie der Familienmitglieder in biologischer, psychologischer und sozialer Hinsicht zu gewährleisten, sowie den familialen Zusammenhalt aufrechtzuerhalten. Die Erreichung dieser übergeordneten Ziele setzt die Erfüllung bestimmter Aufgaben voraus, die inhaltlich, je nach Lebensphase der Familie, unterschiedlich sind. Entsprechend ist die anzustrebende Aufgabenbewältigung als Ziel definiert. Eine erfolgreiche Aufgabenbewältigung erfordert die Differenzierung von Rollen in einer Familie und die entsprechende Bereitschaft der Familienmitglieder, die ihnen zugeteilten Rollen zu übernehmen. Für das Verständigen über Rollenzuweisungen und -übernahmen ist ein möglichst effektiver Kommunikationsprozeß notwendig. Die Intensität der Gefühle, die Emotionalität, kann die Kommunikation entweder stören oder erleichtern und zur erfolgreichen Rollenerfüllung beitragen. Günstige affektive Beziehungen sind, sowohl was das Ausmaß (Emotionalität) als auch die Qualität (affektive Beziehungsaufnahme) des Interesses der einzelnen Familienmitglieder für einander anbetrifft, ganz entscheidend für eine günstige Familiendynamik. Die Kontrolle ist jener Prozeß, mit dem sich die einzelnen Familienmitglieder untereinander beeinflussen. Die Familienmitglieder sollten fähig sein, bestimmte Funktionen zuverlässig aufrechtzuerhalten, andere in eher flexibler Weise zu verändern. Die gesellschaftlich vermittelten Werte und Normen werden von der Familie übernommen und gehen in alle diese Dimensionen ein.

5.2 "Familienmodell"

Das "Family Categories Schema" von Epstein und Mitarbeitern ist als die theoretische Basis einer ganzen Reihe von Organisationsmodellen der Familie anzusehen, die sich nur in einzelnen Dimensionen und entsprechenden Operationalisierungen unterscheiden. Dies gilt auch für unser "Familienmodell", das eine Weiterentwicklung des "Family Categorie Schema" und eine überarbeitete Version des "Process Model of family functioning" von Steinhauer und Mitarbeitern (1984) darstellt.

Wir haben die Dimensionen des Modells von Steinhauer et al. übernommen. Die beiden affektiven Dimensionen "Emotionalität" und "Affektive Beziehungsaufnahme", die die quantitative und qualitative Einschätzung der Gefühle erlauben, werden von uns jedoch als eigenständige Dimensionen betrachtet. Die Dimension "Werte und Normen" wurde von der kanadischen Autorengruppe außerhalb des Schemas angeordnet, um zum Ausdruck zu bringen, daß diese Dimension als übergeordnete Variable alle anderen beeinflußt. Wir stellen diese Dimension den anderen zur Seite. Wir meinen nicht, daß die Wertvorstellungen einer Familie auf einem höheren Abstraktionsniveau im Vergleich zu den anderen Dimensionen angesiedelt sind. Das "Process Model of Family Functioning" ordnet die Dimensionen entlang einem Kontinuum von relativer Beobachtungsnähe bis zu relativ hoher Abstraktion. Während z. B. das Rollenverhalten deskriptionsnah bleibt, werden die affektiven Dimensionen als relativ abstrakt gekennzeichnet. Wir erachten die affektiven Variablen, die Aussagen über Gefühlsintensität und Bindungsverhalten machen, als nicht abstrakter. Die Unterscheidung in der Anordnung der Dimensionen muß entsprechend ihrer Nähe zum Problemlöseverhalten erfolgen. Die Aufgabenerfüllung ist der Problemlösung unmittelbar zuzuordnen. Das Rollenverhalten und die Kommunikation sind Funktionen, die für die Aufgabenerfüllung und die Problemlösung notwendig sind. Die affektiven Dimensionen bieten hierfür, genauso wie die Kontrollfunktionen in der Familie, die Grundlage.

Das Familienmodell beschreibt das Interagieren von relevanten Variablen, die die Organisation und das Funktionieren einer Familie erklären können. Familien sind jedoch auch in den sozialen Kontext der Nachbarschaft, der Gemeinde, der Stadt, und darüber hinaus in die kulturellen und gesellschaftlichen Gegebenheiten eingebettet. Die Familie muß sich an die Umgebung anpassen können, damit es zu einem fruchtbaren Austauschprozeß kommen kann. Das Familienmodell macht keine Aussage über die Qualität der Einbindung der Familie in die Umgebung. Es konzentriert sich auf die innerfamiliären Parameter. Um Aussagen über das soziale Netzwerk und den "social support" machen zu können, sind zusätzliche diagnostische Maßnahmen notwendig.

5.2.1 Aufgabenerfüllung

Um die biologischen, sozialen, und psychologischen Ziele verfolgen zu können, müssen z. B. die folgenden Entwicklungsaufgaben bewältigt werden: Die Familie muß die psychosoziale Entwicklung ihrer einzelnen Familienmitglieder garantieren; sie muß Sicherheit und die Autonomie für jeden bereithalten und die Anforderungen zur Veränderung bewältigen können, ohne die Kohäsion der Familie zu gefährden. Wenn man versucht, die einzelnen Komponenten voneinander zu trennen, lassen sich eher basale Aufgabenstellungen von Entwicklungsaufgaben und von Bewältigungsaufgaben in Krisensituationen unterscheiden. Die basalen Aufgaben garantieren die materielle Versorgung, etwa von Essen, Schutz, Gesundheit usw. Die Entwicklungsaufgaben garantieren die psychosoziale Entwicklung der Familienmitglieder, entsprechend der lebenszyklischen Phasen. Krisenaufgaben stellen sich dann ein, wenn die Bewältigungsstrategien der Familie erschöpft sind und die Möglichkeiten zur Problemlösung und Spannungsreduktion nicht mehr ausreichen. Die Familie muß in einer solchen Situation fähig sein, ihre bisherigen Krisenbewältigungsmuster zu überprüfen und evtl. zu verändern. Nicht umsonst wird immer wieder darauf hingewiesen, daß die Fähigkeit einer Familie, sich gerade in Krisensituationen flexibel an die veränderten Umstände anzupassen, das Ausmaß ihrer psychischen Gesundheit kennzeichnet.

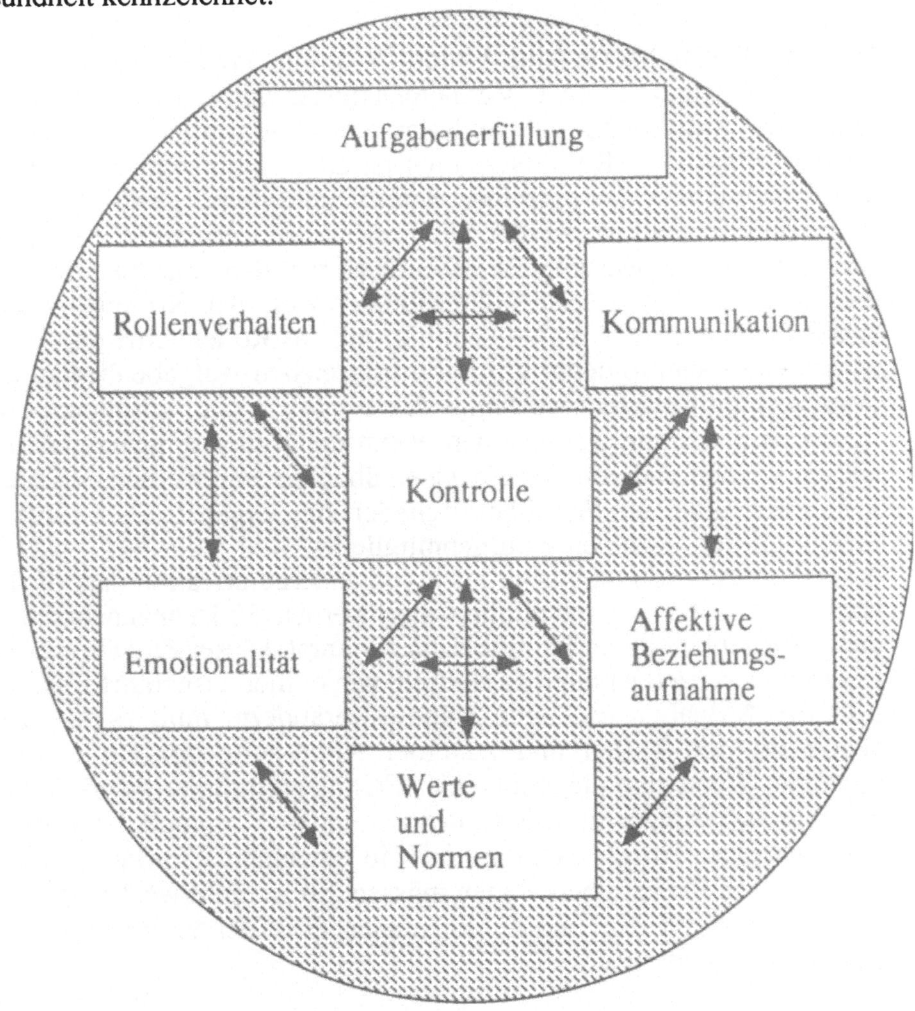

Abb. 5.1: Das "Familienmodell", in Anlehnung an das "Process Model of Family Functioning" von (Steinhauer et al. 1984)

Erfolgreiche Aufgabenbewältigung kann vor allem dann stattfinden, wenn zwischen den Familienmitgliedern Übereinstimmung in den basa-

len Familienzielen besteht. Das Akzeptieren der Autorität der Familien-
oberhäupter erleichtert zusätzlich die Problemlösung, wenn von ihnen
alternative Wege zur Verwirklichung von bestimmten Vorstellungen
aufgezeigt werden. In der Analyse der familiären Situation sollte deshalb
darauf geachtet werden, wer die Familienaufgaben definiert, wer welche
Ansätze vertritt und wo die Unterschiede liegen und außerdem, wer die
Verantwortung für die Durchführung der Aufgaben übernimmt.

5.2.2 Rollenverhalten

Nach der Rollentheorie (s. d. Linton 1945; Parsons 1951) ist eine Rolle
durch sich wiederholende Verhaltensmuster definiert, die wiederum
reziproke Aktivitäten von anderen Familienmitgliedern nach sich
ziehen. Effektives Rollenverhalten ist dann anzunehmen, wenn die
Rollenübernahme der einzelnen Familienmitglieder gewährleistet ist.
Wenn dies der Fall ist, werden alle notwendigen Aufgaben erfüllt, weil
nach der Rollenzuweisung dieselben auch von den einzelnen übernommen wurden. Dieser Aushandlungsprozeß zwischen Rollenzuweisung
und Rollenübernahme macht deutlich, daß das Rollenverhalten der einzelnen Familienmitglieder mit der erfolgreichen Aufgabenbewältigung
in einer Familie zusammenhängt. Eine erfolgreiche Aufgabenbewältigung ist u. a. dann anzunehmen, wenn die Rollen angemessen zugewiesen werden und von den einzelnen übernommen werden, so daß das
Rollenverhalten der Familienmitglieder sich ergänzt. Dies führt zur
Sicherheit der einzelnen Familienmitglieder, weil jeder weiß, was von
ihm erwartet wird und was er auch von anderen erwarten darf. Rollen-
konflikte können dadurch minimalisiert werden. Es ist anzunehmen, daß
die Zufriedenheit in der Familie dann zunimmt. Dieser Zuweisungs- und
Übernahmeprozeß ist nicht so statisch, wie er hier ausgeführt wurde. Da
sich die Aufgabenstellungen ständig verändern, muß es zu einem
Wechseln der Rollen und zu einer Anpassung der Rollenmuster
kommen. Wenn sich die Rolle eines Familienmitglieds ändert, hat dies
sofort Auswirkungen auf die Rollen der anderen. Kompliziert wird das
Geschehen zusätzlich dadurch, daß die einzelnen Familienmitglieder
verschiedene Rollen übernehmen müssen. So ist ein erwachsener Mann
in der Rolle des Vaters und des Ehemanns, er ist der Vertreter der materiellen Sicherheit, usw.

Dieses Beispiel veranschaulicht auch, daß eine Rolle eine inhaltliche
Seite hat und diese vom traditionellen Rollenverständnis eines Vaters
oder Geldverdieners abhängig ist. Die Dimension der Werte und Normen nimmt hier direkt Einfluß auf die Vorstellungen der einzelnen
Familienmitglieder und deren Abstimmungsprozesse untereinander.

5.2.3 Kommunikation

Ziel der Kommunikation ist, daß man sich gegenseitig verständlich machen kann. Unterschiedliche kommunikationstheoretische Ansätze (Übersicht bei Graumann 1972) haben beschrieben, daß die Botschaften klar, direkt und in ihrem Inhalt ausreichend formuliert sein müssen, um dieses gegenseitige Verständnis zu erreichen. Auf der anderen Seite muß der Empfänger die Botschaften so wahrnehmen können, daß sie möglichst wenig von ihm verzerrt werden. Inhaltlich können die Kommunikationen affektiv (als Austausch von Gefühlen), instrumentell, (in bezug auf die Aufgaben des täglichen Lebens) oder neutral (weder instrumentell noch affektiv) sein (Brody 1974). Indirekte oder verschleierte Kommunikationsvorgänge führen zu Kommunikationsstörungen zwischen Sender und Empfänger. Zusätzlich zum verbalen Kanal werden die nonverbalen Kanäle zur Interpretation von Botschaften herangezogen. Unbewußte, latente Inhalte werden über die Stimme, den Gesichtsausdruck, Gestik und die Körpersprache vermittelt. Schwierig wird es allerdings dann, wenn die Inkongruenzen zwischen den verbalen und den nonverbalen Kanälen sehr gravierend sind, wie es z. B. bei einem Übermaß an "double binds" vorkommen kann. Vom Empfänger wird dann gefordert, daß er die widersprüchlichen Informationen entschlüsseln kann. Diese Fähigkeit muß erworben werden (Kafka 1971), wobei zunächst die Eltern dem Kind für das Dekodieren dieser semantisch vieldeutigen Botschaften den Weg weisen müssen. Diese komplexen Kommunikationsprozesse, die hier nur sehr vereinfacht geschildert werden, sind auf beiden Seiten sehr störanfällig. Individuelle psychologische Faktoren können dazu beitragen, daß die Botschaften entweder nicht klar genug formuliert oder nicht unverzerrt wahrgenommen werden können. Hirnorganische Prozesse, neurotische oder psychotische Erkrankungen können in diesen Austauschprozeß so unglücklich verwoben sein, daß die Kommunikationsübermittlung nicht mehr erfolgreich vonstatten gehen kann. Für die Prozesse der Rollenzuweisung und für die Anweisungen der Aufgaben ist es jedoch notwendig, daß Informationen klar übermittelt und angemessen wahrgenommen werden.

5.2.4 Emotionalität

Die affektiven Dimensionen beziehen sich auf das Ausmaß und die Qualität des Interesses der einzelnen Familienmitglieder füreinander. Optimalerweise sollten die Mitglieder einer Familie sich in ihren emotionalen Bedürfnissen ergänzen, um ein Gefühl der Zusammengehörigkeit, der Sicherheit und der gegenseitigen Wertschätzung zu erreichen. Diese Gefühle tragen dazu bei, daß sich bei den einzelnen ein stärkeres Selbstwertgefühl und das Gefühl der Unabhängigkeit entwickeln kann, während sie gleichzeitig die Rechte der anderen Familienmitglieder hochhalten und deren Unabhängigkeit im Denken und Handeln unterstützen.

Das Ausmaß der Gefühle, das gezeigt und zugelassen wird, haben wir "Emotionalität" genannt. Idealtypisch für diese Dimension ist, daß die Familienmitglieder sich in das Leben der anderen einfühlen und dieses respektieren. Die Intensität der Gefühle kann sehr schwach (geringes Interesse, Distanzieren von den anderen) oder sehr stark (gefühlsmäßiges Überengagement, Einmischung) ausgeprägt sein. Im Gegensatz zum "Process Model of Family Functioning" haben wir die Operationalisierung dieser Dimension an unsere Konzeptualisierung der interpersonalen Grenzenstörung angelehnt. Bei diffusen Grenzen ist die Beziehung als involviert bis intrusiv zu kennzeichnen, bei zu rigiden Grenzen als uninteressiert bis isoliert.

5.2.5 Affektive Beziehungsaufnahme

Im Gegensatz zu anderen Modellen (etwa Olsons "Circumplex Model") wird das Optimum der affektiven Beziehung nicht als Mittelpunkt zwischen den beiden Extremen Kohäsion und Loslösung definiert. Das "Familienmodell" geht von einer dialektischen Beziehung beider Prozesse aus, der Sicherheit der Gesamtfamilie einerseits und der Autonomie jedes einzelnen Familienmitglieds andererseits.

Die Unterscheidung der Qualität in der Affektivität von Beziehungen führt zu verschiedenen Familientypen. Ein narzißtisches Familienmitglied läßt sich weniger gefühlsmäßig in Beziehungen mit anderen ein, während ein überfürsorgliches Mitglied sich in die Gefühlsbelange anderer verstrickt. Im familientherapeutischen Sinne ist also das Spektrum gemeint, das Minuchin (1977) mit den "enmeshed families" (verstrickte Familien) und den "disengaged families" (losgelöste Familien) beschrieben hat.

In dieser Unterscheidung von Ausmaß und Inhalt der affektiven Beziehung wird der psychoanalytische Gesichtspunkt herausgestellt. Die hochaffektive Verstrickung in symbiotischen Beziehungen beschreibt zwar das Ausmaß, inhaltlich gilt es jedoch zu klären, welche Angst durch die symbiotische Beziehung abgewehrt wird. Erst diese inhaltliche Klärung weist dann den Weg, wie die Selbstgrenzen der in die

Verstrickung einbezogenen Personen neu und besser formuliert werden
können.

5.2.6 Kontrolle

Bereits bei der Diskussion des Rollenverhaltens wurde deutlich, wie sehr
das prozessuale Abstimmen der Rollen davon abhängig ist, daß
bestimmte Rollenmuster entweder aufrechterhalten oder diese im Falle
einer Krise an veränderte Bedingungen angepaßt werden. Der Begriff
der Steuerung oder Kontrolle wird in den sozialpsychologischen Inter-
aktionstheorien benützt, um z. B. den Prozeß, durch den die Konformität
im Verhalten erreicht wird, zu kennzeichnen. Homans (1960, S. 271)
definiert so die soziale Kontrolle. In der Konsequenz bedeutet dies, daß
in überdauernden Interaktionen durch das Wechselspiel der Kräfte jeder
Veränderungstendenz eine beharrende Gegenkraft entgegenwirkt, die
die Regularität der sozialen Beziehungen und Normen sichert (Graumann 1972, S. 1113f).

Das Kontrollverhalten kann in einem ersten Ansatz in die
Aufrechterhaltung von bestimmten Funktionen und andererseits in An-
passungsprozesse unterschieden werden. Die Funktion der Aufrechterhaltung trägt dafür Sorge, daß jedes Familienmitglied die instrumen-
tellen Aufgaben erfüllt, also die Rollenanforderungen des täglichen
Lebens zuverlässig und regelmäßig bewältigt. In der Regel nehmen die
Eltern stärkeren Einfluß auf die Gestaltung des Familienlebens und
sichern dadurch die Kontinuität der unmittelbaren Umwelt für die
Kinder.

Da sich im täglichen Leben, und nicht nur in den besonderen
lebenszyklischen Phasen, die Anforderungen an die einzelnen
Familienmitglieder ständig verändern, sind die Anpassungsfunktionen
im Kontrollprozeß besonders wichtig. Der Anpassungsprozeß ist davon
abhängig, wie sehr sich die einzelnen Familienmitglieder gegenseitig
beeinflussen, so daß die an die Familie gestellten Forderungen erfüllt
werden können. Sowohl für die Aufrechterhaltungsfunktion als auch für
die Anpassungsfunktionen kann es von großer Hilfe sein, wenn das
Verhalten der einzelnen Familienmitglieder vorhersagbar, konstruktiv
und verantwortlich ist. Die Vorhersagbarkeit ist sicherheitsfördernd in
einem mittleren Bereich. Wenn sie zu hoch ist, bleibt kein Raum für
Spontaneität, wenn sie zu niedrig ist, weiß niemand, was als nächstes
passiert. Konstruktiv wird nicht nur im Sinne der Problemlösung
verstanden. Konstruktive Interventionen können das Selbstwertgefühl
des anderen unterstützen und die Gemeinsamkeit betonen. Die

Verantwortlichkeit ist eine sehr wichtige persönliche Eigenschaft, die vorwiegend über Identifizierungen verinnerlicht wird. In diesen, von der Psychoanalyse sehr klar beschriebenen Prozessen, wird der Zusammenhang mit der affektiven Beziehungsaufnahme deutlich. Für die geschlechtsspezifischen Identifizierungen der Kinder ist z. B. eine angemessene affektive Beziehung zwischen den Eltern und den Kindern Voraussetzung. Für das Rollenverhalten und darüber hinaus für das soziale Agieren sind Identifizierungsprozesse, die Impulskontrolle und ein Gefühl der persönlichen Verantwortung notwendig. Mit den Dimensionen der Vorhersagbarkeit und der Konstruktivität in den Interaktionsprozessen lassen sich jene vier prototypischen Familien, die in der familientherapeutischen Literatur immer wieder genannt werden, beschreiben: die rigiden, die flexiblen, die laissez-faire, und die chaotischen Familien. Zum Beispiel ist das Verhalten der rigiden Familie vorhersagbar, aber nicht konstruktiv.

5.2.7 Werte und Normen

Jede dieser Dimensionen wird von Wertvorstellungen und Normen beeinflußt. Die Einflußnahme auf Rollenerwartungen haben wir bereits angeführt. Ob Kommunikation als verwirrend oder klar eingestuft wird, ob die Symbiose zwischen Mutter und Kind als altersgemäß oder nicht eingestuft wird oder Maßnahmen zur Kontrolle, z. B. im hierarchischen Gefüge, als autoritär oder weniger autoritär eingeschätzt werden, hängt von diesen Außeneinflüssen ab. Das Familienmodell beschreibt Einflüsse aus: 1. der Kernfamilie und ihren Werten und Normen, 2. den Herkunftsfamilien beider Eltern, und 3. der kulturellen und gesellschaftlichen Umgebung der Familie, in der sie lebt.

Die über die Generationen tradierten Wertbegriffe sind familiär und natürlich gesellschaftlich determiniert. Dies gilt insbesondere für die moralischen und religiösen Maßstäbe, welche festlegen, was moralisch akzeptabel und im ethischen Sinne wertvoll ist. Die Zielvorstellungen und die Standards der Familie gehen daraus hervor. Viele dieser moralischen oder religiös beeinflußten Wertvorstellungen finden sich in den Regeln der Familie wieder. Für die Kommunikation und das Rollenverhalten ist es entscheidend, ob diese Regeln klar, direkt und offen, also explizit formuliert sind oder implizit vorausgesetzt werden. Oftmals werden erfolgreiche Aufgabenbewältigungen durch Konflikte zwischen expliziten und impliziten Regelannahmen verhindert. Die Normen einer Familie beschreiben querschnittsmäßig die Summe der Wertvorstellungen, die in derselben als akzeptabel gelten. Sie legen die Minimalanforderungen hinsichtlich der Standards für die einzelnen Familienmitglieder fest. So werden Individuationsprozesse von diesen Normvorstellungen beeinflußt, weil z. B. der Zeitpunkt der Loslösung in den Familien sehr verschieden verhandelt werden kann. Auch der Zeitpunkt der Heirat ist von familiären Vorstellungen und darüber hinaus von der Schichtzugehörigkeit der Familie abhängig. Dies erinnert an die wechselseitigen Identifizierungen und die damit in Zusammenhang stehenden Gefühlsbindungen, wie sie von Freud (1923) beschrieben wurden. Wechselseitige Identifizierungen setzen gemeinsame Ideale in der Familie voraus, die von den Familienmitgliedern anerkannt und geteilt werden.

Die Werte und Normen beeinflussen alle anderen Dimensionen des Familienmodells, so daß die Diagnostik dieser Dimension unerläßlich ist. Die Interpretation der Familiendynamik, der Organisation der Familie und die Beurteilung der Funktionalität oder Dysfunktionalität muß auf dem kulturellen und gesellschaftlichen Hintergrund erfolgen.

Das "Familienmodell" schlägt Brücken zwischen den auf der intrapsychischen Ebene formulierten Theorien (z. B. der Psychoanalyse) und den systemischen Theorien. Mit diesem Modell werden die Familientherapeuten aufgefordert, nicht dogmatisch zu arbeiten, sondern die drei Ebenen (intrapsychisch, interpersonal und familiär) und die Wechselwirkungsprozesse im Auge zu behalten. Dem noch unerfahrenen Therapeuten bietet das "Familienmodell" wegen seiner Systematik besondere Vorteile. Es ist zudem relativ gut verständlich, weil es beobachtungsnah - am Problemlöseverhalten orientiert - formuliert wurde und die Verhaltensbeobachtung der familiären Interaktion erleichtert. Die Dimensionen "Emotionalität", "Affektive Beziehungsaufnahme" und "Kontrolle" erlauben Schlußfolgerungen von der intrapsychischen, individuellen Ebene auf die dyadische oder triadische interpersonale Ebene.

Alle Familienmodelle versuchen, die basalen Funktionen von Familien zu beschreiben. Während der "Yale Guide to Family Assessment" an den lebenszyklisch bedingten Entwicklungsaufgaben der Familie orientiert ist, wurden andere Modelle an systemtheoretischen Vorstellungen angelehnt (z. B. das Modell von Kantor und Lehr 1975; das Modell von Broderick und Pulliam-Krager 1979; das "Circumplex Model" von Olson und Mitarbeitern 1979; das Modell von Beavers und Voeller 1983). Das "Family Categories Schema", das "McMaster model of family functioning", das "Process model of family functioning" und das "Familienmodell" sind dagegen Modelle, die durch die Problemlösung als leitende Kategorie gekennzeichnet sind. Sie versuchen jene

Dimensionen der familiären Organisation zu beschreiben, die für die emotionale und psychische Gesundheit der Familie ("Funktionalität") relevant sind.

Da diese Modelle auch als Grundlage für weitere Familienforschungsstudien dienten, wurden jeweils Instrumente auf dem Hintergrund der Modelle konstruiert. Sowohl makroanalytisch orientierte Beobachtungsinstrumente (z. B. der "Yale Guide to Family Assessment", die "Beavers Systems Rating Scale") als auch Selbstberichtsinstrumente in Form von Fragebögen (dem Faces I-III von Olson und Mitarbeitern 1979, 1982, 1983, 1985; der Family Environment Scale von Moos und Moos 1981, dt: Familienklima-Skalen, s. d. Schneewind 1987; und dem von Epstein und Mitarbeitern 1983, entwickelten Family Assessment Device) wurden vorgelegt.

Wir haben für unsere weiteren Untersuchungen das "Process Model of Family Functioning" in seiner überarbeiteten Version als "Familienmodell" zugrundegelegt, weil es in mehreren psychoanalytisch orientierten Dimensionen unserem Konzept von Grenzenstörungen in Familien nahekommt. Ein Fragebogen, der auf dem "Process Model of Family Functioning" basiert, behält auch für das "Familienmodell" Gültigkeit, da er in seiner Skalenkonstruktion den Dimensionen im "Familienmodell" entspricht.

Der "Family Assessment Measure" (FAM Version III), zu deutsch: "Familieneinschätzungs-Bogen", ist in drei Ebenen gegliedert und entspricht somit unseren theoretischen und klinisch-diagnostischen Ansprüchen.

Nicht nur aus pragmatischen Gründen, sondern auch wegen der theoretischen Vorteile des "Familienmodells" gegenüber den anderen Modellen müssen wir einen Nachteil in Kauf nehmen: Bei Untersuchungen, die mit Fragebogen durchgeführt werden, ist das Individuum die Hauptquelle der Information. Dies bedeutet, daß die erhobenen Daten nicht die aktuelle Interaktion der Familienmitglieder erfassen, sondern lediglich quantifizierbare Aussagen über das Verhalten oder die Einstellung der einzelnen und der Familie erlauben. Insbesondere werden die von einzelnen Familienmitgliedern wahrgenommenen Interaktionen in der Familie eingestuft. Neben der Tatsache, daß nicht die Persönlichkeit der Individuen, sondern die Interaktion zwischen den Individuen wahrgenommen wird, erscheint die Betonung wichtig, daß die Ergebnisse nicht als aktuelle Maße der Interaktion interpretiert werden, sondern als Wahrnehmungen, wie sie die befragten Personen gewöhnlich erleben.

Dies führt in der Konsequenz zur Frage, ob Fragebogenverfahren in der Familienforschung Aussagen über die Individuen und deren Wahrnehmungen oder Aussagen über die Familie sind. Diese Frage wurde in einer Debatte zwischen Cromwell und Peterson (1983), Reiss (1983), und Peterson und Cromwell (1983) diskutiert. Während Cromwell und Peterson die Antworten in den Fragebögen als Aussagen über die Familie als Ganze in ihrem Multisystem-Multimethod Ansatz einschätzen, wird dies von Reiss bezweifelt. Methodische Überlegungen schließen sich daran an. Die Berechtigung von Familienscores, die als Durchschnitt der individuellen Scores berechnet werden, erachten wir selbst auch als sehr problematisch (Cierpka und Thomas 1988b). Allerdings sind wir der Meinung, daß die Fragebögen sowohl Aussagen über die subjektive Sicht der einzelnen Familienmitglieder als auch über die Familie insgesamt machen. Diese subjektiven Wahrnehmungen müssen in Zukunft mit Beobachtungen von außen (die "outsider" Perspektive) verglichen werden, um feststellen zu können, wie zutreffend und wie verschieden die subjektiven Schilderungen der Familie sind.

Ein Fremdeinschätzungsverfahren der Familieninteraktion auf dem Hintergrund dieses Familienmodells liegt bislang nicht vor. Eine "Clinical Rating Scale" (Skinner und Steinhauer 1986) und ein strukturiertes Familieninterview (Steinhauer und Skinner 1986; Cierpka 1988a) befinden sich in der Phase der Erprobung. In Kooperation mit der kanadischen Autorengruppe sollen diese Instrumente in den nächsten Jahren fertiggestellt werden, um Vergleichsmöglichkeiten zwischen Selbst- und Fremdbeobachtungsstudien zu erhalten. Die bekannten Kritikpunkte in der Fragebogendiagnostik (Seitz 1977) lassen sich durch eine solche multimethodale Diagnostik einschränken.

5.3 "Family Assessment Measure" (FAM Version III), dt: "Familieneinschätzungs-Bogen"

Im Gegensatz zu Fragebogeninstrumenten zur Erfassung bestimmter dyadischer Beziehungskonstellationen (vgl. das "Familiendiagnostische Testsystem" von Schneewind 1987), etwa über den elterlichen Erziehungsstil, Fragebögen über die Beziehung der Eltern oder die Mutter-Kind-Interaktion (Überblick bei Jankowski 1978; Schneewind 1980), benötigen wir Untersuchungsinstrumente mit einer holistischen

Sichtweise der Familie. In diesem Zusammenhang erachten wir es als entscheidend, ein Fragebogeninventar auf dem Hintergrund von familientheoretischen Modellen zu konstruieren.

Operationalisierung der FAM-Skalen

---

1. Aufgabenerfüllung (AE)

Niedrige Werte ($\leqslant 40$), Stärke | **Hohe Werte ($\geqslant 60$), Schwäche**

Niedrige Werte ($\leqslant 40$), Stärke	Hohe Werte ($\geqslant 60$), Schwäche
- Grundlegende Aufgaben werden durchweg erfüllt - Flexibilität und Anpassungsfähigkeit in bezug auf entwicklungsbedingte Anforderungen - Funktionale Muster der Aufgabenerfüllung werden selbst in Streßsituationen beibehalten - Die Festlegung von Aufgaben wird von anderen Familienmitgliedern geteilt und Alternativlösungen werden gesucht und ausprobiert	- Einige grundlegende Aufgaben werden nicht bewältigt - Unfähigkeit auf Veränderungen im familiären Lebenszyklus angemessen zu reagieren - Probleme bei der Festlegung von (bestimmten) Aufgaben, bei der Erarbeitung von Lösungsmöglichkeiten und bei der Verwirklichung von Veränderungen - Kleinere Streßsituationen können eine Krise verstärken

2. Rollenverhalten (RV)

Niedrige Werte ($\leqslant 40$), Stärke	Hohe Werte ($\geqslant 60$), Schwäche
- Die Rollen sind gut in den Familienverband eingefügt: die Familienmitglieder verstehen, was von ihnen erwartet wird, sind damit einverstanden, die ihnen zugeteilten Aufgaben zu erledigen, und tun dies auch - Die Familienmitglieder passen sich neuen Rollen, die im Verlauf der Familienentwicklung gefordert werden, an - In den Familienverband integrierbare Rollen	- Die Rollen sind ungenügend in den Familienverband eingefügt, und es herrscht mangelnde Übereinstimmung in bezug auf die Rollenbestimmung - Unfähigkeit, sich an neue Rollen, die im Verlauf des familiären Lebenszyklus gefordert werden, anzupassen - In den Familienverband nicht integrierbare Rollen

3. Kommunikation (KOM)

Niedrige Werte ($\leqslant 40$), Stärke	Hohe Werte ($\geqslant 60$), Schwäche
- Die Kommunikation ist durch einen ausreichenden Informationsaustausch gekennzeichnet - Die Mitteilungen sind direkt und klar verständlich - Der Empfänger ist für Mitteilungen erreichbar und empfänglich - Unter den Familienmitgliedern herrscht gegenseitiges Verstehen	- Die Kommunikation (Verständigung) in der Familie ist ungenügend, verschoben oder verdeckt - Mangelndes gegenseitiges Verstehen unter den Familienmitgliedern - Unfähigkeit, bei Verwirrung eine Klärung anzustreben

---

4. Emotionalität (E)

Niedrige Werte ($\leqslant 40$), Stärke   Hohe Werte ($\geqslant 60$), Schwäche

Niedrige Werte ($\leqslant 40$), Stärke	Hohe Werte ($\geqslant 60$), Schwäche
- Die gefühlsgebundene Kommunikation zeichnet sich durch eine große Bandbreite des Gefühlsausdrucks aus, wobei diese dennoch mit angemessener Intensität erfolgt	- Unangemessene gefühlsbezogene Kommunikation, die einen unzulänglichen Ausdruck von Gefühlen miteinschließt - Unterdrückung oder Übertreibung von Gefühlen in bezug auf eine Situation

5. Affektive Beziehungsaufnahme (AB)

Niedrige Werte ($\leqslant 40$), Stärke	Hohe Werte ($\geqslant 60$), Schwäche
- Empathie - Die gegenseitige Fürsorge der Familienmitglieder führt zu einer Erfüllung von emotionalen Bedürfnissen (z. B. Sicherheit) und fördert eine autonome Lebensgestaltung - Die Beziehungen wirken wachstumsfördernd und unterstützend	- Fehlen von Empathie unter den Familienmitgliedern oder Zeigen von Interesse ohne jegliches Gefühl - Die Beziehungen können narzißtisch oder in einem extremem Maß symbiotisch sein - Die Familienmitglieder zeigen Unsicherheit und einen Mangel an Autonomie

6. Kontrolle (K)

Niedrige Werte ($\leqslant 40$), Stärke	Hohe Werte ($\geqslant 60$), Schwäche
- Die Formen der Beeinflussung lassen zu, daß das Familienleben in einer mit den Vorstellungen aller Familienmitglieder vereinbaren Art und Weise abläuft - Fähigkeit, Gewohnheitsmuster in den Familienfunktionen zu wechseln, um sich an veränderte Anforderungen anzupassen - Der Kontrollstil ist vorhersagbar und trotzdem flexibel genug, Spontaneität in einem bestimmten Rahmen zuzulassen - Kontrollversuche wirken konstruktiv, lehrreich und wachstumsfördernd	- Die Formen der Beeinflussung gestatten es der Familie nicht, die Anforderungen des täglichen Familienlebens zu meistern - Es mißlingt, veränderte Lebensanforderungen wahrzunehmen und sich diesen anzupassen - Der Kontrollstil kann äußerst genau vorhersagbar (keine Spontaneität) oder chaotisch sein - Kontrollversuche wirken zerstörend oder beschämend - Der Kontrollstil kann zu starr oder zu unstrukturiert („laissez-faire") sein - Das Kontrollverhalten ist gekennzeichnet durch offene oder verdeckte Machtkämpfe

7. Wertvorstellungen und Normen (WN)

Niedrige Werte ($\leqslant 40$), Stärke	Hohe Werte ($\geqslant 60$), Schwäche
- Übereinstimmung zwischen verschiedenartigen Bestandteilen im familiären Wertsystem - Das familiäre Wertsystem stimmt mit der sozialen Untergruppe und dem Kulturkreis, dem die Familie angehört, überein - Explizite und implizite Regeln sind konsistent - Die Familienmitglieder können sich gut in dem vorhandenen Spielraum ausleben	- Die Bestandteile des familiären Wertsystems stimmen nicht überein und führen daher zu Verwirrung und Spannung in der Familie - Konflikt zwischen dem familiären Wertsystem und dem Wertsystem der Gesamtkultur - Explizite Regeln werden von impliziten Regeln untergraben - Der vorhandene Spielraum ist unangemessen

Tabelle 5.1: Die Operationalisierung der FAM-Skalen

In einer Übersichtsarbeit (Cierpka 1987b) diskutieren wir fünf Fragebögen, die drei Kriterien gerecht werden, die wir für die Konstruktion eines Familienfragebogens als wesentlich erachten: 1. Ein Fragebogen sollte auf dem Hintergrund eines familientheoretischen Familienmodells konstruiert sein, 2. er sollte die Untersuchungseinheit der Familie als Ganze beinhalten, und 3. die Reliabilität und Validität des Fragebogens sollten belegt sein. Freilich gilt es zu berücksichtigen, daß die Familienforschung in diesem Bereich am Anfang steht und ein Vergleich mit den Fragebögen in der Intelligenz- oder Persönlichkeitsforschung nicht angemessen ist, auch wenn dies auf lange Sicht zu fordern ist.

Das Fragebogeninventar des FAM III von Skinner et al. (1983) versucht, die in der Abb. 5.1 dargestellten Beobachtungseinheiten zu integrieren. Es handelt sich um ein Fragebogeninstrument, das Aussagen über die Familienstärken und -schwächen macht. Der Fragebogen ist ein modulares Testsystem, das für Familien mit Kindern ab 12 Jahren entwickelt wurde. Der modulare Aufbau ermöglicht es, je nach diagnostischer Fragestellung einen bestimmten, mehrere oder alle Bogen herauszugreifen bzw. miteinander zu kombinieren. Dies gewährleistet eine ökononomische und problemadäquate Familiendiagnostik. Auch die deutschsprachige Version, der Familieneinschätzungs-Bogen, ist in die drei oben beschriebenen Ebenen gegliedert:

1. Im Allgemeinen Familienbogen wird auf die Familie als System fokussiert.

2. Der Zweierbeziehungsbogen untersucht die Beziehungen zwischen bestimmten Paaren.

3. Im Selbstbeurteilungsbogen wird die individuelle Wahrnehmung der Funktion des einzelnen Familienmitglieds in der Familie befragt.

Während der Allgemeine Familienbogen 5O Items in 9 Skalen umfaßt, sind im Zweierbeziehungsbogen und im Selbstbeurteilungsbogen jeweils 42 Items in 7 Skalen aufgeteilt. Die erhöhte Anzahl der Items im allgemeinen Familienbogen erklärt sich durch 2 zusätzliche Skalen, nämlich einer Skala für soziale Erwünschtheit und einer Skala Abwehr. Der Tabelle 5.1 ist die Operationalsierung der Skalen zu entnehmen.

Über die 7 Skalen Aufgabenerfüllung, Rollenverhalten, Kommunikation, Emotionalität, affektive Beziehungsaufnahme, Kontrolle und

Wertvorstellungen und Normen, die direkt aus dem Familienmodell abgeleitet wurden, läßt sich graphisch ein Profil der Familie erstellen, das die Schwächen und Stärken in den einzelnen Skalen anzeigt. Diese Profile lassen sich getrennt für die Familie als Ganze, die Zweierbeziehungen und die individuellen Familienmitglieder erstellen.

Die Testkonstruktion erfolgte folgendermaßen: Zunächst wurden die einzelnen Dimensionen spezifiziert und operationalisiert. Dann wurde für jede Dimension als Testskala ein Itempool gegründet. Die Items wurden entsprechend ihrer semantischen Eindeutigkeit, ihrem Inhalt und der klinischen Relevanz geordnet. Für jede Skala wurden zunächst 3O Items ausgesucht. Nach der entsprechenden statistischen Auswertung wurde ein kürzeres, 115 Items umfassendes Instrument, der FAM-II, entwickelt. In einem weiteren Schritt wurde das Instrument dann in die bereits besprochenen 3 Ebenen unterteilt. Mit einer Population von 475 Familien wurden vorläufige statistische Analysen durchgeführt, die in der Itemanalyse sehr zufriedenstellende Ergebnisse brachten. Auf diese testimmanenten Gütekriterien wird im Zusammenhang mit den eigenen Untersuchungen näher eingegangen.

5.3.1 Eigene Untersuchungen zur Reliabilität des FAM III

Einzelne Items wurden auf unseren deutschsprachigen kulturellen Hintergrund angepaßt. Nach der Übersetzung (und Rückübersetzung zur Kontrolle) der Fragebogen fertigten wir ein Programm für den Großrechner an[1], so daß die Auswertung und das Plotten der Profile für die einzelnen Familien computergestützt vorgenommen werden kann, wobei die Familienstärken und -schwächen in diesen Profilen für jedes Familienmitglied dargestellt werden. Inzwischen wird das Instrument in unserer familiendiagnostischen Ambulanz routinemäßig eingesetzt. In Einzelfällen hat es sich bewährt, mit der Familie direkt an den Testprofilen zu arbeiten. Die klinische Aussagekraft des Fragebogens haben wir an Einzelfalldarstellungen beschrieben (Cierpka 1987c, d).

In einer eigenen Untersuchung mit 67 sogenannten Normalfamilien (n = 147 für den Allgemeinen Familienfragebogen, n = 529 für den Zweierbeziehungsbogen und n = 208 für den Selbstbeurteilungsbogen) fanden wir eine relativ gute Übereinstimmung mit den Analysen von Skinner et al. Die ausführliche Zusammenstellung und Diskussion der Testgütekriterien unserer deutschen Untersuchung findet sich bei

---

[1] Wir danken Frau G. Bühler für die Erstellung des Programms und Frau I. Hößle für ihre Bemühungen bei der Betreuung der Fragebogenauswertungen.

Cierpka et al. (1986). Es zeigte sich, daß die innere Konsistenz des Instruments verbessert werden kann, wenn einzelne Items ausgetauscht werden. Verbesserungsbedürftig sind außerdem die zu hohen Korrelationen zwischen den Skalen (.30 - .55), auch wenn man berücksichtigt, daß das Familienmodell einen moderaten Zusammenhang der Dimensionen beinhaltet. Eine zusammenfassende Betrachtung und der Vergleich der Itemanalysen von Skinner et al. (1983) und unserer eigenen Itemanalyse findet sich bei Rahm (1989).

5.3.2 Eigene Untersuchungen zur Validität

Die Untersuchungen wurden an der Psychotherapeutischen Ambulanz der Universität Ulm durchgeführt. Die Stichproben basieren auf klinischen Familien und den o. g. nichtklinischen Normalfamilien. Die klinischen Familien sind hinsichtlich der Diagnosen heterogen.

In einer Vergleichsuntersuchung (Cierpka und Thomas 1988a, b) wurden 2 Familienfragebögen, die auf verschiedenen Familienmodellen basieren (der FACES II und der FAM III), hinsichtlich der inhaltlichen Verschiedenheiten und ihrer Fähigkeit, klinische von nichtklinischen Gruppen zu diskriminieren, untersucht. In einer schrittweisen Diskriminanzanalyse (n = 227) zeigte sich, daß der FAM III zwischen nichtklinischen und klinischen Familienmitgliedern 65,6 % richtig zuordnet, der FACES II 59,9 %. Wenn beide Fragebögen zusammengruppiert werden, wird die Gruppenzugehörigkeit zu klinisch oder nichtklinisch mit den Fragebögen zu 70 % zutreffend vorgenommen. Bedeutsame Unterschiede ergaben sich in der Diskrimination der klinischen von den nichtklinischen Familien, wenn man die Werte der Familienmitglieder mittelte und zu einem Gesamtwert für Familie gestaltete oder die Zuordnung auf der Basis der einzelnen Familienmitglieder erfolgte.

Bei der Zugrundelegung der Familienmittelwerte diskriminierte der FACES II relativ gut, während der FAM III nicht nur die sogenannten Normalfamilien, sondern auch 70 % der Problemfamilien im normalen Durchschnittsbereich einordnete. Wenn die Familienmitglieder als Basis dienten und diese in Patienten und restliche Familienmitglieder zusätzlich aufgeteilt wurden, ergaben sich deutlich bessere Ergebnisse für den FAM III gegenüber dem FACES II. Zwar wurden bei beiden Instrumenten die Patienten zu 50 % in die jeweiligen pathologischen Bereiche eingeordnet, jedoch ergab sich relativ wenig Differenzierung für die nichtklinischen Familienmitglieder beim FACES II. Der FAM III unterschied relativ gut zwischen Patienten und den nichtklinischen Familienmitgliedern oder den restlichen Familienmitgliedern aus den klinischen Familien.

Mit einer Stichprobe von 30 nichtklinischen Ehepaaren verglichen wir den Gießen-Paartest mit dem FAM III (Zweierbeziehungsbogen und Selbstberichtsbogen) hinsichtlich ihrer inhaltlichen Unterschiede (Sattelmayer und Cierpka 1986). Alle FAM-Skalen zeigen insbesondere mit der fünften Dimension des Gießen-Tests "Soziale Resonanz" relativ hohe inhaltliche Übereinstimmung. Personen, die sich durch ein gutes Problemlöseverhalten in Beziehungen auszeichnen, sind in ihrer sozialen Anpassung als flexibel einzustufen.

In einer weiteren Untersuchung an der Poliklinik der Psychiatrischen Klinik der Universität München (in Zusammenarbeit mit Dr. P. Buchheim) stand uns eine diagnostisch relativ homogene Stichprobe von Angstpatienten und ihren Partnern zur Verfügung. 30 Paare wurden mit unserem nichtklinischen Sample verglichen. (Ergebnisse bei Scheibe et al. 1987 und im Anleitungsheft zum Familieneinschätzungs-Bogen). Diese Untersuchung machte den großen Vorteil des Familieneinschätzungs-Bogens deutlich. Erst bei der Berücksichtigung von mehreren Ebenen (Individuum, Dyade, Familie als Ganze) sind interessante Ergebnisse und Interpretationen zu erwarten.

Zusammenfassend können wir feststellen, daß von mehreren vorwiegend im amerikanischen Raum veröffentlichten Familienfragebogen der "Family Assessment Measure" (dt: Familieneinschätzungs-Bogen) besonders vielversprechend ist. Dieses Instrument basiert auf einem familientheoretischen Modell. Die Dimensionen des "Familienmodells" wurden im Fragebogen als Skalen operationalisiert. Die Aufteilung in einen Selbstberichtsbogen, Zweierbeziehungsbogen und einen Allgemeinen Familienbogen berücksichtigt die verschiedenen Organisationsebenen der Familie (Individuum, Dyade, Familie als Ganze).

Der Fragebogen ist für den Einzelfall klinisch relevant und bietet sich für empirische Untersuchungen wegen seiner guten statistischen Kennwerte an. Unsere bisherigen Untersuchungen zur Reliabilität und zur Validität sind sehr zufriedenstellend. Der Familieneinschätzungs-Bogen diskriminiert gut zwischen klinischen und nichtklinischen Familien, allerdings auf der Basis der individuellen Einschätzungen und nicht der Familienmittelwerte. Die Untersuchungen zur Validität werden fortgesetzt.

Kapitel 6: Vergleichsuntersuchung zwischen Familien mit einem schizophrenen, einem neurotischen und einem klinisch unauffälligen Jugendlichen

Untersuchungsgegenstand in dieser Arbeit ist die Überprüfung der Hypothese, daß Familien mit einem schizophrenen Jugendlichen mehr Dysfunktionalität aufweisen als andere Familien. In diesem Kapitel soll diese Frage mit Hilfe der Selbstberichtsmethoden, speziell mit dem Familieneinschätzungs-Bogen, beantwortet werden. Uns interessiert, ob diese Familien tatsächlich, wie in der Literatur in vielen Einzelfallstudien und in vergleichenden empirischen Studien beschrieben, mehr Schwächen, insbesondere im Bereich der Kommunikation und der affektiven Beziehungsaufnahme (Jacob 1975; Goldstein und Strachan 1987), aufweisen. Wir vergleichen deshalb drei verschiedene Gruppen von Familien: a) Familien mit einem schizophrenen Jugendlichen, b) Familien mit einem neurotischen Jugendlichen und c) Familien mit einem klinisch unauffälligen Jugendlichen.

6.1 Beschreibung der Datengewinnung

Unsere Stichprobe für die nachstehend beschriebenen Untersuchungen besteht aus 103 Familien, 38 klinischen und 65 nichtklinischen Familien, die wir einem Datenpool von insgesamt 178 Familien entnahmen. Die Daten der klinisch unauffälligen Familien gewannen wir durch Anfragen über lokale Schulen (eine Hauptschule und ein Gymnasium). Die Familien nahmen freiwillig und unentgeltlich an der Untersuchung teil. Es wurde sichergestellt, daß die Daten aller Familien anonymisiert und kodifiziert wurden. Auf Wunsch konnten die Familien ihrerseits direkt mit unserem Forschungsteam Kontakt aufnehmen. Die Daten von 17 "nichtklinischen" Familien stammen aus einer Vergleichsuntersuchung, die Frau Dr. Schubert an der Universität Wien an Familien mit einem geistig behinderten Kind durchführte. Die Mittelwerte und Standardabweichungen dieser Gruppe stimmen mit unseren nichtklinischen Familien überein. Als klinisch unauffällig bezeichneten wir Familien, wenn kein Familienmitglied in psychiatrischer, psychotherapeutischer Beratung oder Behandlung war oder zum Zeitpunkt der Untersuchung noch ist. Die klinischen Familien sahen wir überwiegend im Rahmen unserer Psychotherapeutischen Ambulanz. Die Daten von 10 Familien wurden uns von der Psychiatrischen Abteilung der Universität Erlangen (PD Dr. P. Joraschky) zur Verfügung gestellt.

Für unsere Untersuchungen wurde diese Stichprobe von 103 Familien in zwei Teilstichproben aufgeteilt: 36 Familien für die nachstehend beschriebene Vergleichsuntersuchung und 103 Kernfamilien (Eltern und ein Jugendlicher) für die in Kapitel 7 beschriebenen Clusteranalysen. Die Beschreibung der Teilstichproben erfolgt getrennt.

6.2 Stichprobe für die Vergleichsuntersuchung

Zur Durchführung der Vergleichsuntersuchung entnahmen wir drei Gruppen von je 12 Familien, je eine Gruppe von Familien mit einem schizophrenen, mit einem neurotischen, und mit einem klinisch unauffälligen Jugendlichen aus der Gesamtstichprobe. Die Familien dieser drei Gruppen wurden so ausgesucht, daß sie in den Kriterien Alter der Familienmitglieder, Geschlecht des erkrankten Jugendlichen, lebenszyklische Phase der Familie (Ablösung eines Jugendlichen), und soziale Schicht der Familie soweit wie möglich vergleichbar waren. Eine komplette Parallelisierung ("eins-zu-eins Matching") erwies sich als äußerst schwierig. Die große Varianz der Variablen erfordert einen noch größeren Datenpool. Wir versuchten vor allem die Geschlechtsverteilung der Jugendlichen abzustimmen, weil aus der Literatur (Jacob 1975) bekannt ist, daß diese Variable offenbar auf die Familieninteraktionen Einfluß nimmt. Außerdem achteten wir auf ein vergleichbares Alter der Jugendlichen, um die Ablösungsproblematik in allen Familien als vorherrschende Entwicklungsaufgabe zu garantieren. Die Tabelle 6.1 gibt Auskunft über die Daten der Familien, die an dieser Untersuchung teilnahmen.

	Familien mit psychotischen Jugendlichen		Familien mit neurotischen Jugendlichen		Normalfamilien	
	E	P	E	P	E	J
Alter $\bar{x}$	48,3	21,4	47,3	22,0	50,5	21,3
Kinderzahl 1 2 3	5 5 2		3 8 1		4 5 3	
Geschlecht der Kinder	w 5	m 7	w 6	m 6	w 6	m 6
Schicht OS OMS MMS UMS OUS	0 2 5 4 1		1 1 4 4 2		1 5 5 0 1	

Tabelle 6.1: Die Daten der Familien in der Vergleichsuntersuchung

Die Familien mit einem erstmals erkrankten schizophrenen Jugendlichen wurden erst 6 Monate nach ihrem stationären Aufenthalt untersucht, um möglichst den situativen Effekt der akuten Familienkrise durch die stationäre Einweisung auszuschließen. Die Diagnosen wurden mit Hilfe des ICD-9 klassifiziert. Die Diagnose der schizophrenen Erkrankung wurde mit der PSE (Present Sate Examination nach Wing et al. 1973) erhärtet. Bei den schizophrenen Erkrankungen handelt es sich ausschließlich um akute paranoid-halluzinatorische Psychosen (ICD 295.3). Bei den neurotischen Störungen der Jugendlichen wurden Anpassungsstörungen mit vorwiegend emotionaler Symptomatik (4x ICD 309.2), längerdauernde depressive Reaktionen (3x ICD 309.1), Angstneurose (1x ICD 300.0), Zwangsneurose (1x ICD 303.3), Bulimien (2x ICD 307.5), Anorexia nervosa (1x ICD 307.1) diagnostiziert. Die Erkrankungsdauer dieser Patienten lag im Mittel bei 11 Monaten (Bereich 3-26 Monate).

Alle klinischen Familien wurden im Rahmen einer familiendiagnostischen Untersuchung gebeten, die Fragebögen auszufüllen. Die Jugendlichen befanden sich in einzeltherapeutischer Beratung oder längerfristiger Behandlung. Nur einige Familien suchten um eine familientherapeutische Behandlung nach.

6.3 Methoden

Alle 36 Familien füllten die Fragebögen des FAM III (Allgemeiner Familienbogen, Zweierbeziehungsbogen, Selbstbeurteilungsbogen) aus. Wir achteten auf Einhaltung der im Anleitungsheft genannten Durchführungsbestimmungen. Das Vorlegen der Fragebögen erfolgte bei den klinischen Familien unabhängig von einem Familienerstgespräch zu einem gesonderten Termin. Die Bögen wurden durch einen Forschungsassistenten überreicht. Bei Interesse wurden die Ergebnisse von den Familientherapeuten mit der Familie diskutiert.

Die Auswertung erfolgte computermaschinell entsprechend den Richtlinien im Anleitungsheft mit getrennten Normierungen für die Erwachsenen und die Jugendlichen (Cut-off bei 18 Jahren einschließlich).

Zur Überprüfung der Signifikanzen bei unterschiedlichen Skalenausprägungen zwischen den Gruppen verwandten wir für die drei unverbundenen Teilstichproben den t-Test, um die Skalen paarweise miteinander vergleichen zu können. Die Darstellung dieser Ergebnisse ist dem Anhang 1-3 zu entnehmen (Anhang 1: signifikante Unterschiede zwischen Familien mit einem klinisch unauffälligen und einem neurotischen Jugendlichen; Anhang 2: signifikante Unterschiede zwischen den Familien mit einem klinisch unauffälligen und einem psychotischen Jugendlichen; Anhang 3: signifikante Unterschiede zwischen den beiden klinischen Gruppen).

6.4 Ergebnisse

Die Darstellung der Ergebnisse in den Familieneinschätzungs-Bögen erfolgt getrennt für die einzelnen Ebenen.

6.4.1 Ergebnisse der Allgemeinen Familienbögen

Im Allgemeinen Familienbogen wird auf die Familie als System fokussiert, d.h. die einzelnen Familienmitglieder schätzen ihre Familie ein. Die 50 Items werden von jedem auf einer vierstufigen Skalierung beantwortet. Die Antworten werden so verrechnet, daß für jedes Familienmitglied ein Profil über die 7 Skalen des Instruments entsteht, das eine Aussage über die subjektiv wahrgenommenen Stärken und Schwächen der Familie macht. Die zu diskutierenden Profile sind die Skalenmittelwerte der jeweils 12 Familienmitglieder, getrennt für die Gesamtfamilie, Mutter, Vater, Patient, Geschwister.

Die Verläufe der Profile sind in den Abbildungen 6.1.1-5 dargestellt. Die Profile der klinischen Familien werden miteinander und mit dem Profil der Normalfamilien verglichen. Da alle Skalenrohwerte T-normiert sind (nach McCall 1939), kann man davon ausgehen, daß T-Werte zwischen 40 und 60 im Durchschnittsbereich liegen. T-Werte größer als 60 sind (im Vergleich zur Normstichprobe) Anzeichen für Familienschwächen, T-Werte kleiner als 40 Hinweise auf Familienstärken. Auf die Kontrollskalen "Soziale Erwünschtheit" und "Abwehr", die wir bei der Interpretation der Ergebnisse berücksichtigen müssen, gehen wir am Schluß des Kapitels ein. Die erste Skala in den Abbildungen ist eine Summenskala, die aus dem Durchschnitt aller Skalen in einer Abbildung gebildet wird. Im Anhang 4 haben wir die Schaubilder in verkleinerter Form zusammengestellt, um den Vergleich zwischen den Einschätzungen der einzelnen Familienmitglieder zu erleichtern.

Abb. 6.1.1 stellt die Ergebnisse für die Gesamtfamilien dar. Die Werte berechnen sich aus den Durchschnittswerten aller Familienmitglieder pro Familie. Die Mittelwerte der Skalen werden für jede Gruppe aus diesen 12 Familienscores gebildet. Für die Ergebnisse der

Gesamtfamilien gilt, daß die Werte der einzelnen Familienmitglieder gemittelt und größere Unterschiede ausgeglichen werden.

Alle Werte liegen im sog. Durchschnittsbereich. Eindrucksvoll dokumentiert sich, daß die Kurve der Familien mit neurotischen Jugendlichen auf dem höchsten Niveau verläuft und am ehesten an den Bereich der Familienschwächen heranreicht (signifikante Unterschiede im t-Test, s. Anhang 1). Der höchste Wert für die Familien mit einem

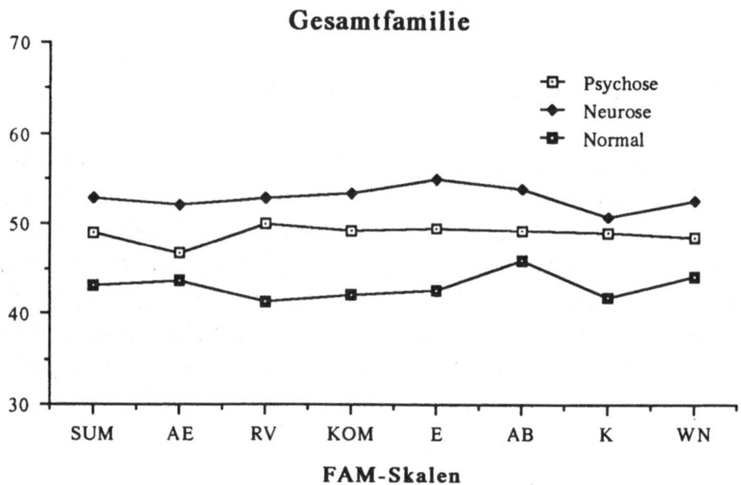

SUM=Summe, AE=Aufgabenerfüllung, RV=Rollenverhalten, KOM=Kommunikation, E=Emotionalität, AB=Affektive Beziehungsaufnahme, K=Kontrolle, WN=Werte und Normen

Abb. 6.1.1: Ergebnisse im Allgemeinen Familienbogen für die Gesamtfamilie

neurotischen Jugendlichen finden wir in der Skala "Emotionalität". Das Ausmaß und die Intensität der affektiven Beziehungen zwischen den Familienmitgliedern wird als dysfunktional eingeschätzt. Die Einfühlung in den anderen und die Toleranz für dessen Gefühlswelt wird problematisiert. Im Allgemeinen Familienbogen ergibt sich im t-Test (s. Anhang 3) für die Skala "Emotionalität" ein signifikanter Unterschied zwischen Familien mit einem neurotischen und einem psychotischen Patienten. Familien mit einem neurotischen Patienten sehen signifikant größere Probleme im emotionalen Bereich, insbesondere was die Intensität der Affekte anbetrifft.

Die Kurve für die Familien mit einem psychotischen Jugendlichen zeichnet sich durch eine kleine Senke in der Skala "Aufgabenerfüllung" aus. Signifikante Unterschiede im Vergleich zu den Familien mit einem klinisch unauffälligen Jugendlichen ergeben sich lediglich für die Skalen "Rollenverhalten", "Kommunikation", "Emotionalität" und "Kontrolle" (s. Anhang 2). Die Bewältigung einer Krise verlangt der Familie die Fähigkeit ab, sich auf veränderte Umstände, die durch die Krankheit eines ihrer Mitglieder entstanden ist, einzustellen. Im Gegensatz zu den nichtklinischen Familien und den Familien mit einem neurotischen Patienten, finden wir in den Familien Schizophrener keinen Anstieg in der Skala "Werte und Normen". Auf eine Interpretation dieses Ergebnisses kommen wir später zurück.

Die erhöhten Werte in den Skalen "Affektive Beziehungsaufnahme" und "Werte und Normen" für die Normalfamilien deuten auf ein Problem in der Qualität der affektiven Bindungen und auf Unterschiede in Normen und Wertvorstellungen hin. Tatsächlich finden wir gerade in Familien mit Adoleszenten höhere Werte in diesem Bereich. Das hohe affektive Engagement und die Auseinandersetzung um Werte und Normen in der Phase der Ablösung von Jugendlichen dürfte dafür verantwortlich sein.

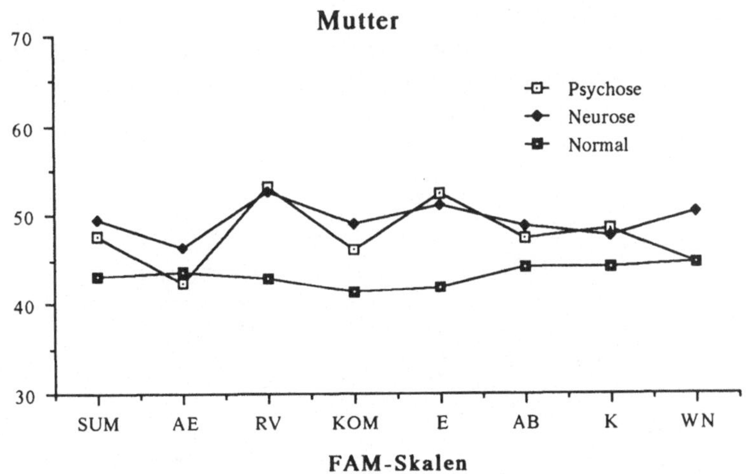

SUM=Summe, AE=Aufgabenerfüllung, RV=Rollenverhalten, KOM=Kommunikation,
E=Emotionalität, AB=Affektive Beziehungsaufnahme, K=Kontrolle, WN=Werte und Normen

Abb. 6.1.2: Die Einschätzungen der Mütter im Allgemeinen Familienbogen

Die Mütter (Abb. 6.1.2) der beiden klinischen Gruppen haben fast identische Einschätzungen. Die Mütter in den klinischen Gruppen betonen die "Aufgabenerfüllung" als relative Stärke in ihren Familien.

Sie bemängeln aber vor allem Probleme in der Rollenerfüllung und im
Umgang mit den Gefühlen. Aus den Abbildungen der Selbstbeurtei-
lungsbögen (s. Abb. 6.3.2) wird deutlich, daß die Mütter sich in dieser
Hinsicht verantwortlich fühlen ($p \leq 0.05$).

Die deutlichsten Unterschiede zwischen den Müttern der klinischen
Gruppen sind in der Skala "Werte und Normen" auszumachen. Ganz im
Gegensatz zu den Müttern von psychotischen Patienten beurteilen die
Mütter von neurotischen Patienten ihre Familien - im Vergleich zu
Normalfamilien - als unterschiedlicher in den Wertvorstellungen und
Normen. Dieser Unterschied ist sicher auf die manifesten intra-
familiären Konflikte zurückzuführen. Bemerkenswert ist, daß Mütter
schizophrener Patienten keine Spannungen und Konflikte im Bereich der
Wertvorstellungen angeben.

Die Väter (s. Abb. 6.1.3) der neurotischen Patienten sehen größere
Probleme in ihren Familien, vor allem verweisen sie auf Schwierigkeiten in der Aufgabenerfüllung. Zwischen den Vätern dieser klinischen
Gruppe und der Vergleichsgruppe ergibt sich im t-Test (s. Anhang 1) ein
signifikanter Unterschied im "Rollenverhalten" ($p \leq 0.01$). Bei den Normalfamilien zeigt sich, daß der erhöhte Wert in den Gesamtfamilien in
der Skala "Affektive Beziehungsaufnahme" auf die Einschätzung der
Väter zurückzuführen ist. Die Väter betonen die affektiv geladenen
Auseinandersetzungen in der Ablösephase.

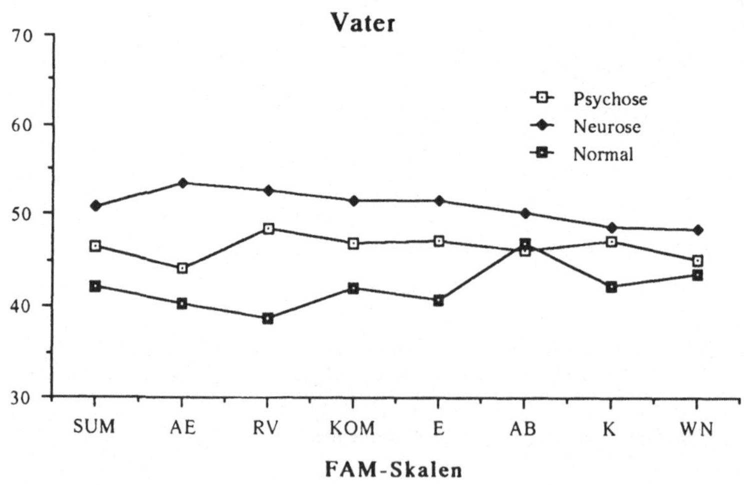

SUM=Summe, AE=Aufgabenerfüllung, RV=Rollenverhalten, KOM=Kommunikation,
E=Emotionalität, AB=Affektive Beziehungsaufnahme, K=Kontrolle, WN=Werte und Normen

Abb. 6.1.3: Die Einschätzungen der Väter im Allgemeinen Familienbogen

Neurotische und psychotische Patienten schätzen ihre Familien sehr unterschiedlich ein (s. Abb. 6.1.4). Die neurotischen Patienten weisen, ähnlich wie die Väter und die Geschwister in diesen Familien, auf mehr Probleme in ihren Familien hin. Vor allem in den affektiven Skalen ”Emotionalität”, ”Affektive Beziehungsaufnahme”, und in der Skala ”Kontrolle” liegen die Werte im Bereich der Familienschwächen (T-Werte ≤60). Dies entspricht auch den Erwartungen. Hier drücken sich die Schwierigkeiten der Patienten mit vorwiegend emotionalen Störungen aus. Psychotische Patienten nehmen, neben Problemen in der ”Kontrolle” und ”Werte und Normen”, auch Probleme in der ”Kommunikation” in ihren Familien wahr. Im Gegensatz zu den Wahrnehmungen der Mütter, Väter und Geschwister schätzt der schizophrene Patient seine Familie, im Vergleich zu nichtklinischen Familien (s. Anhang 2) als signifikant dysfunktioneller im Bereich der ”Werte und Normen” ein (p≤0.05). Er nimmt mehr Konflikte als die anderen Familienmitglieder wahr.

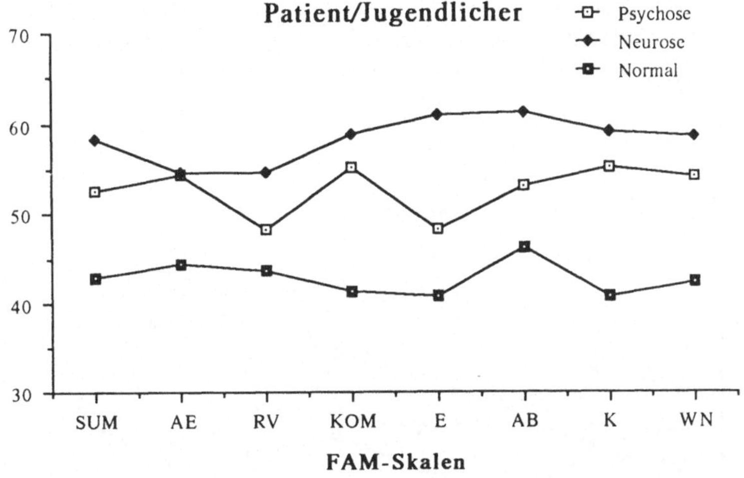

SUM=Summe, AE=Aufgabenerfüllung, RV=Rollenverhalten, KOM=Kommunikation, E=Emotionalität, AB=Affektive Beziehungsaufnahme, K=Kontrolle, WN=Werte und Normen

Abb. 6.1.4: Die Einschätzungen der Patienten/Jugendlichen im Allgemeinen Familienbogen

Auch die Geschwister der neurotischen Patienten (s. Abb. 6.1.5) nehmen Schwierigkeiten in den affektiven Bereichen wahr. Das Rollenverhalten wird jedoch von den Geschwistern neurotischer Patienten vergleichsweise besser eingeschätzt als von denjenigen der psychotischen

Patienten. Auffallend in allen drei Kurven dieser Abbildung ist der
Knick in der Skala "Kontrolle". Die Geschwister betonen in allen drei
Gruppen die Aufrechterhaltung von bestimmten Funktionen und intrafamiliären Anpassungsprozessen. Im Gegensatz zu den anderen Familienmitgliedern heben sie die Qualität der Aufrechterhaltungs- und Anpassungsfunktionen hervor, wahrscheinlich um ihre eigenen Entwicklungsmöglichkeiten sichergestellt zu wissen. Dies ist in den Familien mit
neurotischen Mitgliedern noch stärker ausgeprägt ($p \leq 0.05$, s. Anhang 1
und 2). Aus den Abbildungen der Selbstbeurteilungsbögen (s. Abb.
6.3.5) wird deutlich, daß die Geschwister sich mitverantwortlich fühlen
($p \leq 0.05$).

Allen Abbildungen ist zu entnehmen, daß - außer den Müttern - die
Mitglieder der Familien mit neurotischen Jugendlichen ihre Familien in
allen familiären Dimensionen als tendenziell schwächer einschätzen. Der
Blick auf die Abb.6.1.2-4 zeigt, daß die erhöhten Werte für die
Gesamtfamilien der Neurosengruppe durch die Einschätzungen der
Väter, der Patienten und der Geschwister zustande kommt. Die
Schwächen werden allerdings von den einzelnen Mitgliedern in unter-
schiedlichen Bereichen gesehen. Dies führt dazu, daß die Kurven für die
Gesamtfamilie ohne größere Schwankungen verlaufen.

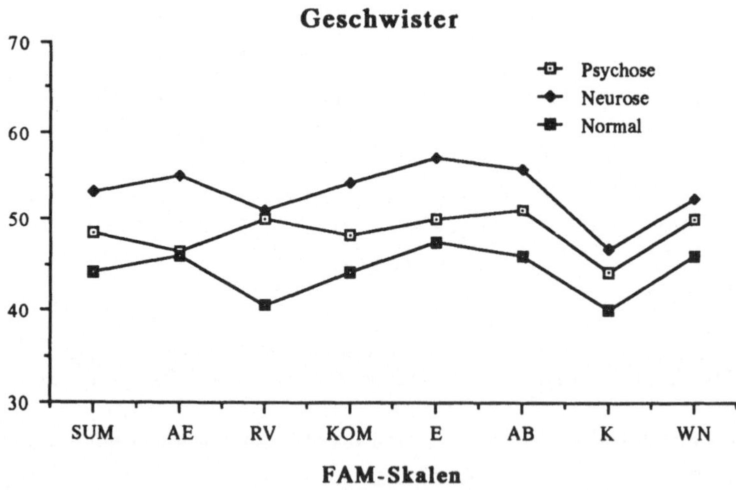

SUM=Summe, AE=Aufgabenerfüllung, RV=Rollenverhalten, KOM=Kommunikation,
E=Emotionalität, AB=Affektive Beziehungsaufnahme, K=Kontrolle, WN=Werte und Normen

Abb. 6.1.5: Die Einschätzungen der Geschwister im Allgemeinen Familienbogen

Diese Frage nach der Homogenität der Stichproben läßt sich durch die Analyse der Standardabweichungen der Skalenmittelwerte beantworten (s. Tab. 6.2).

	Psychose	Neurose	Normalfamilie
AE	9,8	21,4	16,2
RV	10,7	14,7	14,5
KOM	12,8	21,2	12,2
E	10,8	21,5	8,3
AB	10,4	15,3	7,9
K	9,8	17,4	9,4
WN	14,3	18,5	10,0

AE=Aufgabenerfüllung, RV=Rollenverhalten, KOM=Kommunikation, E=Emotionalität, AB=Affektive Beziehungsaufnahme, K=Kontrolle, WN=Werte und Normen

Tabelle 6.2: Die Standardabweichungen der Skalenmittelwerte im Allgemeinen Familienbogen

Für die Familien mit einem neurotischen Mitglied sind die Standardabweichungen deutlich höher. Die Gruppe der Normalfamilien und die Gruppe der Familien mit einem schizophrenen Jugendlichen sind in ihren Einschätzungen wesentlich homogener. Die Variabilität innerhalb der Familien der Neurotiker ist sehr groß. Dies kann natürlich sehr viele Gründe haben. Neben den familiendynamisch bedingten Unterschieden muß vor allem die Heterogenität der Diagnosen in Betracht gezogen werden. Gerade für Familien mit einem neurotischen Mitglied ist die Darstellung über Mittelwerte deshalb besonders problematisch.

Überraschend ist, wie ähnlich Mütter von neurotischen und psychotischen Patienten ihre Familien wahrnehmen. Die Mütter, die Väter und die Geschwister der psychotischen Patienten beurteilen ihre Familien im Bereich der Aufgabenerfüllung ähnlich wie die korrespondierenden Mitglieder in den Normalfamilien. Lediglich die Patienten sehen deutliche Probleme der Familie, mit der gegenwärtigen Krise fertig zu werden. Deutlich ist, daß in den klinisch auffälligen Familien die Jugendlichen selbst ihre Familien viel kritischer beurteilen als dies die übrigen Familienmitglieder tun. Daß die Einschätzungen der Patienten einen großen Anteil der Varianz erklären, zeigt sich noch prägnanter in den Darstellungen der Ergebnisse der dyadischen Bögen.

6.4.2 Ergebnisse der dyadischen Einschätzungen

Nach der graphischen Darstellung der Mittelwerte aller Dyaden der Familienmitglieder einer jeden Gruppe (Abb. 6.2.3) erscheint eine weitere Untergliederung der Dyaden sinnvoll, um den Einfluß einzelner Familienmitglieder näher aufschlüsseln zu können. Abb. 6.2.1 zeigt die Dyaden, wie sie die Patienten (oder die sich im Ablösungsprozeß befindenden Jugendlichen der Normalfamilien) sehen. Abb. 6.2.2 veranschaulicht, wie die Patienten von den anderen Familienmitgliedern wahrgenommen werden. Abb. 6.2.4 zeigt die Profile der restlichen Dyaden in der Familie ohne den Patienten. Die Zahl der Dyaden (n) ist zwischen den Gruppen unterschiedlich, da die Zahl der Geschwister nicht übereinstimmt.

In der Abb. 6.2.1 kommt die Patienteneinschätzung der Dyaden zum Ausdruck. Deutliche Spitzen zeigen sich in den Dimensionen der "Aufgabenerfüllung", der "Kommunikation" und vor allem der "Affektiven Beziehungsaufnahme". Auch in der Beurteilung der Konflikte über "Werte und Normen" sind die schizophrenen Patienten von den Jugendlichen der Kontrollgruppe unterschieden. In diesen erhöhten Skalenscores dokumentiert sich, daß entwicklungsmäßig anstehende Aufgaben, wie das gegenseitige Verstehen und Verstandenwerden, das Interesse aneinander, Werte und Normen, vom Patienten kritisch beurteilt werden. Seine Wahrnehmungen der emotionalen Probleme in dyadischen Beziehungen und der Schwierigkeiten im gegenseitigen Austausch entsprechen zwar unseren Erwartungen. Die neurotischen Patienten nehmen diese Probleme (mit Ausnahme der Werte und Normen) verstärkt wahr.

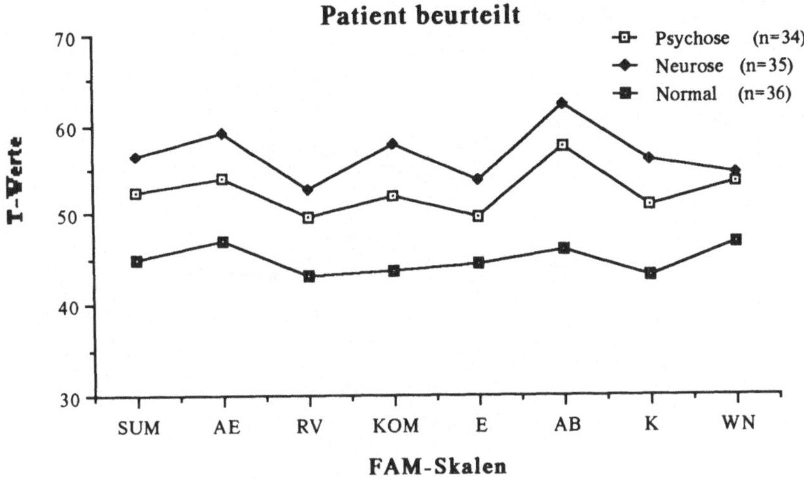

SUM=Summe, AE=Aufgabenerfüllung, RV=Rollenverhalten, KOM=Kommunikation,
E=Emotionalität, AB=Affektive Beziehungsaufnahme, K=Kontrolle, WN=Werte und Normen

Abb. 6.2.1: Der Patient beurteilt die Beziehungen zu den anderen Familienmitgliedern

In der Beurteilung des Patienten durch die anderen Familienmitglieder (Abb. 6.2.2) zeigen sich ebenfalls Unterschiede in den Gruppen. Diese Kurven weisen, im Gegensatz zu Abb. 6.2.1 und 6.2.3, einen
unterschiedlichen Verlauf auf. Die Familienmitglieder drücken in ihren
Einschätzungen vor allem aus, daß sie sich eine bessere Aufgabenerfüllung wünschen würden. Sowohl die Beziehungen zu den neurotischen als auch zu den psychotischen Patienten werden als sehr problematisch beurteilt (im Bereich der Familienschwächen, T-Werte>60).
Die Kurve für die Wahrnehmungen der Beziehungen zu den psychotischen Patienten liegt im Vergleich zur anderen klinischen Gruppe in
den Skalen ”Kommunikation” und ”Emotionalität” auf einem etwas
niedrigeren Niveau. Die Schwäche im Bereich der ”Werte und Normen”
drückt aus, daß der Patient die aktuellen familiären Pflichten und Ideale
nicht auszufüllen vermag.

Die Profile der Skalenwerte für alle Dyaden (Abb. 6.2.3) verlaufen
für die Familien mit einem neurotischen und einem psychotischen Patienten parallel. Beide Kurven befinden sich im oberen, schwächeren Bereich. Die Kurve für die sog. Normalfamilien liegt wesentlich niedriger,

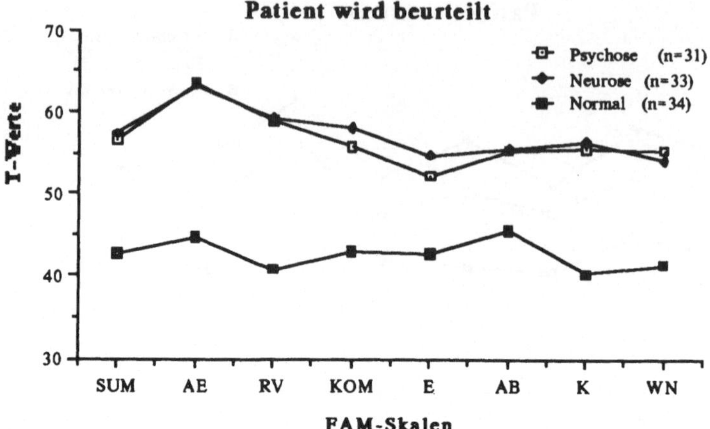

SUM=Summe, AE=Aufgabenerfüllung, RV=Rollenverhalten, KOM=Kommunikation,
E=Emotionalität, AB=Affektive Beziehungsaufnahme, K=Kontrolle, WN=Werte und Normen

Abb. 6.2.2: Die Familienmitglieder beurteilen die Beziehungen zum Patienten

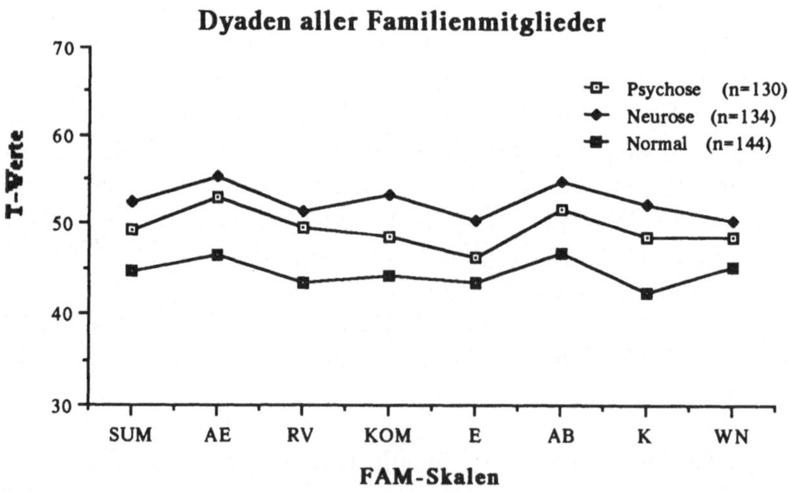

SUM=Summe, AE=Aufgabenerfüllung, RV=Rollenverhalten, KOM=Kommunikation,
E=Emotionalität, AB=Affektive Beziehungsaufnahme, K=Kontrolle, WN=Werte und Normen

Abb. 6.2.3: Die Dyaden aller Familienmitglieder

in der Nähe der Familienstärken. In allen drei Kurven zeigen sich leichte Erhöhungen in den Skalen "Aufgabenerfüllung" und "Affektive Beziehungsaufnahme". Wie im Allgemeinen Familienbogen finden sich auch in den dyadischen Bögen Anzeichen für Probleme, die für die lebenszyklische Phase der Ablösung typisch zu sein scheinen: ein erhöhtes affektives Engagement und damit zusammenhängende Probleme in der Bewältigung dieser Entwicklungskrise. Gerade in den klinischen Gruppen werden verschärfte Anforderungen in diesem Zusammenhang an die Familien gestellt. Wie im Allgemeinen Familienbogen beschreiben die Angehörigen schizophrener Patienten im Vergleich zu den anderen beiden Gruppen keine relativ größeren Konflikte in "Werte und Normen" als in den anderen Skalen. Eingehender werden diese Kurven nicht diskutiert, weil die Darstellung von Mittelwerten aller Familienmitglieder sehr problematisch ist. Unterschiede werden verkleinert oder sogar aufgehoben.

Zum Vergleich zeigen wir das Mittelwertprofil für alle restlichen Dyaden der Familien (Abb. 6.2.4). In diesen Ergebnissen sind die Einschätzungen des Patienten nicht enthalten. Die Profile für die klinische und die nichtklinische Gruppe gleichen sich an.

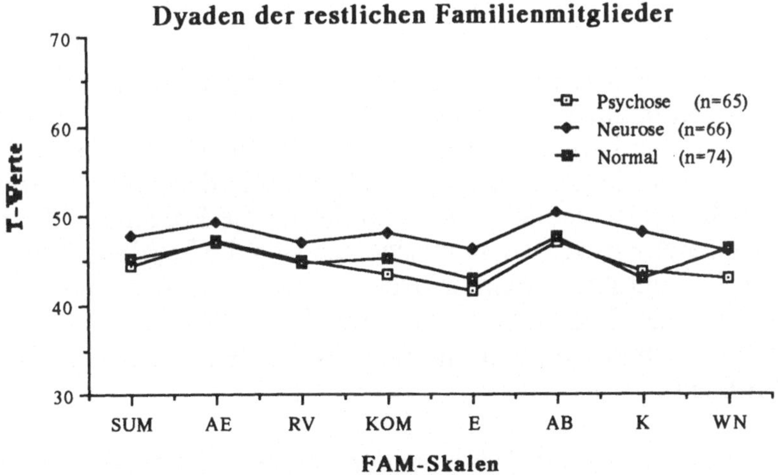

SUM=Summe, AE=Aufgabenerfüllung, RV=Rollenverhalten, KOM=Kommunikation, E=Emotionalität, AB=Affektive Beziehungsaufnahme, K=Kontrolle, WN=Werte und Normen

Abb. 6.2.4: Die Einschätzungen der Dyaden ohne den Patienten

In den ersten drei Abbildungen der dyadischen Bögen (Abb. 6.2.1-3) unterschieden sich beide klinischen Gruppen in allen Skalen signifikant von der Kontrollgruppe (s. Anhang 1 und 2). Ohne die Einschätzungen des Patienten lösen sich alle Signifikanzen bis auf eine Ausnahme auf: In der Skala "Kontrolle" unterscheiden sich nach wie vor nichtklinische Familien und Familien mit neurotischen Patienten (p≤0.05). Die Familien der neurotischen Patienten sehen größere Probleme in der Aufrechterhaltung des familiären Gleichgewichts.

Zusammenfassend läßt sich feststellen, daß die höheren Werte in den Skalen für die klinischen Gruppen durch die Ergebnisse der Patienten zustande kommen. Sie schätzen ihre Beziehungen im Bereich der affektiven Bindung gegenüber den anderen in der Familie problematischer ein als dies die anderen Familienmitglieder tun. Dagegen verweisen die anderen Familienmitglieder auf Probleme der Patienten in der Aufgabenerfüllung. Die durch die Krankheit aufgetretene Anpassungsstörung wird bemängelt und nicht die Affektivität der Beziehungen. Die Dyaden von Familien mit einem neurotischen Jugendlichen werden problematischer eingestuft als die der psychotischen Jugendlichen. Dies trifft sowohl für die Wahrnehmungen der Patienten selbst als auch für die Beurteilungen durch die anderen zu. Unterschiede in den einzelnen Dimensionen für die zwei klinischen Gruppen lassen sich hauptsächlich in der Skala "Kommunikation" und in den emotionalen Skalen ausmachen.

Die Patienten unterscheiden sich signifikant in ihren Einschätzungen der Beziehungen in allen Skalen (außer "Emotionalität") von denen der Jugendlichen in der Vergleichsgruppe. Die Beziehungen zu den Patienten werden, sowohl in der Ausprägung als auch in der Zahl der Signifikanzen, noch unterschiedlicher beurteilt. Wenn die Ergebnisse der Patienten ausgeklammert werden, unterscheiden sich die Ergebnisse für die dyadischen Beziehungen nicht zwischen den klinischen und nichtklinischen Familien. Lediglich in der Aufrechterhaltung des familiären Gleichgewichts sehen Familien mit neurotischen Patienten signifikant größere Probleme.

Wir können feststellen, daß weder stärkere Kommunikationsstörungen noch größere Schwächen in den affektiven Beziehungen in den Familien mit einem psychotischen Patienten gegenüber Familien mit einem neurotischen Patienten von den Familienmitgliedern selbst wahrgenommen werden. Das Gegenteil ist der Fall: Familien mit neurotischen Mitgliedern beurteilen sich tendenziell schwächer in einigen grundlegenden familiendynamischen Variablen, vor allem in den emotionalen Bereichen. Dies kommt überwiegend durch die Einschätzungen der Patienten selbst zustande. Aber auch in den Dyaden der restlichen

Familienmitglieder ohne die Patienten liegen die Skalenwerte für die Familien mit einem neurotischen Jugendlichen etwas höher.

6.4.3 Ergebnisse der Selbstbeurteilungsbögen

Im Selbstbeurteilungsbogen wird die individuelle Wahrnehmung der Funktion des einzelnen Familienmitglieds in der Familie befragt. Die Fragen sind entsprechend ich-bezogen formuliert ("Meine Familie erwartet von mir..."). Abb. 6.3.1-5 geben einen Überblick über die Ergebnisse. Im Anhang 5 haben wir die Schaubilder in verkleinerter Form zusammengestellt, um den Vergleich zwischen den Einschätzungen der einzelnen Familienmitglieder zu erleichtern.

Wie bei der Diskussion der Allgemeinen Familienbögen, stellen wir die Ergebnisse für die Gesamtfamilie voran (Abb. 6.3.1). Die Kurven für die Normalfamilien und die Familien mit einem neurotischen Jugendlichen verlaufen parallel, die letztere Kurve allerdings auf einem höheren und damit schwächeren Niveau. Hohe Einschätzungen finden wir in den Skalen "Aufgabenerfüllung", "Affektive Beziehungsaufnahme" und "Werte und Normen". Demgegenüber zeigt die Kurve der Familien mit einem psychotischen Jugendlichen einen Verlauf ohne größere Schwankungen. Bemerkenswert ist der Score in der Skala "Kontrolle".

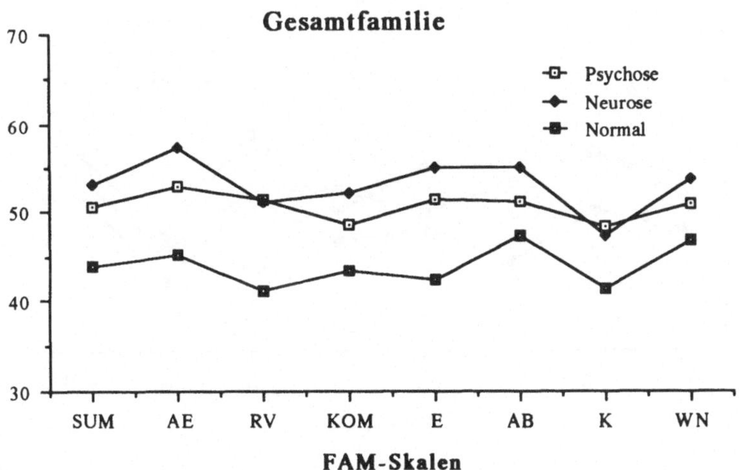

SUM=Summe, AE=Aufgabenerfüllung, RV=Rollenverhalten, KOM=Kommunikation, E=Emotionalität, AB=Affektive Beziehungsaufnahme, K=Kontrolle, WN=Werte und Normen

Abb. 6.3.1: Die Ergebnisse im Selbstbeurteilungbogen

Im Vergleich zu den anderen beiden Gruppen beurteilen die Mitglieder dieser Gruppe ihren Beitrag zur Aufrechterhaltung der familiären Funktionen als geringer. Abb. 6.3.4 demonstriert, daß dieser Wert auf die Einschätzungen des schizophrenen Jugendlichen zurückzuführen ist.

In den Kurven der Mütter (Abb. 6.3.2) finden wir die oben bereits angesprochene Senke in der Skala "Kontrolle" für alle drei Gruppen. Die Mütter fühlen sich für die intrafamiliäre Homöostase verantwortlich. Sie weisen jedoch auf ihre Probleme in der "Affektiven Beziehungsaufnahme" und im Bereich der "Werte und Normen" hin. Vor allem die Mütter neurotischer Patienten erleben die Qualität ihrer Gefühle als wenig unterstützend und konstruktiv. Die unterschiedlichen Wahrnehmungen von Wertvorstellungen, die ja auch in der Adoleszenz eine große Rolle spielen, werden von den Müttern als Konfliktstoff genannt. Mütter von psychotischen Patienten sehen Probleme in der "Aufgabenerfüllung" und nicht in den emotionalen Bereichen. Im Vergleich zu den anderen Familienmitgliedern problematisieren sie ihre Schwierigkeiten bei der Bewältigung der anstehenden Aufgaben am deutlichsten.

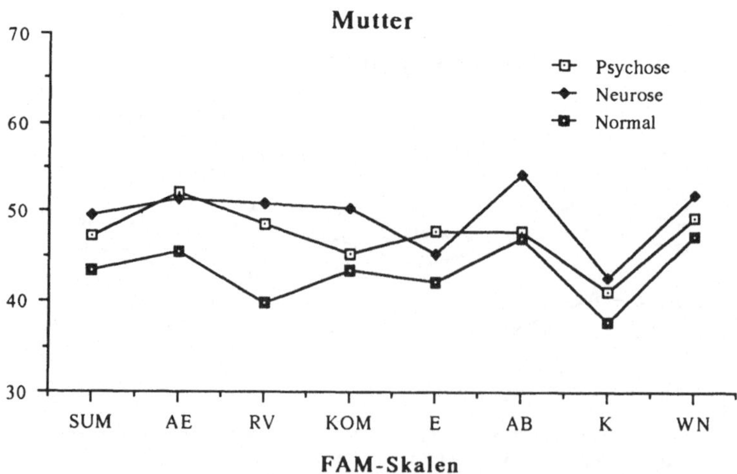

SUM=Summe, AE=Aufgabenerfüllung, RV=Rollenverhalten, KOM=Kommunikation, E=Emotionalität, AB=Affektive Beziehungsaufnahme, K=Kontrolle, WN=Werte und Normen

Abb. 6.3.2: Die Ergebnisse der Mütter im Selbstbeurteilungbogen

Die "Werte und Normen" werden von den Vätern in allen Gruppen (Abb. 6.3.3) gleich beurteilt. Auch die Väter in den Normalfamilien berichten in diesem Bereich über weit größere Schwierigkeiten mit den verschiedenen Wertvorstellungen in der Familie. Väter von neurotischen Patienten sehen Schwächen in ihrem Beitrag für die Familien vor allem im emotionalen Bereich. Sie erleben sich in der Bewältigung der anstehenden Aufgaben als relativ insuffizient. Die Väter der psychotischen Patienten berichten ebenfalls über Schwierigkeiten im Gefühlsbereich.

Die neurotischen Patienten (Abb. 6.3.4) beurteilen ihren Beitrag in der Familie ähnlich wie die Väter. Sie sehen ihre Schwächen im Bereich der "Aufgabenerfüllung" und ebenfalls in den emotionalen Skalen. Allerdings beurteilen sie aus ihrer Sicht ihren Beitrag zur Aufrechterhaltung der familiären Funktionen in der Familie als relativ gut. In dieser Skala unterscheiden sie sich von den psychotischen Patienten. Diese sehen ihre Schwächen in der Erfüllung der an sie gestellten Rollenerwartungen, in der Intensität ihrer Gefühle und in den angesprochenen Anpassungsleistungen.

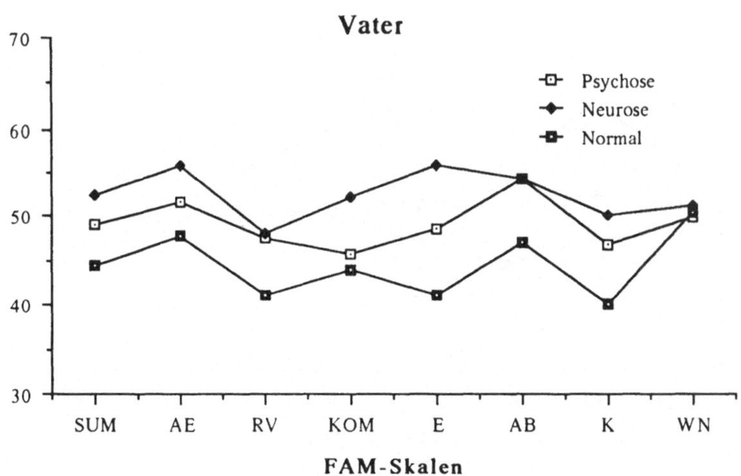

SUM=Summe, AE=Aufgabenerfüllung, RV=Rollenverhalten, KOM=Kommunikation, E=Emotionalität, AB=Affektive Beziehungsaufnahme, K=Kontrolle, WN=Werte und Normen

Abb. 6.3.3: Die Ergebnisse der Väter im Selbstbeurteilungbogen

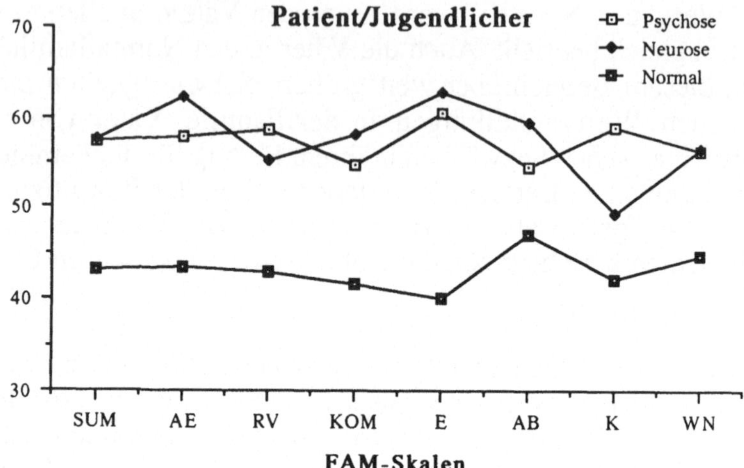

SUM=Summe, AE=Aufgabenerfüllung, RV=Rollenverhalten, KOM=Kommunikation,
E=Emotionalität, AB=Affektive Beziehungsaufnahme, K=Kontrolle, WN=Werte und Normen

Abb. 6.3.4: Die Ergebnisse der Patienten/Jugendlichen im Selbstbeurteilungbogen

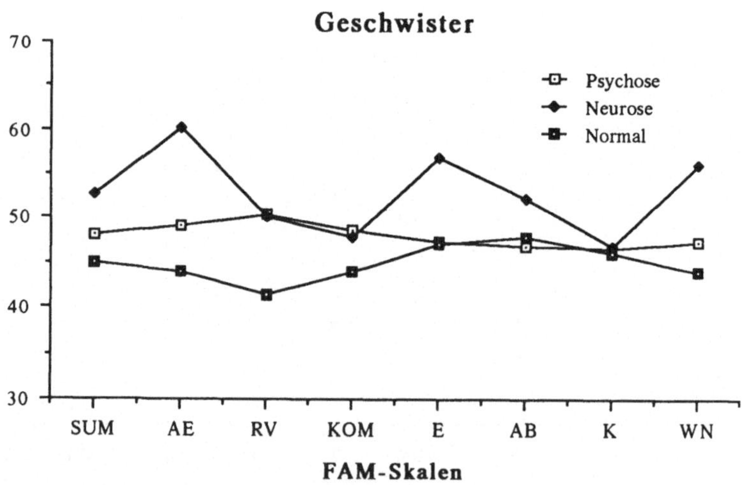

SUM=Summe, AE=Aufgabenerfüllung, RV=Rollenverhalten, KOM=Kommunikation,
E=Emotionalität, AB=Affektive Beziehungsaufnahme, K=Kontrolle, WN=Werte und Normen

Abb. 6.3.5: Die Ergebnisse der Geschwister im Selbstbeurteilungbogen

Interessant ist auch die Abbildung der Ergebnisse für die Geschwister (Abb. 6.3.5). Die Geschwister der neurotischen Patienten bemängeln ihren Beitrag in der "Aufgabenerfüllung", in der "Emotionalität", in der "Affektiven Beziehungsaufnahme" und in den "Werten und Normen". Sie schreiben sich einen Teil der familiären Schwierigkeiten zu. Gerade in den emotionalen Bereichen beurteilen sie sich als wenig konstruktiv, so daß sie für die Bewältigung der in der Familie anstehenden Krise subjektiv wenig beitragen. In den emotionalen Bereichen unterscheiden sich die Geschwister von psychotischen Patienten nicht von den klinisch unauffälligen Jugendlichen. Nur in der "Aufgabenerfüllung" und im "Rollenverhalten" gibt es Unterschiede. Die Geschwister neurotischer Patienten sehen Konflikte in den Wertvorstellungen und Normen, während die Geschwister Schizophrener in diesem Bereich keine Spannungen angeben.

Auch die Ergebnisse im Selbstbeurteilungsbogen weisen für die Familien mit einem neurotischen Jugendlichen Kurvenverläufe in den höheren T-Wertbereichen aus. Die Familienmitglieder geben Schwierigkeiten in der "Aufgabenerfüllung" und in den emotionalen Bereichen an. Die Patienten selbst beurteilen ihren Beitrag als dysfunktional, sie haben in diesen Skalen T-Werte im Bereich der Familienschwächen ($T>60$). Dagegen berichten die psychotischen Patienten und ihre Mütter über keine Schwächen in den affektiven Bindungen. Allerdings schreiben sie sich Schwächen im Ausmaß des gegenseitigen Einfühlens zu. Nur die Väter dieser Patienten geben Schwierigkeiten an, die Gefühle konstruktiv zur Problemlösung einzusetzen. Väter von neurotischen und psychotischen Patienten unterscheiden sich in diesem Bereich nicht, genauso wenig wie in ihrer Sicht über ihre Konfliktbereitschaft in der Auseinandersetzung um Werte und Normen. Während die neurotischen Patienten eigene Schwierigkeiten in den emotionalen Bereichen sehen, weisen psychotische Patienten mehr auf die Schwierigkeiten hin, sich angemessen in andere einzufühlen und vor allem sich an die Anforderungen der Familie anzupassen.

Signifikante Unterschiede finden sich wiederum in allen Skalen zwischen den Patienten und den Adoleszenten in der Vergleichsgruppe, allerdings nicht zwischen den klinischen Gruppen selbst. Lediglich die Väter und die Geschwister in Familien neurotischer Patienten sehen ihren Beitrag als signifikant problematischer an. Dies kommt in den signifikanten Unterschieden der Summenwerte zum Ausdruck ($p \leq 0.05$).

6.5 Diskussion

Zusammenfassend können wir feststellen, daß sich in vielen Dimensionen des "Familienmodells" signifikante Unterschiede zwischen den Familien mit einem klinisch auffälligen und einem klinisch unauffälligen Jugendlichen ergeben. Diese Unterschiede sind noch deutlicher, wenn man die Familienmitglieder zusammenfaßt und Durchschnittswerte für Familien berechnet. Die Familien mit einem neurotischen Jugendlichen unterscheiden sich in allen Skalen von den Normalfamilien. Familien mit einem psychotischen Jugendlichen weisen, sowohl im Allgemeinen Familienbogen als auch im Selbstbeurteilungsbogen, signifikante Unterschiede gegenüber Normalfamilien in den Skalen "Rollenverhalten", "Kommunikation", "Emotionalität" und "Kontrolle" auf. Im Allgemeinen Familienbogen berichten diese Familienmitglieder über Schwierigkeiten, sich verständlich zu machen, sich in andere einzufühlen, Absprachen einzuhalten und die familiären Funktionen aufrechtzuerhalten. Dagegen beurteilen sich die Mitglieder der neurotischen Familien als dysfunktional in den emotionalen Bereichen. In diesem Bereich unterscheiden sich Familien mit einem neurotischen Jugendlichen von Familien mit einem psychotischen Jugendlichen signifikant. Dieses Ergebnis kommt vor allem in den dyadischen Einschätzungen zur Darstellung. Die Beziehungen in den Familien mit neurotischen Patienten werden im Bereich der Kommunikation und der Emotionen signifikant schwächer eingeschätzt als in den entsprechenden Dyaden der psychotischen Patienten.

Neurotische Jugendliche beurteilen ihre Familien als dysfunktionaler als psychotische Jugendliche. Dies kommt in den Einschätzungen der Patienten im Allgemeinen Familienbogen und in den dyadischen Beurteilungen der Patienten zum Ausdruck. In der Selbstbeurteilung nehmen sie allerdings ihren eigenen Beitrag in den emotionalen Bereichen besonders problematisch wahr. Von einer einseitigen Schuldzuweisung an die Familie kann deshalb nicht gesprochen werden. Dies deutet auf eine überraschend gute Einsicht hin. Hinweise auf mehr Dysfunktionalitäten kommen auch von anderen Familienmitgliedern aus dieser Gruppe. Die Väter und die Geschwister der neurotischen Patienten beschreiben sowohl im Allgemeinen Familienbogen als auch im Selbstbeurteilungsbogen signifikant mehr Schwächen als in Normalfamilien. Dies ist ein sehr interessantes Ergebnis. In unseren Untersuchungen mit dem Beobachtungsinstrument für Grenzenstörungen beurteilten wir die Väter als distant und wenig in die Familiendynamik involviert.

Entsprechend den typischen Auseinandersetzungen in Familien mit Adoleszenten erwarten wir leicht erhöhte Skalenwerte in der "Affektiven Beziehungsaufnahme" und in "Werte und Normen". In unserer Untersuchung nehmen Familien mit neurotischen Jugendlichen in diesen Bereichen größere Schwierigkeiten wahr. Das emotionale Problem des Patienten ist mit der Familiendynamik eng verknüpft. Im Gegensatz zu den schizophrenen Patienten selbst nehmen deren Angehörige keine Konflikte in den familiären Wertvorstellungen und Normen wahr. Dieses Ergebnis wiederholt sich in den dyadischen Einschätzungen. Die Dyaden ohne den Patienten sind relativ konfliktfrei in diesem Bereich, sogar funktioneller als in nichtklinischen Familien. Dieses Ergebnis kann - neben anderen Möglichkeiten - bedeuten, daß die Familien Schizophrener sich in der Zeit der akuten Krise so zusammenschließen, daß die lebenszyklisch notwendigen Auseinandersetzungen nicht geführt werden können und Spannungen vermieden werden müssen. Allerdings sind zum Untersuchungszeitpunkt seit der akuten Krise bereits mehrere Monate vergangen. Deshalb kann es auch sein, daß diese Familien Konflikte im Sinne eines "Traitfaktors" harmonisieren. Klinisch entspricht dies dem Bild der von Wynne et al. (1958) definierten "Pseudogegenseitigkeit", die die interpersonale Differenzierung des Patienten erschwert.

Wir müssen bei der Beantwortung der Items Abwehrvorgänge bei den einzelnen Familienmitgliedern berücksichtigen. Nehmen sich klinische Familien als dysfunktionaler wahr, weil eines ihrer Familienmitglieder erkrankt ist, oder werden in diesen Familien, im Sinne des "Normalitätsdrucks", Probleme verleugnet ?

Diese Fragen können wir mit Hilfe der Kontrollskalen im Allgemeinen Familienbogen "Abwehr" und "Soziale Erwünschtheit" beantworten[1]. Je mehr die Werte in diesen Kontrollskalen über T = 50 hinausgehen, desto mehr muß die Validität der anderen Skalen bezweifelt werden. Bei Werten <60 kann von erheblichen Verzerrungen in den dann meist zu niedrigen FAM-Profilen ausgegangen werden. Abwehrprozesse und ein Verhalten, das sich an der sozialen Erwünschtheit orientiert, würden die Familien funktionaler erscheinen lassen als sie sind.

Während sich die Mittelwerte für die Kontrollskalen zwischen den "Normalfamilien" und den Familien mit einem schizophrenen Jugendlichen um T = 45 bewegen und sich nicht signifikant voneinander unterscheiden, finden wir einen signifikanten Unterschied in der Skala

---

[1]Die Ergebnisse für die Kontrollskalen sind graphisch nicht dargestellt.

"Abwehr" zwischen den "Normalfamilien" und den Familien mit einem neurotischen Mitglied. Der Wert für die Familienmitglieder mit einem neurotischen Jugendlichen liegt knapp unter T = 40 und zeigt damit eine erhebliche Verzerrung der Ergebnisse an. Die Patienten selbst tragen zu dieser Verzerrung in der Einschätzung der Gesamtfamilie deutlich bei. Abwehrvorgänge, wie z. B. die Projektion eigener Schuldgefühle auf andere, führen dazu, daß die Einschätzungen der familiären Dimensionen dysfunktionaler erscheinen als sie es in Wirklichkeit sind. Die Ergebnisse der clusteranalytischen Untersuchungen in Kapitel 7 weisen darauf hin, daß lediglich ein kleiner Prozentsatz der Familien mit einem neurotischen Mitglied erhebliche Diskrepanzen zwischen den Profilen der Familienmitglieder aufweist. Bei diesen Familien ist eine erhebliche Abweichung der Wahrnehmung durch die neurotische Verarbeitung anzunehmen. Die Verzerrung in Richtung Dysfunktionalität müssen wir bei der Interpretation der Ergebnisse dieser Familien in Rechnung stellen.

Skinner et al. (1983) haben darauf hingewiesen, daß in Familien mit einem identifizierten Patienten niedrige Werte für die "Soziale Erwünschtheit" und die "Abwehr" zu erwarten sind, wenn sie sich in der Klinik vorstellen. Diese Familien sind in Not und suchen Hilfe, insofern sind sie schneller bereit, bei sich selbst und in ihrer Familie Probleme zu sehen. In diesem Zusammenhang ist auch anzunehmen, daß Familien mit neurotischen Patienten ihren Anteil an der Entstehung der Erkrankung höher veranschlagen als Familien mit einem Schizophrenen. In der Regel teilen die Psychiater den Familien Schizophrener die genetische Komponente der Erkrankung mit, während dies bei den Familien neurotischer Patienten unterbleibt. Entsprechend werden Familien mit neurotischen Patienten selbstkritischer eingestellt sein. Dies führt in der Konsequenz zur Frage, ob der Fragebogen tatsächlich die familiären Schwächen und Stärken beschreibt, oder nicht nur die situationsabhängigen Einstellungen der Familienmitglieder mißt. Diese Fragen werden wir erst beantworten können, wenn wir die Ergebnisse, die wir mit Hilfe der Selbstberichtsmethoden erhalten, mit den Ergebnissen, die wir mit Hilfe der Fremdbeobachtung gewinnen, vergleichen.

Den Kurvenverläufen und den Tabellen der t-Test-Ergebnisse kann man entnehmen, daß der Anteil der Varianz der Patienten an den Ergebnissen für die Gesamtfamilie sehr groß ist. Die Ergebnisse in allen drei Bögen dokumentieren, daß im wesentlichen die Einschätzungen des Patienten dazu führen, daß die Mittelwerte für die Familien mit einem neurotischen Jugendlichen signifikant erhöht sind. Die hochsignifikanten Unterschiede in den Dyaden lösen sich bis auf eine 5 % Signifikanz in der

Skala "Kontrolle" auf, wenn die Einschätzungen der Patienten und die Einschätzungen der Beziehungen zum Patienten eliminiert werden. Bei den Familien mit psychotischen Jugendlichen erhält man besonders den Eindruck, daß die individuelle Problematik der Patienten das Bild der Familien prägt. Ihr Anteil an der Erklärung der Varianz der Ergebnisse auf den Ebenen der Dyaden und der Gesamtfamilie ist höher als jener der neurotischen Jugendlichen. Dies ist Ausdruck dafür, daß die individuell-biologische Komponente bei schizophrenen Patienten höher anzusetzen ist als bei neurotischen Patienten. Der Anteil der Erklärung der Varianz für die familiären Komponenten ist als geringer zu veranschlagen.

Wenn die Einschätzungen des Patienten in der Familie eine solche Bedeutung haben, muß für Forschungsstudien in diesem Bereich eine differenzierte Diagnostik über mehrere Ebenen, zumindest über die individuelle, die dyadische und die familiär-systemische Ebene, angestrebt werden. Die Diagnostik auf den drei Ebenen des FAM III zeigt, wie individuelle Krankheiten mit dyadischen Beziehungsstörungen und gesamtfamiliären Dysfunktionalitäten in Zusammenhang stehen. Es fällt auf, daß die meisten signifikanten Unterschiede in den dyadischen Einschätzungen der klinischen Gruppen gegenüber den Normalfamilien auftreten. Dies läßt sich so interpretieren, und das gilt für Familien mit psychotischen Patienten noch mehr als für jene mit neurotischen Patienten, daß vor allem die Dyaden belastet sind, während die gesamtfamiliären Funktionen so gut als möglich aufrechterhalten werden.

Ausgangspunkt für unsere Fragestellung war, daß in der Familientheorie zur Schizophrenie spezifische familiendynamische Variablen diskutiert werden, die in unmittelbarer Beziehung zur individuellen Psychopathologie stehen sollen. In unserer Vergleichsuntersuchung zwischen 12 Familien mit einem psychotischen, 12 Familien mit einem neurotischen und 12 sog. Normalfamilien finden sich solche eindeutigen Befunde nicht. Es zeigen sich aber unterschiedliche Ausprägungen von Schwächen und Stärken in bestimmten grundlegenden familiendynamischen Variablen. Familien mit einem neurotischen Jugendlichen nehmen erwartungsgemäß Probleme im emotionalen Bereich wahr, während Familien mit einem psychotischen Jugendlichen die Schwierigkeiten in den intrafamiliären Abstimmungs- und Anpassungsfunktionen angeben. Familien mit einem schizophrenen Jugendlichen schildern auffallend wenig Spannungen in ihren Familien. Dies kann mit dem Konzept der "Pseudogegenseitigkeit" in Zusammenhang gebracht werden. Da wir bei Familien mit einem neurotischen Mitglied eine Tendenz zur Verzerrung der Wahrnehmung durch das individuelle

Abwehrverhalten feststellten, müssen wir mit der Aussage zurückhaltend sein, daß diese Familien in manchen Skalen dysfunktionaler sind als Familien mit einem schizophrenen Jugendlichen.

Im Gegensatz zu vielen anderen Studien in diesem Bereich sind unsere Gruppen als Vergleichsgruppen angelegt, allerdings ist die Stichprobe noch viel zu klein, um sichere Aussagen machen zu können. Die Varianz im Datenmaterial ist durch die Komplexität der familiären Prozesse groß, so daß eine zufriedenstellende Sicherheit über Unterschiede zwischen den klinischen Gruppen im familiären Prozeß nur durch viel größere Stichproben erreicht werden kann. Die Untersuchung zeigt jedoch eindrucksvoll, wie wichtig die Diagnostik sowohl der individuellen als auch der familiären Komponenten ist. Aussagen über nur eine Komponente bleiben unvollständig.

Kapitel 7: Eine Familientypologie auf dem Hintergrund eines familiendynamischen Prozeßmodells

Die Ergebnisse der Vergleichsuntersuchung zwischen Familien mit einem neurotischen und einem schizophrenen Jugendlichen weisen nur wenig signifikante Unterschiede auf. Wir konnten einige unterschiedliche Ausprägungen von Schwächen und Stärken in bestimmten grundlegenden familiendynamischen Variablen feststellen. Familien mit einem neurotischen Jugendlichen beurteilen sich erwartungsgemäß als problematisch im emotionalen Bereich, während Familien mit einem psychotischen Jugendlichen die Schwierigkeiten in den intrafamiliären Abstimmungs- und Anpassungsfunktionen angeben. Kennzeichnend ist jedoch, daß sich beide klinische Gruppen von "Normalfamilien" in ihrer subjektiven Einschätzung deutlich unterscheiden.

Der Blick auf die Unterschiede zwischen den klinischen Gruppen sollte nicht darüber hinweg täuschen, daß die Kurvenverläufe viele Gemeinsamkeiten aufweisen. Die Diagnostik auf dem Hintergrund eines familiendynamischen Prozeßmodells führt zu keiner solch klaren Klasseneinteilung, wie sie durch die psychiatrischen Diagnosen vorgegeben wurde. Eine solche Klasseneinteilung, die auf der individuellen Psychopathologie beruht, impliziert eine unmittelbare Beziehung zwischen der Diagnose und einer definierten Schwäche (z. B. Verlust der Realitätsprüfung bei Wahnkranken).

Solche Eins-zu-eins-Beziehungen zwischen einer Krankheitsentität und einer definierten psychosozialen Konfiguration werden hauptsächlich in der psychosomatischen Literatur unter dem Begriff der "Spezifität" beschrieben. Die bekannteste Form der Spezifitätshypothese wurde für psychosomatische Erkrankungen von F. Alexander und Mitarbeitern (1968) formuliert. Thomä (1980) diskutiert die Spezifitätshypothese und lehnt eine spezifisch-kausale Genese für die psychosomatischen Erkrankungen ab. Meyer (1984) schlägt statt dessen die Untergliederung der Krankheitsentitäten in einige wenige taxonomische Untergruppen vor. Ein Prozentsatz von 15-20 % der psychosomatischen Fälle erachtet er als so variabel, daß sie diesen Untergruppen nicht zuzuordnen sind. Zur Typenbildung benützte Meyer verschiedene Clusterverfahren (zur Problematik der Methodik s. Richter et al. 1985). Mehrere Autoren (z. B. Deter 1986; Frank et al. 1987) versuchten für unterschiedliche psychosomatische Krankheitsbilder eine Unterteilung in Typen vorzunehmen.

Auch für die Familiendynamik werden solche kausal-genetischen Zusammenhänge zwischen einem bestimmten Krankheitsbild eines Familienmitglieds und einer bestimmten Störung der Familieninteraktion angenommen (Überblick bei Cierpka 1988b). Linear-kausale Spezifitätsannahmen, wie z. B. die "double bind" Hypothese, postulierten einen direkten Zusammenhang zwischen dieser Kommunikationsstörung in der Familie und der schizophrenen Erkrankung. Als die systemtheoretischen Konzepte verstärkt diskutiert wurden, rückten Annahmen über spezifische Interaktionsmuster in den Vordergrund. Minuchin et al. beschrieben die "psychosomatischen", Stierlin (1972) die "schizopräsenten", die "manisch-depressiven" Familien (Stierlin et al. 1986) usw. Simon (1988) hat eine Vergleichsuntersuchung zwischen diesen drei Gruppen vorgelegt. Eine dritte Art von Spezifitätsannahmen liegt der Hypothese zugrunde, daß in Familien Schizophrener Abweichungen der Kommunikation und ein erhöhtes Niveau von "Expressed Emotion" anzunehmen sind, die den Verlauf und die Prognose der Erkrankung verschlechtern (Goldstein und Strachan 1987).

Mehrere Gründe sind zu nennen, die ingesamt dazu führen und auch dazu führen mußten, daß Vergleichsuntersuchungen auf der Basis der psychiatrischen Klassifikation der Patienten wenig erfolgreich bleiben. Die theoretischen Bedenken erscheinen gravierender als die methodische Kritik an den Studien.

1. Im empirisch traditionellen Fahrwasser bleibt die methodische Kritik an den gruppenstatistischen Arbeiten von Jacob (1975). Jacob (s. S. 52) übt keine Kritik an den korrelativen Studien selbst. Er schlägt nur vor, die Vergleichsstudien empirisch "sauberer" durchzuführen und sie durch validierende Studien zu ergänzen. Er bleibt insofern traditionell, als er lediglich die Durchführung der Methodik bemängelt.

2. Gewichtiger ist, daß es sich bei den meisten Untersuchungen um retrospektive Studien handelt. Solche Untersuchungen lassen keine Aussagen mehr zu, ob die festgestellte Kommunikationsstörung oder der hohe familiäre Affekt Ursache für oder Folge der Erkrankung des Patienten darstellen. Dadurch, daß die Forschung sich lange Zeit auf die Familien mit Schizophrenen konzentrierte, wurde erst spät festgestellt, daß z. B. "double binds" auch in anderen Familien zu diagnostizieren sind (Sluzki und Veron 1972; Berger 1978; Grunebaum und Chasin 1980) und eben nicht pathognomonisch für Familien Schizophrener sind. Die korrelativ festgestellte Koexistenz von individueller Erkrankung und spezifischer Familienkonstellation kann nicht beweisen, daß die Familienstruktur zeitlich vor der individuellen Erkrankung

anzusetzen ist. Fragen nach Ursache und Folge lassen sich in der Regel nur durch aufwendige, möglichst schon vor der Geburt des "High Risk" Kindes beginnende Studien beantworten.

Es gibt kaum longitudinale Studien, die prospektive Aussagen machen und die zu interessanten Ergebnissen führen könnten. Die Untersuchungen von Goldstein und Mitarbeitern und ihre methodischen Probleme wurden bereits erwähnt. Die High Risk Studien und die Adoptionsstudien sind ebenfalls prospektiv angelegte Untersuchungen. Zwei der interessantesten Arbeiten stammen von Wynne et al. (1976) und von Tienari et al. (1985). Im Hinblick auf die Diskussion über Ursache und Folge weist die Untersuchung von Wynne et al. ein wichtiges Resultat auf. Während die biologischen Eltern in bezug auf das Ausmaß der Psychopathologie gegenüber den späteren Adoptiveltern der Schizophrenen erhöhte Werte zeigten, konnten keine Unterschiede im Ausmaß der Kommunikationsabweichungen gefunden werden. Die Werte für die Adoptiveltern waren zudem noch signifikant höher als für die Adoptiveltern einer Kontrollgruppe mit klinisch unauffälligen Kindern. Diese Ergebnisse könnten auch dafür sprechen, daß die gemessenen Abweichungen in der Kommunikation bei den Eltern durch den Patienten verursacht werden. Die anderen familiären Kategorien in diesen Studien sind unspezifisch. Sie sind eher Aussagen über die Ressourcen der Familien oder/und der Qualität der Familieninteraktion insgesamt.

3. Die in den Spezifitätsannahmen enthaltenen linearen Formulierungen erklären nicht, warum Kinder und Jugendliche bei einer gegebenen spezifischen Familienkonstellation auch ganz andere Krankheitsbilder entwickeln können oder sogar klinisch unauffällig bleiben. Die klinische Erfahrung zeigt, daß Kinder auf familiäre Belastungen, wie z. B. die Scheidung der Eltern oder den Tod eines Elternteils ganz verschieden reagieren. Das verschiedene Alter, Geschlecht oder die Reihenfolge in der Geschwisterkonstellation spielen als sog. äußere Parameter eine entscheidende Rolle. Darüber hinaus ist die subjektive Bedeutung des Ereignisses wesentlich. Dies führt zur Anerkennung der individuellen, inneren Verarbeitung von familiären Problemen im Zusammenhang mit der ganz unterschiedlichen genetischen Ausstattung und dem Temperament des Kindes.

4. In Umkehrung zur vorherigen Aussage können wir feststellen, daß Kinder oder Jugendliche mit einer ganz bestimmten Erkrankung in völlig verschiedenen Familien leben können. Charakteristischerweise werden in Vergleichstudien kaum Hypothesen formuliert, warum man

die gesuchten Interaktionsmuster in manchen Familien nicht fand. Eine Familie kann ebenfalls sehr unterschiedlich auf die Erkrankung eines einzelnen reagieren. Wenn diese lineare Formulierung zirkulär gedacht wird, kann man immer noch davon ausgehen, daß es zu sehr unterschiedlichen Interaktionsmustern zwischen den individuellen Verhaltensabweichungen und der Interaktion der Familie kommen muß. Auch hier lassen sich wieder äußere Parameter, wie z. B. die lebenszyklische Phase der Familie und innere Parameter, wie z. B. die Konstruktion der familiären Wirklichkeit ("Familienparadigma" in: Reiss 1981; Reiss und Klein 1987) voneinander unterscheiden. Diese Parameter sind als entscheidend anzusehen, wie die individuelle Problematik mit der Familiendynamik verknüpft wird.

5. Die bisherigen Interaktionsstudien weisen noch eine weitere, entscheidende Schwäche auf: Die Studien gehen davon aus, daß sich Familien mit einem psychisch kranken Mitglied durch dysfunktionale Interaktionsmuster von sog. Normalfamilien unterscheiden. Es wird nicht diskutiert, daß sich möglicherweise Unterschiede lediglich entlang einem Kontinuum der Gestörtheit dieser Interaktionsmuster zeigen. Das würde bedeuten, daß die graduelle Dysfunktionalität das Unterscheidungskriterium darstellt. Eine solche Hypothese verschiebt die Akzentuierung von den spezifischen Annahmen über Entstehung und Aufrechterhaltung einer Erkrankung auf deren Bewältigung. Die Bewältigung wird von einem generellen Faktor abhängig, den man als "familiäres Coping" definieren kann. Dieser Faktor beinhaltet dann das Ausmaß an Adaptabilität, Kommunikation, affektivem Engagement usw. Je nach Qualität des "Coping" werden "double binds", "High Expressed Emotions", "Communication Deviances", oder Grenzenstörungen mehr oder weniger gut verarbeitet. Das Ausmaß dieser Phänomene ist dann nur noch *eine* Größe, die Qualität des Coping bestimmt mit, wieviel sich davon für die Familie und das Individuum pathologisch auswirkt.

Statt der Suche nach spezifischen Charakteristika in Familien mit bestimmten Krankheiten, schlagen wir die Entwicklung einer Typenbildung auf der Basis der familiendynamisch relevanten Variablen vor, die für klinische und nichtklinische Familien unabhängig vom Krankheitsbild Gültigkeit besitzt. Methodisch wenden wir Clusteranalysen an, die die Klassifikation von Familien in Gruppen vornimmt. Unseres Wissens liegen bislang keine clusteranalytische Arbeiten zur empirischen Entwicklung bestimmter Familientypen vor, die einem Krankheitsbild zuzuordnen oder sogar völlig unabhängig von der psychiatrischen Klassifikation sind. Lediglich in der Entwicklung von bestimmten Paarbeziehungsmustern wurden diese Verfahren bislang angewandt. Reiter (1983) nahm eine eigene Typenbildung von Paarstrukturen auf der Basis des Giessen-Paar-Tests (Brähler und Beckmann 1987) vor. Inzwischen arbeiteten Brähler und Mitarbeiter sowohl für klinisch unauffällige als auch für klinisch auffällige Paare (Brähler 1986; Brähler und Brähler 1987) mit Hilfe von Q-Analysen auf der Basis von GTs von mehreren tausend Paaren klinisch sehr nützliche Beziehungsmuster heraus. Er konnte hierfür auf die Daten der vielen Untersuchungen mit dem Giessen-Paar-Test zurückgreifen, die inzwischen hauptsächlich in dem psychosomatischen Fachgebiet durchgeführt werden.

Einer Typenbildung von Familien auf der Basis der Auswertung der Familieneinschätzungs-Bögen kann hier nur vorläufigen Charakter zukommen. Unsere Gesamtstichprobe von 103 Familien ist für eine klinisch relevante Aussage in dieser Hinsicht viel zu klein. Allerdings erlaubt die clusteranalytische Untersuchung mit unserer Stichprobe eine Aussage darüber, ob die Einteilung in die Gruppen "Familien mit einem schizophrenen Jugendlichen" und "Familien mit einem neurotischen Jugendlichen" gerechtfertigt ist. In einem ersten Untersuchungsschritt werden wir deshalb versuchen, diese Frage zu beantworten. Erst im zweiten Teil dieses Kapitels werden einige Überlegungen zur Typenbildung von klinisch unauffälligen und von klinisch auffälligen Familien vorgestellt.

7.1 Beschreibung der Stichprobe

Für die nachstehend beschriebene Untersuchung benützten wir die Daten von 103 Familien, allerdings beschränkt auf Vater, Mutter und einer/m Adoleszenten. Bei den klinischen Familien war der/die Adoleszente stets auch der/die Patient/in. Diese Reduzierung der Familienmitglieder war wegen der unterschiedlichen Kinderzahl notwendig. Die Gewinnung der Stichprobe der "Normalfamilien" haben wir oben beschrieben (s. 6.1) Die Diagnosen der klinisch auffälligen Jugendlichen verteilen sich folgendermaßen: von den 38 Jugendlichen waren 14 zum ersten Mal an einer akuten Psychose aus dem schizophrenen Formenkreis erkrankt. Die Diagnosen der Subtypen erfolgte nach den Kriterien des ICD-9 (s. Tab. 7.1). 23 Jugendliche litten an einer psychischen Störung, die unter den Überbegriffen der Neurosen, der Persönlichkeitsstörungen und der Anpassungsstörungen (entsprechend der Klassifikation im ICD-9) einzuordnen waren.

Die nähere Beschreibung der Familiendaten sind den Tabellen 7.6 und 7.8 (im Anhang) zu entnehmen. Im Abschnitt 7.4 werden die Stichproben für die klinische Gruppe und die Normalfamilien getrennt charakterisiert.

Diagnosen	Zahl	ICD-Nr.
Schizophrene Psychose, paranoide Form	13	295.3
andere Schizophrenieformen	2	295.8
Angstneurose	1	300.0
Zwangsneurose	2	300.3
Herzneurose	1	306.2
Stottern	1	307.0
Anorexia nervosa	4	307.1
andere Eßstörungen	2	307.5
Enuresis	1	307.6
Akute Belastungsreaktion mit vorwiegend emotionaler Störung	2	308.0
Länger dauernde depressive Störung	2	309.1
Anpassungsstörung mit vorwiegend emotionaler Symptomatik	4	309.2
Anpassungsstörung vorwiegend im Sozialverhalten	1	309.3
Beziehungsschwierigkeiten im Jugendalter	2	313.3

Tabelle 7.1: Die ICD-Diagnosen der klinisch auffälligen Jugendlichen

7.2 Methodik der Clusteranalysen

Die clusteranalytischen Verfahren bilden innerhalb multivariater statistischer Analyseverfahren eine eigenständige Gruppe, die sich mit der Klassifikation von Objekten mit Hilfe eines Ähnlichkeits- bzw. Unähnlichkeitskonzepts befaßt. Ziel der Clusteranalyse ist es, Zufallsstichproben (Objekte), die durch bestimmte Merkmalsvektoren gekennzeichnet sind, in Klassen (Cluster) einzuteilen. Objekte, die demselben Cluster zugewiesen werden, sollen sich möglichst wenig, Objekte aus verschiedenen Clustern sollen sich möglichst deutlich unterscheiden. Die Interpretation der gefundenen Cluster fällt unter den Begriff der "Typisierung". Man kann Clusteranalysen als Hilfe zur Typenbildung auffassen.

Eine solche Clusterbildung ist methodisch in zwei Richtungen sinn-voll: Erstens kann die Hypothese, welche eine Klasseneinteilung defi-niert, überprüft werden, zweitens kann eine unbekannte Struktur, die in der Stichprobe vermutet wird, sichtbar gemacht werden. Für unsere Fragestellungen folgen wir beiden Richtungen, allerdings mit den ge-nannten Einschränkungen für die Typenbildung.

Die Methoden der Clusteranalyse unterscheiden sich in drei Aspek-ten (s. d. Deichsel und Trampisch 1985): Erstens hängen sie davon ab, in welcher Einheit die Objekte gemessen werden (unsere Skalenwerte im FAM sind metrisch), zweitens unterscheiden sie sich im verwendeten Ähnlichkeits- bzw. Distanzmaß, drittens sind die Prinzipien zur Cluster-bildung (Algorithmen) verschieden.

Für die clusteranalytische Identifikation von statistisch unterscheid-baren und klinisch relevanten Untergruppen wurde von uns das Pro-grammsystem CLUSTAN 3.2 (Wishart 1987) eingesetzt. Folgende Clusteranalyseverfahren, die alle Teil des Programmsystems CLUSTAN sind, wurden angewandt (wobei unterschiedliche Clusteralgorithmen und Distanzmaße verwendet wurden):

1. Cluster

Hierarchisch-agglomerativ fusionierendes Verfahren mit ESS (euclidian sum of squares) als Distanzmaß (*Wards*-Methode). Zu Beginn bildet jedes Objekt - hier jede Familie - ein eigenes Cluster. In n-k Ver-einigungsschritten werden dann jeweils die zwei ähnlichsten Cluster zusammengefaßt. Hierarchische Clusteranalysen streben eine Optimie-rung der Clusterbildung in einer Folge von n Partitionen auf unter-schiedlichem Homogenitätsniveau an. Das Prinzip der Hierarchizität im-pliziert dabei die Nicht-Revidierbarkeit der Zuordnung eines Objekts zu einem Cluster. Bei der *Wards*-Methode, auch als "error sum of squares Methode" bezeichnet, werden in jedem Agglomerationsschritt jene Cluster vereinigt, deren Fusion den geringsten Zuwachs der Fehler-quadratsumme bedeutet. Die "error sum of squares" ist gleich der Summe der quadrierten euklidischen Distanzen der Objekte zum Centroid des jeweiligen Clusters. Die *Wards*-Methode findet kugel-förmige Minimum-Varianz-Cluster, da auf jeder Fusionsstufe Cluster gebildet werden, indem die Fehlerquadratsumme innerhalb der Cluster minimiert und zwischen den Clustern maximiert werden. Für dieses Verfahren benützen wir das Stichwort *Clus-Ward.*

2. Relocate

Hierbei handelt es sich um ein partitionierendes iterativ-partielles Verfahren. Partitionierende Clusteranalysen definieren bei vorgegebener Anzahl von k der Cluster die Clustergrenzen derart, daß eine im Hinblick auf ein gewähltes Optimierungskriterium möglichst gute Partition der Objekte in die Cluster resultiert. Bei iterativen Verfahren wird versucht, ausgehend von einer vorgegebenen Ausgangspartition das gewählte Kriterium durch iteratives Verschieben einzelner Objekte von einem Cluster in ein anderes, die Cluster hinsichtlich der Maximierung der internen Homogenität schrittweise zu optimieren. Die Revidierbarkeit von Zuweisungen zur Verbesserung der Partition ist somit zentrales Moment dieser Verfahren. *Relocate* beruht auf einem k-means Algorithmus (Berechnung der Centroide nach jeder Neuzuordnung eines Objekts) nach McQueen (1967).

Zur Bestimmung der Ausgangspartitionen gibt es mehrere Möglichkeiten. *Relocate* kann mit ESS als Distanzmaß und willkürlicher Ausgangspartition arbeiten (Stichwort: REL-ESS). Relocate-Ausgangspartitionen können aber auch mit Hilfe der Distanzmaße SID (size difference) und SHD (shape difference) erstellt werden (Stichwort REL-SID und REL-SHD). Die mit *Relocate* und *Size Difference* erzeugte Partitionen sind orthogonal zu solchen, die mit *Shape Difference* gebildet wurden. Die Distanzmaße SID und SHD sind nach Wishart (1987) ideal zur Erzeugung von Ausgangspartitionen für REL-ESS ("part optimum") als Distanzmaße. Wenn sich jeweils die gleiche ESS-Clusterlösung (hinsichtlich Anzahl der Cluster und Clusterstruktur) von unterschiedlichen Ausgangsbedingungen (willkürliche, Size und Shape-Ausgangsklassifikation) ergibt, kann davon ausgegangen werden, daß ein globales Optimum für eine "euclidean sum of squares" Klassifikation gefunden wurde. Andersherum ausgedrückt: Bei genügender Prägnanz der Cluster müßten alle drei *Relocate*-Verfahren die gleiche Clusterstruktur liefern und zu übereinstimmenden Clusterlösungen hinsichtlich der Anzahl führen.

Bei allen clusteranalytischen Verfahren besteht die Schwierigkeit darin, die "angemessene" Anzahl von Clustern zu bestimmen. Letztendlich gibt es keine eindeutigen statistischen Kriterien zur Bestimmung der Clusteranzahl. Blashfield (1980) betont, daß in jedem Datenset unabhängig von dessen tatsächlicher Struktur eine Aufteilung in Klassen gefunden wird. Für die Identifikation der optimalen Lösung werden genauso Kriterien der klinischen Relevanz als auch statistische Hinweise herangezogen. Für eine prägnante Clusterlösung sprechen z. B. eindeutige Hinweise i. S. einer sprunghaften Veränderung der Fehlerquadratsumme (Gesamtsumme aller Distanzen zwischen Objekten und Clustern) in Abhängigkeit von der Anzahl der Cluster ("scree test"). Mit dieser Möglichkeit wird versucht, ein Optimum an Informationen für eine Clusterlösung zu sichern. Wenn eine sprunghafte Verringerung solcher Informationen bzw. ein sprunghafter Anstieg der Fehlerquadratsumme von einer Lösung (z. B. 6er-Clusterlösung zur 5er-Clusterlösung) vorliegt, würde man die 6er-Lösung bevorzugen. Eine noch größere Sicherheit über die gefundene Clusterlösung erhält man, wenn diese Untergruppenstruktur mit Hilfe verschiedener clusteranalytischer Verfahren repliziert wird. Man spricht dann auch von der "Stabilität" der Clusterstruktur. Befriedigend wird das Ergebnis allerdings erst dann, wenn die Klassifikation klinisch sinnvoll ist. Für die Validität der gewählten Clusterlösung ist der klinische Eindruck entscheidend.

Die o. g. Clusterverfahren kamen bei erstens allen Familien, zweitens nur bei den Normalfamilien, und drittens nur bei den klinischen Familien zur Anwendung. Für unsere erste Fragestellung, ob die Einteilung in die Gruppen - Familien mit einem schizophrenen Jugendlichen und Familien mit einem neurotischen Jugendlichen - gerechtfertigt ist, unterzogen wir alle Familien diesen Verfahren. Für den zweiten Untersuchungsschritt, die Bildung von Familientypen, unterteilten wir unsere Stichprobe in klinisch unauffällige und klinisch auffällige Familien. In die Stichprobe aufgenommen wurden nur vollständige Kernfamilien, bestehend aus Vater, Mutter und Jugendlichem. Das Datenmaterial umfaßte die Skalenwerte der 7 Skalen im Allgemeinen Familienbogen. Jede Familie wurde somit durch 3 x 7 = 21 Variablenwerte gekennzeichnet.

Wir berechneten Kreuztabellen der Objektzuordnungen der *Clus-Ward* und *Relocate*-Clusterlösungen (vollständiger Paarvergleich aller gewählten Lösungen), um die Übereinstimmung der Klassifikationen der verschiedenen Verfahren zu überprüfen, und zwar jeweils für alle Familien, die klinisch unauffälligen und die klinisch auffälligen Familien. Zur Kreuztabelle: Jede Partitionierung wird mit jeder kreuztabelliert. Unterscheiden sich zwei Clusterlösungen vollständig voneinander, so sind alle 103 (bzw. NF 65/klinisch 38) Familien über alle Zellen zufällig verteilt (Nullhypothese). Bei identischer Klassifikation sind nur die der gewählten Clusterlösung entsprechenden Zellen der Kreuztabelle besetzt. In der Tab. 7.2 sind die Kontingenzkoeffizienten für die paarweise Kreuztabellierung der verschiedenen Cluster-Partitionen dargestellt. Die Berechnung erfolgte mit Hilfe von Cramers V und des symmetrischen Lambda-Koeffizienten. Tab. 7.3 gibt die prozentuale Übereinstimmung der richtig zugeordneten Objekte für die verschiedenen Clusterverfahren und die unterschiedlichen Stichproben wieder.

Für die drei *Relocate*-Lösungen mit unterschiedlicher Ausgangspartitionierung (willkürliche und "part optimum" Klassifikation) ergaben sich hohe Kontingenzkoeffizienten bzw. hohe prozentuale Überein-
stimmungen in den Objektzuordnungen für alle drei Stichproben. Aber
auch der Vergleich zwischen *Relocate* und *Clus-Ward* zeigt noch eine
gute Übereinstimmung der Objektzuordnung, erwartungsgemäß jedoch
schlechter als beim Vergleich der verschiedenen *Relocate*-Verfahren
untereinander. Die Ergebnisse des Vergleichs *Relocate* und *Clus-Ward*
fallen für die klinisch unauffälligen Familien etwas ab, weil *Clus-Ward*
eine andere Clusterlösung (5er-Lösung) für diese Stichprobe präferiert.
Die beste Übereinstimmung findet sich bei den Familien mit einem
klinisch auffälligen Jugendlichen.

| | Cramer V | | | |
	REL-SID	REL-SHD	REL-ESS	Ward
Lambda-symmetr.				
REL-SID		0.90 1.00 1.00	1.00 0.96 1.00	0.81 0.84 0.94
REL-SHD	0.92 1.00 1.00		0.90 0.96 1.00	0.93 0.84 0.94
REL-ESS	1.00 0.95 1.00	0.92 0.95 1.00		0.81 0.87 0.94
Ward	0.79 0.81 0.95	0.86 0.81 0.95	0.79 0.82 0.95	

Obere Reihe: Familien mit klinisch unauffälligen Jugendlichen
mittlere Reihe: Alle Familien
untere Reihe: Familien mit klinisch auffälligen Jugendlichen

Tabelle 7.2 :Die Kontingenzkoeffizienten für die Clusterverfahren

	REL-SID	REL-SHD	REL-ESS
REL-SHD	93,8 100,0 100,0		
REL-ESS	100,0 97,4 100,0	93,8 97,4 100,0	
Ward	83,1 85,7 100,0	89,2 85,7 97,3	83,1 86,8 97,3

Obere Reihe: Familien mit klinisch unauffälligen Jugendlichen
mittlere Reihe: Alle Familien
untere Reihe: Familien mit klinisch auffälligen Jugendlichen

Tabelle 7.3 Die prozentuale Übereinstimmung der richtig zugeordneten Objekte

7.3 Werden schizophrene und neurotische Patienten und ihre Familien verschiedenen oder gleichen Clustern zugeteilt?

Zur Identifizierung brachten wir sowohl das hierarchisch-agglomerative Verfahren *Cluster* als auch das partitionierend-iterative Verfahren *Relocate* zur Anwendung. Der Verlauf der Fehlerquadratsumme von CLUS-Ward spricht für eine 3er- oder 6er-Lösung. Ein im Programmpaket vorhandener Test für die Überprüfung der signifikanten Anzahl von Clustern (rules) bestätigt das obige Ergebnis. Die Fehlerquadratsummen der Relocate-Verfahren weisen in keiner der drei Kurven (REL-ESS, REL-SID, REL-SHD) einen deutlichen Sprung im Verlauf auf. Die drei Kurven zeigen jedoch einen nahezu identischen Verlauf. Auch hier bietet sich wiederum die 6er-Lösung an, weil erstens die Fehlerquadratsumme bis einschließlich der 6er-Lösung identisch ist, was nach Wishart (1987) für eine hohe Stabilität der Partitionierung spricht, und zweitens der erste größere Sprung im Verlauf von der 6er- zur 5er-Lösung zu verzeichnen ist.

Wir verzichten auf eine Darstellung der Kurven für die Fehlerquadratsumme und auf eine genauere Diskussion der Clusterlösungen (s. Anhang 8). Für unsere Fragestellung in diesem Abschnitt sind die Ergebnisse der Diagnosenverteilung in den 6 Clustern entscheidend. Tab. 7.4 zeigt die Verteilung der Diagnosen, wiederum getrennt für die verschiedenen clusteranalytischen Verfahren. REL-SID und REL-SHD ordneten die Familien den selben Clustern zu.

Bei der Durchsicht der Ergebnisse finden sich keine eindeutigen Zuordnungen der Familien mit einem neurotischen und einem psychotischen Jugendlichen zu bestimmten Clustern. Zu berücksichtigen ist, daß die Zahl der psychotischen Patienten (n = 15) geringer ist als die der neurotischen Patienten (n = 23). In den zahlenmäßig größeren Clustern (Cluster 1, 2, 3) finden sich sowohl Normalfamilien als auch die klinisch auffälligen Familien. Die Cluster 4, 5, 6 sind dadurch charakterisiert, daß jeweils nur Familien aus einer klinischen Gruppe zugeordnet werden (bezogen auf die Ergebnisse von REL-ESS). Cluster 6 weist in allen clusteranalytischen Verfahren keine Familie mit einem psychotischen Jugendlichen auf. Allerdings handelt es sich hier um ein sehr kleines Cluster (n = 6 bzw. 4). Im REL-ESS-Verfahren trifft dies auch für Cluster 5 zu. Im Cluster 4 findet man dagegen nur Familien mit einem neurotischen Jugendlichen. In den Clustern 3 und 5 finden wir überwiegend klinische Familien. Dies ist umso auffälliger, als dies bei allen clusteranalytischen Verfahren zum Ausdruck kommt und die Normalfamilien in der Überzahl sind. Dies weist darauf hin, daß bei der

	Cluster 1	Cluster 2	Cluster 3	Cluster 4	Cluster 5	Cluster 6
Clus-Ward	16 NF 4 N 3 P	13 NF 4 N - P	10 NF 7 N 5 P	19 NF - N 5 P	3 NF 6 N 2 P	4 NF 2 N - P
REL-SID REL-SHD	18 NF 5 N 4 P	18 NF 4 N 1 P	10 NF 6 N 5 P	13 NF - N 4 P	3 NF 7 N 1 P	3 NF 1 N - P
REL-ESS	17 NF 4 N 5 P	18 NF 4 N 1 P	10 NF 6 N 5 P	13 NF - N 4 P	3 NF 7 N - P	4 NF 2 N - P

N= Familien mit einem neurotischen Jugendlichen
P= Familien mit einem schizophrenen Jugendlichen
NF= Familien mit einem klinisch unauffälligen Jugendlichen

Tabelle 7.4: Die Verteilung der Diagnosen und der klinisch unauffälligen Familien in den 6 Clustern aller Familien (n = 103)

Klassifikation möglicherweise klinisch unauffällige von klinisch auffälligen Familien getrennt wurden. Diese Tatsache führte zur Überlegung,
die Bildung der Familientypen für die beiden Stichproben in Abschnitt
8.4 getrennt vorzunehmen.

Um den Eindruck zu bestätigen, daß in der Clusterlösung eine Trennung von klinischen und nichtklinischen Familien, und zu einem geringeren Teil auch eine Trennung von Familien mit neurotischen und psychotischen Patienten nicht nur zufällig zustandekam, berechneten wir für
die verschiedenen Clusterlösungen die Ergebnisse im Chi-Quadrat-Test.
Tab. 7.5 zeigt die prozentualen Anteile der Gruppen für jedes Cluster,
und zwar für die REL-ESS-Lösung. Der Chi-Quadrat-Test bestätigte die
Trennung zwischen den Clustern auf dem 1%-Signifikanzniveau.

	Clust 1	Clust 2	Clust 3	Clust 4	Clust 5	Clust 6	Total
NF	65,4	78,3	47,6	76,5	30,0	66,7	63,1
N	15,4	17,4	28,6	0,0	70,0	33,3	22,3
P	19,2	4,3	23,8	23,5	0,0	0,0	14,6
Total	100,0	100,0	100,0	100,0	100,0	100,0	100,0

Tabelle 7.5: Die prozentualen Anteile der Familien in jedem Cluster (REL-ESS-Klassifikation)

Man gewinnt den Eindruck, insbesondere bei den ersten beiden
Clustern, daß bestimmte Strukturen von Familien, die sich mit Hilfe der
Skalen des ”Familienmodells” beschreiben lassen, sowohl für die klinisch
unauffälligen als auch für beide klinische Gruppen zutreffen. Die Profile
über die Skalen (s. Anhang 8) zeigen bei diesen beiden Clustern für die
einzelnen Mitglieder einen homogenen Verlauf. Dies trifft auch für
Cluster 4 zu, in dem sich außer den Normalfamilien nur Familien mit
Schizophrenen befinden. Diese Familien sehen sich alle als relativ
funktional an. Die Profile in den beiden Clustern 5 und 6 weisen jedoch
erhebliche Diskrepanzen in den Einschätzungen der einzelnen
Familienmitglieder auf. Diese Diskrepanz in den Einschätzungen scheint
für Familien mit einem neurotischen Jugendlichen charakteristisch zu
sein, da sich in diesen Clustern ein hoher Prozentsatz dieser Familien befindet.

Die Klassifikation der Familien mit Hilfe clusteranalytischer Verfahren zeigt, daß ein Großteil der Familien (ungefähr zwei Drittel der Familien) unabhängig von den individuellen psychiatrischen Diagnosen in Clustern gemischt werden. Ein wesentlich kleinerer Teil findet sich in Clustern, die sich durch die Diskrepanz in den Profilen von den anderen unterscheiden. Hierbei handelt es sich nur um Familien mit neurotischen Mitgliedern.

7.4 Ein erster Schritt zur Bildung von Familientypen auf dem Hintergrund des "Familienmodells"

Die Entwicklung von Typologien helfen dem Wissenschaftler, Phänomene zu konzeptualisieren und sie zu ordnen. Der große Vorteil in der Typenbildung besteht darin, daß aus der Klassifizierung eine Charakterisierung von gemeinsamen Phänomenen der Elemente in einer Klasse hervorgeht. Die Typenbildung simplifiziert insofern, gleichzeitig erlaubt die Reduktion der Varianz eine größere Überschaubarkeit und Ökonomisierung. Außerdem können Vorhersagen über ein Element gemacht werden, wenn es einer bestimmten Klasse angehört.

Unserer Suche nach Familientypen liegt die Hypothese zugrunde, daß natürliche Klassen gebildet werden, die aufgrund der Interaktion relevanter familiärer Dimensionen vorhanden sind. Auf der theoretischen Basis dieses "dimensionalen Modells" (Fisher 1977), das eine individuelle, krankheitsbezogene Kategorisierung der Familie ablehnt und die Familien auf einem Kontinuum von verschiedenen Dimensionen einstuft, sind Ähnlichkeiten und Unterschiede zwischen den Dimensionen zu erwarten.

Solche Dimensionen sind im Familieneinschätzungs-Bogen als Skalen operationalisiert. Eine Typologie der Familien muß sich über die Gruppierung von Familien zu Klassen (Clustern) ergeben, wenn Ähnlichkeiten in bestimmten Skalenausprägungen bestehen. Für die nachfolgenden clusteranalytischen Verfahren benützen wir wiederum die 3 x 7 = 21 Skalenwerte im Allgemeinen Familienbogen für jede Familie, deren Analyse über Ähnlichkeiten und Unterschiede von Familien Auskunft geben.

7.4.1 Typenbildung für die Normalfamilien

Während wir im Clus-Ward-Verfahren beim Auftragen der Fehlerquadratsumme einen sprunghaften Anstieg der Fehlerquadratsumme im

Verlauf bekommen, der für eine 5er-Lösung spricht, erhalten wir in den Relocate-Verfahren für die 6er-Lösung einen nahezu identischen Verlauf der Kurven. Dieses Ergebnis wird bestätigt durch den Vergleich der Objektzuordnungen, die bei SID und ESS vollständig übereinstimmen. Wegen der unterschiedlichen Clusteranzahl in den Verfahren haben wir für Relocate einen bestimmten Schwellenwert angegeben, den wir aus der Matrix der Fehlerquadratsumme heraus festlegten. Wir beabsichtigten damit, jene Familien aus der Clusterzuordnung zu eliminieren, die wegen ihrer großen Variabilität nur schwierig, und damit unter größerem Informationverlust, Clustern zuzuordnen sind. Dieses Vorgehen führt nach Meyer (1984) zu einer besseren "Stabilität" (also kleineren Varianzen innerhalb der Cluster und größerer Konvergenzen zwischen den einzelnen clusteranalytischen Lösungen). Das Verfahren *Relocate-thresh* führte ebenfalls zu einer 5er-Lösung. Tatsächlich stellten wir jedoch fest, daß diese Lösung klinisch weniger interessant ist als die jener Relocate-Lösung, bei der wir keinen Schwellenwert vorgaben. Wir haben deshalb die Entscheidung zugunsten der 6er-Cluster-Lösung getroffen.

Die Abb. 7.1.1-6 gibt die 6er-Clusterlösungen (Anhang 9) wieder. Tab. 7.6 (Anhang 6) charakterisiert die Cluster zusätzlich mit Hilfe der Familiendaten. Die Interpretation erfolgt nach den Richtlinien im Anleitungsheft zum FAM III. Als Kriterium wird erstens das Niveau der Kurven herangezogen, zweitens die Aufteilung der Kurven durch die verschiedenen Familienmitglieder, drittens die Diskrepanzen zwischen den Profilen und viertens die Ausprägungen der einzelnen Skalenwerte. Die Vorstellung der Cluster folgt inhaltlichen Gesichtspunkten.

Cluster 1 (n = 18)
Die Cluster 1 und 5 sind die umfangreichsten Untergruppen und zugleich jene Cluster, deren Kurven eng beieinander liegen und im Niveau relativ gleichmäßig verlaufen. Im Cluster 1 finden sich alle Skalenwerte zwischen 40 und 50, also im niedrigeren, d. h. funktionaleren Bereich des Durchschnitts. Besonders die Kinder nehmen in ihren Familien Stärken wahr. Die gleiche Wahrnehmung aller familiärer Dimensionen von allen Familienmitgliedern spricht für viele Ressourcen und eine sehr gute Familienfunktionalität.

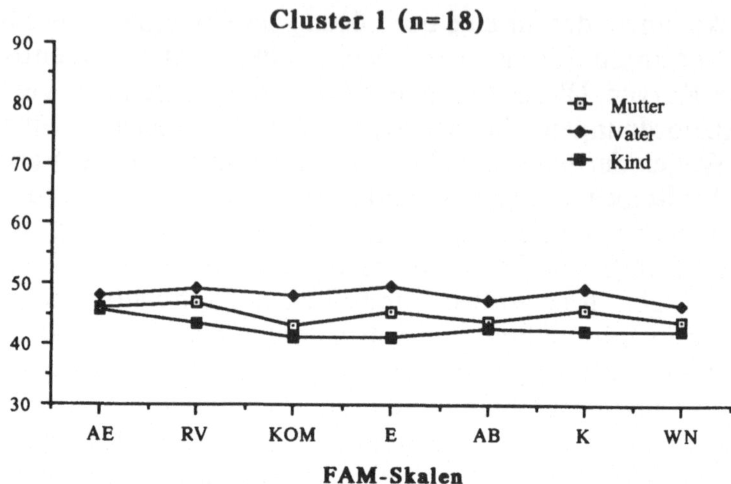

SUM=Summe, AE=Aufgabenerfüllung, RV=Rollenverhalten, KOM=Kommunikation,
E=Emotionalität, AB=Affektive Beziehungsaufnahme, K=Kontrolle, WN=Werte und Normen

Abb. 7.1.1: Cluster 1 der Normalfamilien

Überwiegend handelt es sich in diesem Cluster um Ein-Kind-Familien. Die Kinder sind noch relativ jung (Alter x = 15,2) und gehen meistens noch zur Schule. Es handelt sich um Mädchen, die offensichtlich in
der Familie zu wenig Konflikten Anlaß geben.

Cluster 5 (n = 19)

Auch in diesem Cluster liegen die Profile der Familienmitglieder eng
beieinander, allerdings auf einem etwas höheren Niveau (T-Werte zwischen 45 und 55) als in Cluster 1. Die Mütter haben meistens die höchsten
Skalenwerte, d. h. sie beurteilen die Familie etwas kritischer bezüglich
"Rollenverhalten", "Emotionalität" und "Kontrolle". Die Väter
beurteilten die Familie in den Skalen "Kommunikation" und "Affektive
Beziehungsaufnahme" als funktionaler. Möglicherweise führen diese
Disharmonien in den Wahrnehmungen zur etwas schlechteren Funktionalität gegenüber Cluster 1. Dafür spricht auch die Unterschiedlichkeit
der Wahrnehmungen aller Mitglieder im Bereich der "Werte und Normen". Familiäre Konflikte, die sich um Rollenabsprachen und Abstim-
mung von familiären Pflichten zentrieren, sind erwartungsgemäß mit
affektiven Auseinandersetzungen verbunden .

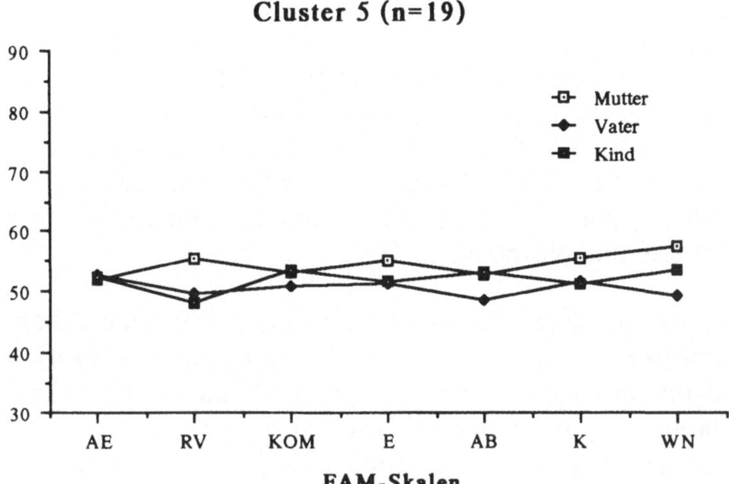

Abb. 7.1.2: Cluster 5 der Normalfamilien

Die Kinder dieser Familien sind schon älter (Alter x = 17,8), sie sind aber meistens noch Schüler und zwar dann in höheren Schulen. Im Vergleich zu den anderen Clustern ist auffallend in dieser Gruppe, daß viele der Mütter nicht berufstätig sind. Sie können sich auf die Familie und damit auch auf die Kinder konzentrieren.

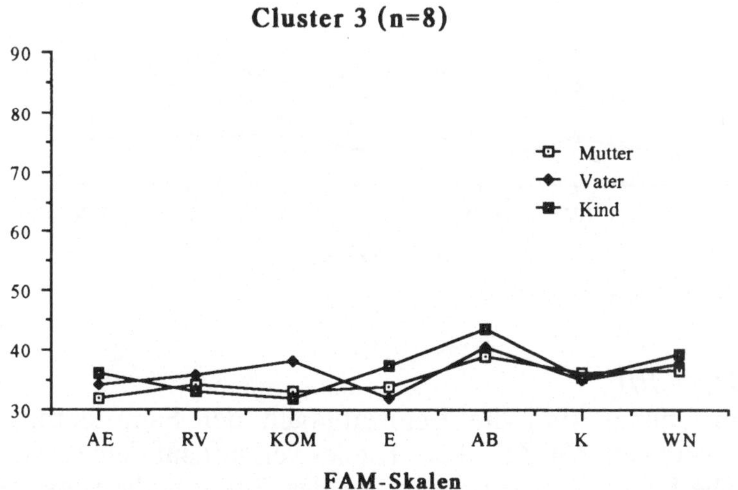

Abb. 7.1.3: Cluster 3 der Normalfamilien

Cluster 3 (n = 8)
Auch in diesem Cluster liegen die Profile im Bereich der Stärken
(niedrige T-Werte zwischen 30 und 43) und relativ eng beieinander. Im
Gegensatz zu den oben beschriebenen Clustern finden wir eine gewisse
Schwäche in der Skala "Kommunikation" für den Vater und, deutlicher
sichtbar, für alle drei Mitglieder eine Schwäche in der Skala "Affektive
Beziehungsaufnahme" und, geringer ausgeprägt, eine Schwäche im Be-
reich der "Werte und Normen".

Die Kinder in diesen Familien weisen den höchsten Altersdurch-
schnitt in unserer Stichprobe für Normalfamilien auf (x = 19,4). Es sind
unverhältnismäßig viele Einzelkinder, junge Männer und Studenten. Die
Daten erklären, warum in diesen Familien offenbar Anzeichen für affektive Auseinandersetzungen zu finden sind, die am ehesten mit dem
Ablöseprozeß der Jugendlichen von der Familie zusammenhängen dürften.

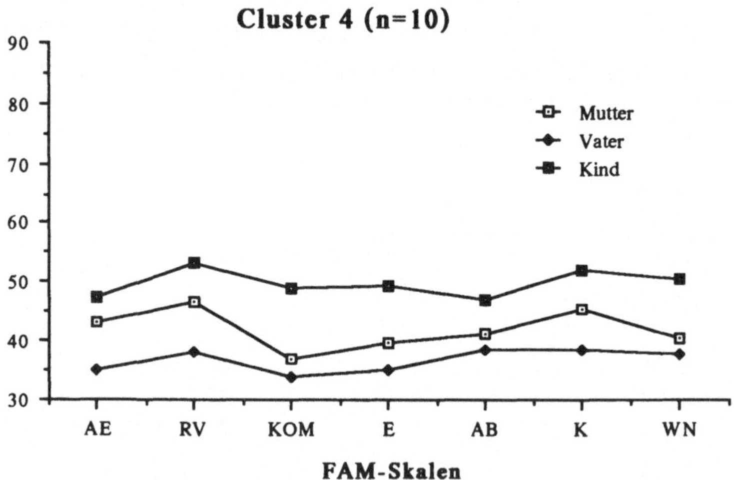

Abb. 7.1.4: Cluster 4 der Normalfamilien

Cluster 4 (n = 10)
In diesem Cluster sind die Beurteilungen der Familienmitglieder
deutlich diskrepant. Das Profil des Kindes verläuft auf dem schwächsten
Niveau. Die Kinder erleben gegenüber den Eltern mehr Schwächen in
ihren Familien (T-Werte bei den Eltern zwischen 35 und 45, bei den
Kindern bis 55). Die Kurven der Eltern liegen in den emotionalen Skalen
noch relativ nahe beieinander, wobei die Väter ihre Familien als funktionaler erleben. Die Väter beurteilen jedoch ihre Familien in den Skalen

"Aufgabenerfüllung", "Rollenverhalten" und "Kontrolle" deutlich funktionaler.

In diesem Cluster findet man relativ viele Zwei-Kinder-Familien, die eher den unteren Schichten angehören. Die Mütter sind überwiegend berufstätig. Die Kinder sind noch jung (Alter x = 15,8) und meistens Schüler. Man erhält den Eindruck, daß in diesen Familien einige Probleme vorhanden sind, die vielleicht mit der Bewältigung des Alltags und entsprechenden Aufgabenlösungen in der Familie zusammenhängen.

Die folgenden beiden Cluster sind nur klein. Mit der Interpretation muß man deshalb besonders vorsichtig sein.

Cluster 6 (n = 5)
Die Diskrepanzen zwischen den Beurteilungen der Familienmitglieder sind hier besonders groß, am stärksten zwischen Vater und Kind. Während die Kurven der Eltern im funktionalen Bereich (T-Werte zwischen 40 und 55) und insbesondere in der Skala "Emotionalität" nahe beieinander liegen, findet man die Einstufungen der Kinder im Bereich der Familienschwächen (T>60). Die Kinder sehen ihre Familien als dysfunktional in allen Skalen. Die Kinder bemängeln vor allem, daß die Gefühle wenig konstruktiv in der Familie gelebt werden und die Aufrechterhaltungs- und Anpassungsfunktionen sehr dysfunktional sind. Dies widerspricht den Einschätzungen der Eltern, die gerade in der Skala "Emotionalität" übereinstimmen. Unterschiede erkennt man zwischen den Eltern in den Skalen "Aufgabenerfüllung", "Rollenverhalten" und "Werte und Normen".

Die Kinder sind in diesem Cluster relativ junge Mädchen (Alter x = 16,4). Auffallend ist, daß sie unverhältnismäßig oft aus Familien mit 2 oder 3 und mehr Kindern stammen. Entsprechend unserer Festlegung für die Stichproben handelt es sich um die ältesten Kinder. Die hohen Diskrepanzen in den Beurteilungen sprechen dafür, daß diese Mädchen ihre Familien weit dysfunktionaler sehen als dies die Eltern tun. Möglicherweise hat diese Einschätzung etwas mit den Pflichten der ältesten Geschwister zu tun. Sie nehmen ihre gegenwärtige familiäre Situation als wenig befriedigend wahr.

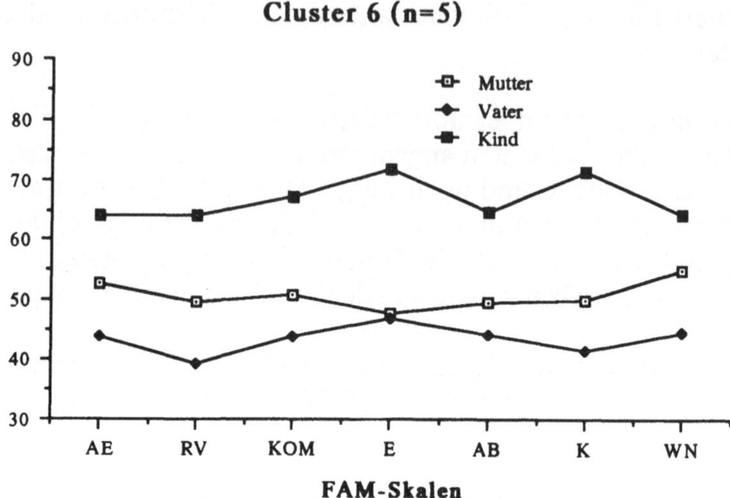

Abb. 7.1.5: Cluster 6 der Normalfamilien

Cluster 2 (n = 5)

In diesem auffälligen Cluster liegen die Profile für die Eltern deutlich
höher (alle T-Werte im Bereich der Familienschwächen) als die der
Kinder (T-Werte zwischen 50 und 60). Während die Kinder am ehesten
über Schwierigkeiten in der "Aufgabenerfüllung" berichten, betonen
beide Eltern vor allem Schwächen in der "Kommunikation" und die
Väter in der "Affektiven Beziehungsaufnahme".

Die Familiendaten sind wenig charakteristisch, vielleicht mit Aus-
nahme der Schichtzugehörigkeit. Diese Familien gehören den oberen
Schichten an. Die hohen Diskrepanzen in den Wahrnehmungen der
Eltern, gerade im Bereich der "Kommunikation" und in der "Affektiven
Beziehungsaufnahme", deuten auf einen Ehekonflikt hin. Die Kinder
scheinen davon relativ wenig betroffen.

Die Ergebnisse zeigen, welche Auswirkungen die sog. "harten
Daten" wie Alter, Geschlecht und Ausbildung des Jugendlichen,
Kinderzahl und Schichtzugehörigkeit haben. Diese Variablen scheinen
ganz wesentlich zur Bildung bestimmter familiärer Strukturen
beizutragen. Aussagen über Struktur und Interaktion in einer Familie
sollten deshalb immer auf dem Hintergrund dieser Variablen gesehen
werden.

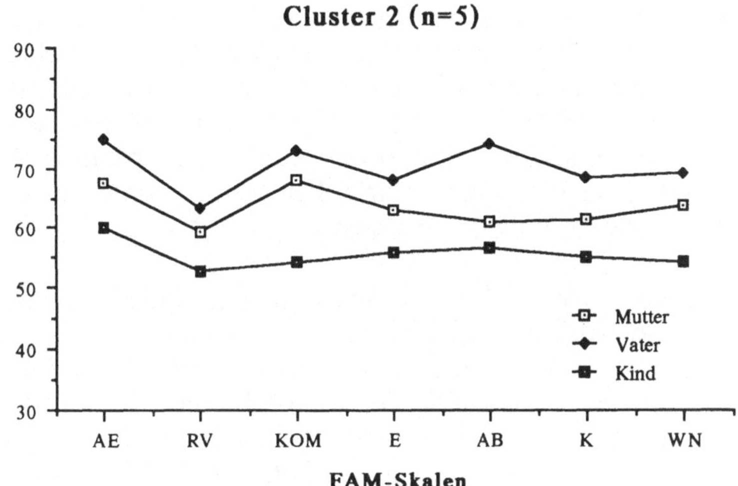

Abb. 7.1.6: Cluster 2 der Normalfamilien

Cluster 1 und 5, die in der Zahl umfangreichsten Gruppen, weisen Profile auf, die nahe beieinander liegen. Die Familienmitglieder nehmen die grundlegenden familiären Prozesse ähnlich wahr. Dies gilt zum Teil auch für Cluster 3, das die für die Adoleszenzphase typischen Erhöhungen in den Skalen "Affektive Beziehungsaufnahme" und "Werte und Normen" enthält. Diese drei Cluster können am ehesten als die Cluster bezeichnet werden, in denen funktionale Familien mit vielen Ressourcen anzutreffen sind.

Für die Funktionalität ist nicht nur das Niveau der Einschätzungen im Bereich der Familienstärken ausschlaggebend. Die Gemeinsamkeit der Wahrnehmungen über die Stärken und Schwächen der Familie zwischen den Familienmitgliedern dürfte für die Funktionalität genauso entscheidend sein. Diskrepanzen zwischen den Profilen weisen auf unterschiedliche Wahrnehmungen und damit intrafamiliäre Konflikte hin. Die Konflikte zwischen Kindern und Eltern (Cluster 5) und zwischen den Eltern (Cluster 2) lassen sich ebenfalls daran ablesen.

Klinisch relevant ist die Frage, in welchen Variablen (FAM-Skalen) sich die Cluster voneinander unterscheiden. Für diesen Zweck bietet sich die schrittweise Diskriminanzanalyse an (s. d. auch Meyer 1984). Die Diskriminanzanalyse versucht, vorgegebene Cluster von Objekten durch unterschiedliche Gewichtung der erfaßten Variablen optimal zu trennen.

Dabei interessiert der Beitrag, den die einzelnen Variablen zur Tennung der Gruppen liefern. Steinhausen und Steinhausen (1977) empfehlen den Einsatz der Diskriminanzanalyse zur Untersuchung der Trennschärfe einer gegebenen Clusterlösung. Sie soll die Frage beantworten, wie sehr die Cluster voneinander abgegrenzt sind. Außerdem soll die Diskriminanzanalyse diejenigen Variablen identifizieren, die für die Gruppierung die größte Bedeutung haben.

Der abnehmende Wilks-Lambda-Wert gibt ein Maß für das Gewicht der Variablen an. Aufgrund der in Tab. 7.7 aufgelisteten Variablen werden insgesamt 84,1 % (jack knifed classification) der Familien richtig in die Cluster eingeordnet. Die Rangfolge der Variablen zeigt, daß die Skala "Emotionalität" die größte Bedeutung für die Gruppierung besitzt. Überraschenderweise ist es die Gefühlsintensität des Vaters, also seine Fähigkeit, Gefühle konstruktiv einzusetzen, der in dieser Hinsicht das größte Gewicht zukommt. Schon eher erwartet haben wir die "Emotionalität" des Kindes als diskriminierende Variable. Der Einfluß des Temperaments des Jugendlichen und des Vaters in der Ablösephase ist also für die Bildung der verschiedenen Cluster maßgebend.

Variable	F-Wert	Df		Wilks-Lambda	Df		
Emotionalität (Vater)	24.47	5	57	0.3178	1	5	57
Emotionalität (Kind)	20.91	10	112	0.1217	2	5	57
Kommunikation (Mutter)	17.41	15	152	0.0634	3	5	57
Rollenverhalten (Kind)	16.02	20	180	0.0337	4	5	57
Affektive Beziehungsaufnahme (Vater)	13.95	25	198	0.0231	5	5	57

Tabelle 7.7: Die schrittweise Diskriminanzanalyse für die Normalfamilien

7.4.2 Typenbildung für die klinischen Familien

Sowohl im *Clus-Ward*-Verfahren als auch im *Relocate*-Verfahren zeigt sich in den Kurven für die Fehlerquadratsumme ein deutlicher Sprung im Verlauf, der für die 3er-Lösung spricht. Der Test-*Rules* für das hierarchische Verfahren bestätigt das Ergebnis. Für die *Relocate*-Verfahren mit unterschiedlicher Ausgangspartitionierung (willkürliche und "part optimum" Klassifikation) findet sich ein identischer Verlauf der Kurven, so daß von einer hohen Stabilität der Partitionierungen ausgegangen werden kann. Aus den Kreuztabellen der Objektzuordnung (Tab. 8.2 und 8.3) kann man entnehmen, daß die *Relocate*-Verfahren eine identische Klassifikation aufweisen; es sind nur 3 Zellen der Kreuztabelle besetzt. (Cramers V, symmetr. Lambda = 1.00) Auch im Vergleich *Cluster-Relocate* wird nur eine Familie unterschiedlich zugeteilt.

Abb. 7.2.1-3 und Tab. 7.8 (Anhang 7) beschreiben die Clusterlösung für die Familien mit einem klinisch auffälligen Jugendlichen. Die sozialen Daten dieser Teilstichprobe sind der ersten Spalte in Tab. 7.8 zu entnehmen, die ansonsten die einzelnen Cluster charakterisiert. Gegenüber der Tabelle für die klinisch unauffälligen Familien wurde in dieser Tabelle die Diagnose aufgenommen. Der Anteil von Neurosen und Psychosen in jedem Cluster ergibt sich aus diesen Spalten. Die methodische Vorgehensweise war ansonsten die gleiche wie für die Stichprobe der Normalfamilien (s. 7.4.1).

Cluster 1 (n = 20)
Dies ist das zahlenmäßig umfangreichste Cluster. Die Profile der Einschätzungen der Familienmitglieder liegen relativ nahe beieinander, allerdings im Grenzbereich zwischen den Durchschnittswerten und dem Bereich der Familienschwächen (T-Werte zwischen 52 und 65). Während sich die Eltern hauptsächlich in der Skala "Aufgabenerfüllung" unterscheiden, gibt es zwischen dem Patienten und den Eltern Diskrepanzen in den Skalen "Affektive Beziehungsaufnahme" und "Werte und Normen".

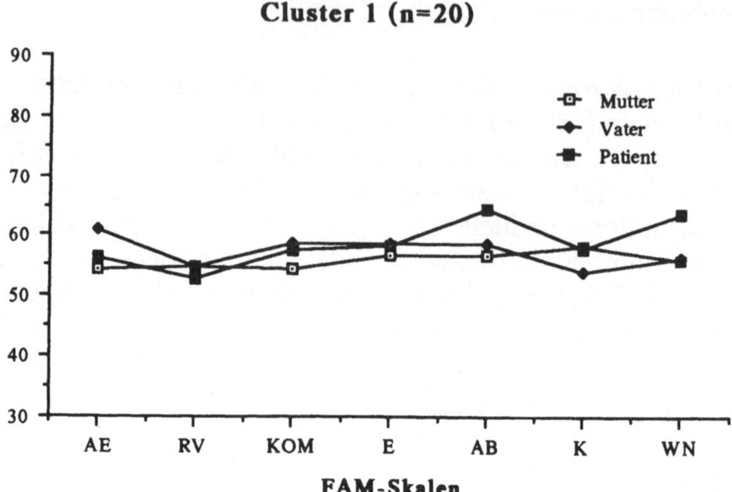

Abb. 7.2.1: Cluster 1 der klinischen Familien

In diesem Cluster finden sich Jugendliche sowohl mit neurotischen als auch schizophrenen Störungen. Entscheidend für die Clusterbildung ist, daß die Patienten eher Mädchen aus den mittleren und oberen Schichten sind. Die für die Ablösephase charakteristischen Anstiege in den Skalen "Affektive Beziehungsaufnahme" und "Werte und Normen" zeichnen sich auch hier ab. Die Väter weisen jedoch insbesondere auf das mangelnde Krisenmanagement der Familien hin, die in allen Bereichen sehr belastet erscheinen. Dies wird von den Familienmitgliedern sehr ähnlich wahrgenommen.

Cluster 2 (n=14)

Die Profile liegen in diesem Cluster in einem deutlich niedrigeren, also funktionaleren Niveau. Vater und Mutter nehmen die familiären Dimensionen ähnlich wahr. Sie beklagen das "Rollenverhalten" und die "Emotionalität" in der Familie. In diesen Skalen stimmt auch der Patient mit seinen Eltern überein. In allen anderen Bereichen schätzt der Patient die Familie dysfunktionaler ein.

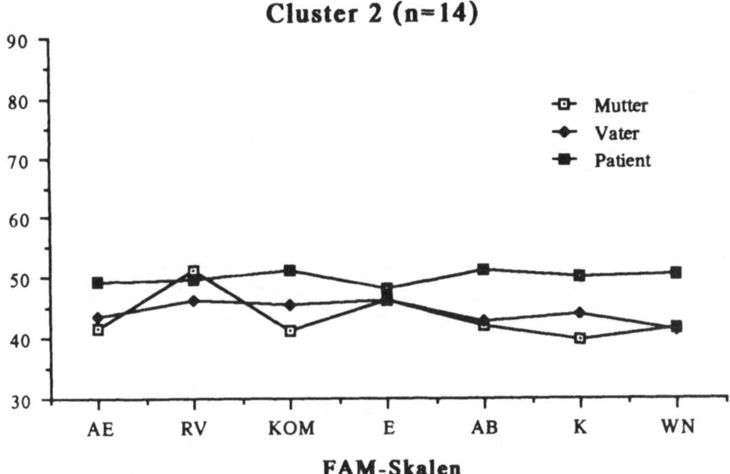

Cluster 2 (n=14)

Abb. 7.2.2: Cluster 2 der klinischen Familien

Das Cluster 2 wird gebildet aus jungen Männern aus den unteren Schichten. Alle anderen Kriterien entsprechen in etwa den Mittelwerten der Stichprobe. Auch die Verteilung der Diagnosen gibt erwartungsgemäß keinen weiteren Aufschluß über die Clusterbildung. In diesem Cluster imponieren nicht einzelne Skalen, sondern die Diskrepanz zwischen den Wahrnehmungen der Eltern und dem Jugendlichen. Familien in diesem Cluster können jedoch als relativ funktional angesehen werden, vielleicht mit Schwierigkeiten in den Rollenabsprachen. Dieses Cluster entspricht in vielem dem Cluster 4 aus der Stichprobe für die Normalfamilien.

Cluster 3 (n =4)
Dieses kleinste Cluster ist am auffälligsten. Die Einschätzungen der Patienten liegen weit über denen der Eltern und in dysfunktionalen Bereichen. Zwar liegen die Kurven der Eltern, außer für "Kommunikation" und "Emotionalität", eng beieinander. Sie verlaufen aber am Rande zu den Familienschwächen. Gemeinsam schätzen die Eltern die Aufrechterhaltungs- und Anpassungsfunktionen in ihren Familien als problematisch ein. Die Patienten sehen die größten Schwächen in der "Kommunikation" und in der "Emotionalität".

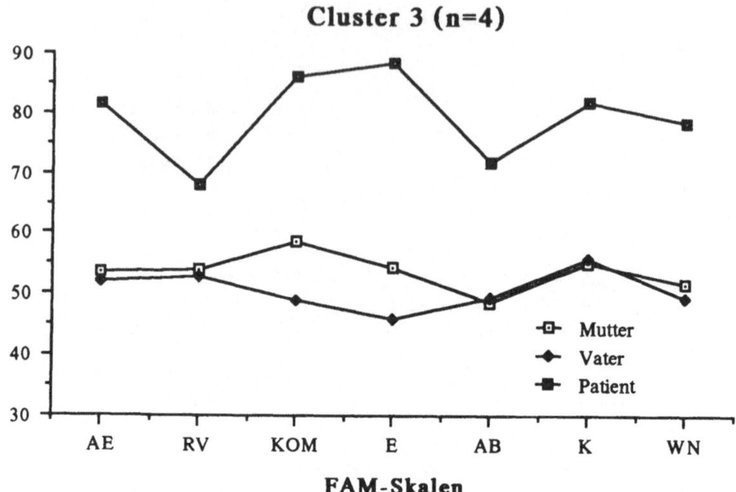

Abb. 7.2.3: Cluster 3 der klinischen Familien

    Das Alter dieser Patienten ist am weitesten fortgeschritten, zwei von
ihnen sind Einzelkinder. Auch das Alter der Eltern ist weit höher als in
den anderen Clustern. Diese Patienten leiden ausschließlich unter neurotischen Störungen. Die ausgesprochen hohen Diskrepanzen in ihren
Wahrnehmungen dürften nicht nur auf erhebliche Konflikte zwischen
ihnen und den Eltern hinweisen. Diese Unterschiedlichkeit ist sicher
auch auf die neurotische Verarbeitung mit der entsprechenden Verzerrung der Wahrnehmung zurückzuführen Dies läßt sich an den Werten
der Kontrollskalen "Soziale Erwünschtheit" und "Abwehr" ablesen. Hier
liegen diese Patienten im Grenzbereich um einen T-Wert von 40. Dies
bedeutet, daß sie sich (und wahrscheinlich auch die Familie) gestörter
darstellen als sie sind.

    Die Klassifikation der Clusterlösungen kann man auch auf jeweils ein
Familienmitglied bezogen vornehmen. Dann sieht man, daß das zweite
Cluster für alle Familienmitglieder günstig zu sein scheint. Während es
für die Mütter zwischen dem ersten und dem zweiten Cluster wenig
Unterschiede gibt, nehmen die Väter im Cluster 1 ihre Familien dys-
funktionaler wahr. Diese Abbildungen sind im Anhang nicht dargestellt.

Variable	F-Wert	Df		Wilks-Lambda	Df		
Kontrolle (Mutter)	25.48	2	35	0.4072	1	2	35
Emotionalität (Kind)	20.27	4	68	0.2081	2	2	35
Werte, Normen (Vater)	19.50	6	66	0.1301	3	2	35
Affektive Beziehungs- aufnahme (Kind)	18.85	8	64	0.0887	4	2	35

Tabelle 7.9: Die schrittweise Diskriminanzanalyse für die klinischen Familien

In der schrittweisen Diskriminanzanalyse (Tab. 7.9) zeigt sich, daß die Einschätzungen der ”Kontrolle” in den Familien durch die Mütter die größte Bedeutung für die Abgrenzung der Cluster hat. Erst dann folgen die ”Emotionalität” des Patienten, die ”Werte und Normen” des Vaters und die ”Affektive Beziehungsaufnahme” des Patienten. Aufgrund dieser Variablen werden insgesamt 92,1% der Familien (jack knifed classification) richtig in die Cluster eingeordnet. Die Einschätzungen in beiden emotionalen Skalen des Patienten scheinen dafür ausschlaggebend zu sein, wie die Struktur aus den familiären Variablen gebildet wird. Die Mütter korrespondieren hierzu mit ihren Bemühungen um Aufrecht-erhaltung der familiären Funktionen. Ihr Umgang mit diesem Bereich wird dann entscheidend für die Zuordnung zu entweder funktionalen (Cluster 2) oder weniger funktionalen Clustern (Cluster 1 und 3).

7.5 Zusammenfassung

Die Clusterlösungen ergeben sich hauptsächlich durch Unterschiede im Niveau der Profile und durch Diskrepanzen in den Beurteilungen der einzelnen Familienmitglieder. Die Gruppierung der Objekte erfolgt weniger durch unterschiedliche Skalenausprägungen (z. B. Cluster mit eher emotional gestörten Familien, im Gegensatz zu Clustern mit Schwierigkeiten in der Aufgabenerfüllung und im Rollenverhalten). Dies hat mehrere Gründe: Da wir für die Beschreibung der einzelen Familie 3 x 7= 21 Variablen zugrundelegen, muß man davon ausgehen, daß extreme Werte bei der Bildung der Cluster ausgegeglichen werden. Daraus resultiert eine geringere Variabilität in den Skalenausprägungen. Außerdem führen die relativ hohen Korrelationen zwischen den Skalen im Familieneinschätzungs-Bogen zu einer Angleichung der Skalenwerte. Bei Untersuchungen mit größeren Stichproben kann dieser Schwierigkeit begegnet werden, indem man vor den clusteranalytischen Prozeduren eine Hauptkomponentenanalyse durchführt.

Wir haben betont, daß diese clusteranalytischen Untersuchungen mit diesen relativ kleinen Stichproben nur sehr vorläufige Ergebnisse hervorbringen können. Sichere Aussagen können erst ab einer sehr großen Stichprobengröße gemacht werden. Dies wird aus der Tatsache ersichtlich, daß die Variablen Alter, Geschlecht und Kinderzahl in der Familie ganz wesentlich zur Charakterisierung der Cluster beitragen. Erst wenn wir für diese Variablen getrennte Gruppen bilden können (z. B. Familien mit einem Kind, mit zwei, mit mehreren Kindern, verschiedene lebenszyklische Phasen), sind Aussagen über mögliche Unterschiede einzelner Skalen möglich. Ansonsten werden durch die hohe Varianz Mittelwerte gebildet, die die Charakteristika ausgleichen.

Unsere Clusterlösung läßt aber einige andere Aussagen zu: Im Cluster 1 der klinischen Familien sind jene Familien anzutreffen, die Schwächen in den familiären Prozessen wahrnehmen. Die Profile liegen jedoch relativ eng beieinander, so daß man davon ausgehen kann, daß sich die Familienmitglieder dieser Probleme gleichermaßen bewußt sind. Die Familien im Cluster 2 sehen keine gravierenden Probleme, jedenfalls nicht mehr als Familien mit klinisch unauffälligen Familien. Dieses Cluster ähnelt in seiner graphischen Darstellung dem Cluster 5 der Normalfamilien. Auch bei den klinischen Familien finden wir eine Gruppe, die sich nicht wesentlich von jenen mit klinisch unauffälligen Jugendlichen unterscheidet.

Das Cluster 3 der klinischen Familien scheint dagegen eine Gruppe von Familien widerzuspiegeln, deren Variablenstruktur durch die Wahrnehmung des neurotischen Patienten ganz entscheidend geprägt wird. Die Eltern sehen auch erhebliche Probleme in ihren Familien. Weitere Untersuchungen mit größeren Stichproben müssen zeigen, ob die Familien in diesem Cluster tatsächlich eine Untergruppe von Familien mit einem neurotischen Jugendlichen darstellen.

Während in der Stichprobe für die nichtklinischen Familien die zahlenmäßig großen Cluster durch Funktionalität gekennzeichnet sind, ist bei der klinischen Stichprobe das Umgekehrte der Fall. Allerdings

finden wir in der nichtklinischen Stichprobe kleinere Cluster mit dys-
funktionellen Werten und in der klinischen Stichprobe ein Cluster mit
relativ funktionellen Werten. In den Clustern der nichtklinischen
Familien stellten wir in ungefähr einem Drittel (20 von insgesamt 65
Familien) Profile fest, die auch in klinischen Familien vorkommen.
Umgekehrt fanden wir in den klinischen Familien ungefähr ein Drittel
(14 von 38 Familien), die in ihren Kurvenverläufen sog. Normalfamilien ähneln.

Natürlich basieren unsere Ergebnisse auf den subjektiven Einschätzungen der Familienmitglieder. Aber auch aus der Klinik wissen
wir, daß uns viele klinische Familien nicht sehr verschieden von solchen
erscheinen, die man allgemein als "Normalfamilie" bezeichnet.
Andererseits sehen wir im Rahmen unseres Forschungsvorhabens nicht-
klinische Familien, die manchmal eine hohe Dysfunktionalität aufweisen,
ohne daß ein Familienmitglied unter einer seelischen Erkrankung zu
leiden hat. Dies macht deutlich, daß weder die familiären noch die
individuellen Komponenten allein für den Ausbruch einer Krankheit
verantwortlich sind. Erst die Wechselwirkung beider Komponenten
(und es sind sicher noch weitere beteiligt) verändert das Gleichgewicht
und führt zur Entwicklung von Symptomen.

Kapitel 8: Diskussion

8.1 Zusammenfassung der Ergebnisse

Am Beispiel der Dynamik von Familien mit einem schizophrenen Adoleszenten wird die Notwendigkeit der Diagnostik auf mehreren Ebenen theoretisch abgeleitet. Die Phänomenologie der Grenzenstörungen dient als Muster für die Darstellung der Zusammenhänge zwischen intrapsychisch-individuellen, interpersonal-dyadischen und gesamtsystemischen Dysfunktionalitäten. Ausgangspunkt für diese Betrachtungsweise ist die sog. Vulnerabilitätshypothese der Schizophrenie und die damit einhergehende Annahme von mehreren Bedingungsfaktoren in der Pathogenese der schizophrenen Erkrankungen. Danach wird die Schizophrenie nicht vererbt, sondern eine besondere Vulnerabilität genetisch vermittelt. Die beim Schizophrenen anzutreffenden individuellen Charakteristika stehen in einem interaktiven Austausch mit den gegebenen Umweltbedingungen. Neben dem Ausmaß der sozialen Stressoren und der Qualität des sozialen Netzwerks hat sich inzwischen die Bedeutsamkeit der familiären Beziehungen als wesentlich für Entstehung, Verlauf und Rückfallquote erwiesen.

In vorläufigen Überlegungen zu einem Interaktionsmodell der Schizophrenie über mehrere Ebenen betonen wir, daß die Abhängigkeitsproblematik und die damit einhergehenden Abgrenzungsschwierigkeiten des schizophrenen Patienten auf seine mangelnde Selbstkohärenz und seine zu durchlässigen Selbstgrenzen zurückzuführen ist. In einem integrativen Ansatz wird beschrieben, wie diese zu durchlässigen Selbstgrenzen zu sog. symbiotischen Beziehungen, vor allem mit der Mutter, führen, aus denen meistens die übrige Familie ausgeschlossen bleibt. Solche Familiensysteme müssen sich von ihrer Umwelt rigide abgrenzen, um die Kohäsion der Familie und die Homöostase im innerfamiliären Gleichgewicht aufrechtzuerhalten - allerdings oftmals um den Preis eines dysfunktionale Gleichgewichts. Insofern entsprechen zu durchlässige interpersonale Grenzen zu rigide (undurchlässige) Familien-Umwelt-Grenzen. Die Exklusivität der symbiotischen Beziehung einerseits und die Isolierung der Familie von der Umwelt andererseits führt, in Feedbackschleifen gesehen, zur Reduktion von Interaktionen zwischen dem schizophrenen Patienten und seiner Umwelt. Dies zieht eine mangelnde intrapsychische Differenzierung der Selbst- von den Objektrepräsentanzen und weitere Abgrenzungsschwierigkeiten nach sich. Das bei schizophrenen Patienten beschriebene Rückzugsverhalten und die Distanzierung in Beziehungen wird auf die Angst vor allzu großer Intimität zurückgeführt. In intimen Beziehungen befürchten diese Patienten, ihre Selbstgrenzen nicht aufrechterhalten zu können.

Im empirischen Teil legen wir zunächst dar, wie wir die Grenzenstörungen in Familien operationalisierten. Mit Hilfe eines Beobachtungsinstruments zur Untersuchung von Grenzenstörungen konnten wir in den letzten Jahren eine Reihe von Studien an Familien mit schizophrenen Patienten durchführen. Dabei zeigte sich, daß es zwischen Familien mit einem neurotischen und einem schizophrenen Jugendlichen quantitativ keine großen Unterschiede in bezug auf Grenzenstörungen auf den beschriebenen drei Ebenen gibt. Allerdings fanden wir in den dyadischen Beziehungen Unterschiede in der Richtung von Grenzenstörungen. In den dyadischen Beziehungen mit Neurotikern fand sich eher eine Neigung zur Isolation, während psychotische Patienten in den Dyaden zur Fusion tendierten.

Ein wichtiges Ergebnis war, daß mit dem Erheben von Grenzenstörungen Aussagen für den Verlauf und die Prognose gemacht werden können. Das Ausmaß der Grenzenstörungen liefert Hinweise auf das Bewältigungspotential der Familien. Wenn wir in Familien mit einem neurotischen oder einem schizophrenen Patienten erhebliche Grenzenstörungen diagnostizierten, fanden wir in den katamnestischen Untersuchungen einen schlechteren Verlauf und damit eine ungünstigere Prognose. Daraufhin richteten wir unser Augenmerk auf die Verarbeitung und Bewältigung der mit der Vulnerabilität des Patienten zusammenhängenden Schwierigkeiten im Umgang mit Grenzen. Wir stellten fest, daß die Grenzenstörungen nicht als schizophreniespezifische Interakionsmuster in Familien verstanden werden dürfen, weil sie sowohl in Familien mit einem schizophrenen als auch mit einem neurotischen Patienten in gleicher Ausprägung erhoben werden können.

In der "Expressed Emotion Forschung" fand man ein erhöhtes Risiko für jene Schizophrenen, die in Familien mit hohem affektivem Engagement leben. In gleicher Weise erachten wir das Ausmaß von Grenzenstörungen als einen Indikator für die Funktionalität des Familiensystems. Die familiären Grenzenstörungen verweisen auf Schwierigkeiten in basalen familiendynamischen Prozessen.

Als Grundlage für weiterführende Studien suchten wir deshalb nach einem familiendynamischen Modell, das die grundlegenden familiären Dimensionen beschreibt und ganzheitlich integriert. Das "Process Model of Family Functioning" wurde von uns als "Familienmodell" überarbeitet. Dieses Modell entspricht am ehesten den o. g. Anforderungen.

Der daraus abgeleitete Fragebogen, der Familieneinschätzungs-Bogen ("Family Assessment Measure") umfaßt drei Ebenen mit drei verschiedenen Fragebögen (der Allgemeine Familienbogen, die dyadischen Bögen und der Selbstbeurteilungsbogen). Unsere Untersuchungen ergaben gute Ergebnisse für die Reliabilität und für die klinische und kriterienbezogene Validität des Instruments.

Um herauszufinden, ob in Familien mit schizophrenen Jugendlichen mehr Schwächen in basalen familiendynamischen Variablen vorliegen (etwa im Kommunikationsverhalten oder in den affektiven Beziehungen), führten wir eine Vergleichsuntersuchung zwischen 12 Familien mit einem schizophrenen, 12 Familien mit einem neurotischen und 12 sog. Normalfamilien durch. Wir erhielten die folgenden Ergebnisse:

- Familien mit schizophrenen Jugendlichen unterscheiden sich in anderen familiären Dimensionen von der Vergleichsgruppe der Familien mit einem neurotischen Jugendlichen. Die Schwierigkeiten in den letztgenannten Familien liegen eher in den emotionalen Bereichen. Die Mitglieder von Familien mit Schizophrenen berichten dagegen signifikant häufiger über Probleme im Sich-Verständigen, in bezug auf gegenseitige Rollenabsprachen und in der Aufrechterhaltung von familiären Anpassungsfunktionen. In den Familien Schizophrener fällt die Diskrepanz in der Einschätzung von Konflikten im Bereich der Wertvorstellungen und Normen auf. Während die Patienten über Spannungen berichten, nehmen die anderen Familienmitglieder relativ wenig Konflikte wahr ("Pseudogegenseitigkeit").

- Die beiden klinischen Gruppen unterscheiden sich signifikant in den emotionalen Bereichen. Die Familien mit neurotischen Patienten schätzen sich hier als schwächer ein. Dies kommt insbesondere in den Dyaden zum Ausdruck.

- Die Väter in den klinischen Familien schildern sich selbst als dysfunktionaler im Bereich des Rollenverhaltens und des Affekts. Die Zurückgezogenheit dieser Väter (die "schwachen" Väter) führt dazu, daß die Dyaden zwischen den Patienten und den Müttern besonders belastet sind. Dies entspricht den Ergebnisses aus der Literatur (Jacob 1975), daß die Väter in Familien Schizophrener weniger Einfluß auf das Familiengeschehen nehmen als in Normalfamilien.

- Die Tabellen über die Korrelationen und die signifikanten Unterschiede zwischen den Familien, zusammengestellt jeweils für die individuelle, die dyadische und die familiäre Ebene, zeigen, daß der

Anteil der Varianz, der durch die Patienten erklärt wird, bei den Schizophrenen größer ist. Ihre Einschätzungen tragen mehr zur Bildung der Familienmittelwerte bei, als dies bei den neurotischen Patienten der Fall ist. In Familien mit neurotischen Patienten finden sich auch signifikante Unterschiede zwischen anderen Familienmitgliedern (außer dem Patienten) und der Vergleichsgruppe. Der Anteil der Varianz an familiären Variablen, die zum neurotischen Krankheitsbild beitragen, wird in der Selbstbeurteilung dieser Familienmitglieder als größer eingeschätzt.

Bei allen Ergebnissen muß in Rechnung gestellt werden, daß die neurotischen Patienten und zum Teil auch die anderen Mitglieder dieser Familien ihre Beziehungen und ihre Familie offensichtlich dysfunktionaler einschätzten als diese wirklich sind. Entsprechende Werte in den Kontrollskalen für "Abwehr" und "Soziale Erwünschtheit" deuten darauf hin.

Die Beobachtung, daß in den Vergleichstudien mehr Gemeinsamkeiten als Unterschiede zwischen den Gruppen auftreten, und unser klinischer Eindruck, daß die Familien Schizophrener oder Neurotiker sehr verschieden sind, führten zur kritischen Reflexion dieser gruppenstatistischen Untersuchungen auf der Basis der psychiatrischen Klassifikation der Patienten. In den clusteranalytischen Untersuchungen vertreten wir die Hypothese, daß eine Familientypologie allein auf der Grundlage von familiendynamischen Dimensionen vorzunehmen ist.

Auf der Basis der Auswertung der Familieneinschäzungs-Bögen führten wir eine (sehr vorläufige) Typenbildung mit unserer Gesamtstichprobe von 103 Familien mittels mehrerer clusteranalytischer Verfahren durch. Diese clusteranalytischen Untersuchungen erlauben eine Aussage darüber, ob die Einteilung in die Gruppen (Familien mit einem schizophrenen Jugendlichen und Familien mit einem neurotischen Jugendlichen) gerechtfertigt ist. In einem ersten Untersuchungsschritt fanden sich in den clusteranalytischen Untersuchungen die Krankheitsbilder in den gebildeten Clustern gemischt. Dies betrachten wir als weiteren, starken Indikator für die Zurückweisung der Spezifitätshypothese bei Familien mit Schizophrenen.

Die clusteranalytische Klassifikation der Familien führte für die klinischen und die nichtklinischen Familien zu unterschiedlichen Clustern. In den Clustern der nichtklinischen Familien stellten wir in ungefähr einem Drittel (20 von insgesamt 65 Familien) Profile fest, die auch in klinischen Familien vorkommen. Umgekehrt fanden wir in den klinischen Familien ungefähr ein Drittel (14 von 38 Familien), die in ihren Kurvenverläufen sog. Normalfamilien ähneln. Dieses für uns sehr relevante Ergebnis ist der Ausgangspunkt für die zukünftige Entwicklung von Typologien von Familien auf der Basis der familiären Dimensionen.

Die klinischen Cluster verdeutlichen, daß nicht nur das Ausmaß der Schwächen zur Einschätzung der Dysfunktionalität maßgebend ist. Je größer die Diskrepanz zwischen den Wahrnehmungen der Familienmitglieder ist, umso konfliktreicher und spannungsreicher ist das affektive Klima einzuschätzen.

8.2 Diskussion der in den Untersuchungen angewandten Methoden

Bei diesen Versuchen zur Entwicklung einer Familientypologie sind wir uns darüber im klaren, daß wir uns noch ganz am Beginn einer solchen Forschungsrichtung befinden. Zu groß sind die methodischen Probleme und zu klein die Stichprobengrößen. Wir sind uns z. B. noch nicht sicher, ob wir mit dem angewandten Familienmodell alle grundlegenden familiendynamischen Variablen erfassen. Diese Validitätsfrage muß an vielen verschiedenen klinischen Gruppen überprüft werden. Eventuell muß das "Familienmodell" erweitert werden. Allerdings meinen wir, daß die für unsere Fragestellungen relevanten Variablen im "Familienmodell" enthalten sind. Wenn man mit den Familien über die Ergebnisse der Fragebogenuntersuchung spricht, erhält man den Eindruck, daß sie sich in der Beschreibung ihrer besonderen Familiensituation ausreichend widerfinden.

Außerdem ist es notwendig, daß wir die Veränderungen dieser familiären Prozesse über die Lebensspanne untersuchen. Wir wissen, daß die einzelnen Dimensionen in den verschiedenen Phasen des Familienlebens unterschiedliche Bedeutung besitzen. Wir benötigen also noch Referenzwerte für die einzelnen Skalen des "Familienmodells" in den verschiedenen Phasen.

Unsere Untersuchungen weisen noch andere Probleme auf: Methodische Schwierigkeiten (die kleinen Stichproben, das inkomplette Matching der Gruppen bei der Vergleichsuntersuchung), vor allem aber grundsätzliche Fragen, die mit der Art der Datenerhebung über den Selbstbericht der Familienmitglieder und mit methodologischen Einwänden aus der Sicht der Systemtheorie zusammenhängen.

Kritisch kann unseren Untersuchungen entgegengehalten werden, daß wir die eigentlich schizophreniespezifischen Charakteristika in den Interaktionen mit den angewandten Instrumenten gar nicht erfassen. Mehrere Autoren betonen (z. B. Krause 1987; Käsermann 1986), daß sich die interaktionellen Schwierigkeiten des Schizophrenen nur auf der Mikroebene des Verhaltens feststellen lassen. Die makroanalytisch orientierte Beobachtung könne solche Ereignisse im Millisekundenbereich (z. B. im mimischen Verhalten oder im Blutdruckverhalten) gar nicht festhalten. Darüber hinaus läßt sich argumentieren, daß solche Phänomene auch der Selbstbeurteilung entgehen.

Auch wir meinen, daß sich auf der Mikroebene Besonderheiten in der Interaktion mit Schizophrenen finden lassen. Die Theorie der symbiotischen Beziehung zwischen Mutter und schizophrenem Kind (s. Abb. 3.3) beinhaltet, daß beide Interaktionspartner auf die "cues" des anderen eingehen. Der Großteil dieser Interaktionsphänomene ist dem Bewußtsein entzogen. Wir nehmen an, daß sich Störungen auf der Mikroebene bis in die makroanalytische Ebene hinein auswirken, wenn sie sich z. B. summieren und in auffälligem Verhalten niederschlagen. Diese Hypothese lag der Konstruktion unseres Beobachtungsinstruments für Grenzenstörungen zugrunde, das wir möglichst kliniknah und auf der deskriptiven Ebene operationalisierten.

Auch wenn wir bestimmte Interaktionsphänomene zwischen Schizophrenen und ihren dyadischen Partnern identifizieren können, muß dies nicht zu linearen Veränderungen in der Familienstruktur führen. Unsere Untersuchungen sind ein Hinweis dafür, daß wir trotz dieser besonderen Schwierigkeiten Schizophrener keine für dieses Krankheitsbild spezifische Familieninteraktion finden, weil den Familienmitgliedern und der gesamten Familie viele Möglichkeiten zur Verfügung stehen, mit diesen Besonderheiten und Schwierigkeiten fertig zu werden. Das manifeste Verhalten der Familie, das wir bezüglich der Grenzenstörungen beobachten, ist als ein Versuch der Verarbeitung und Bewältigung dieser interaktionellen Schwierigkeiten anzusehen. Die individuellen und interaktionellen Schwierigkeiten des Schizophrenen, etwa in der Aufrechterhaltung der Kohärenz seiner Selbstgrenzen, wird sich nur dann bis auf die gesamtfamiliäre Ebene, z. B. als Kommunikationsstörung, auswirken, wenn es der Familie nicht mit Hilfe ihrer anderen Ressourcen gelingt, das Grenzenproblem zu meistern.

In der Literatur zur "Familientheorie der Schizophrenie" liest man, daß Wahrnehmungen in einer Familie mit einem schizophrenen Jugendlichen verzerrt sind. Die Hypothese der Wahrnehmungsverzerrung geht auf Beobachtungen der Kliniker zurück, die in diesen Familien gehäuft Verleugnung, Negieren, Bagatellisieren und Vermeiden bestimmter Themen feststellten. Von Wynne und Singer (1965) wurde ein fehlender gemeinsamer Aufmerksamkeitsfokus als Abwehrform diagnostiziert, der die Differenzierung der Familienmitglieder untereinander und die Autonomie der Einzelnen verhindert. Die Beschreibungen der Familien als "undifferenzierte Familien-Ich-Masse" von Bowen (1960) oder von Reiss (1971a, b) als "konsensus-sensitive" Familien zielen in die gleiche Richtung. Begründet wird diese mangelnde interpersonale, kognitive und emotionale Differenzierung durch die Aufrechterhaltung der symbiotischen Beziehung zwischen dem Patienten und einer für ihn wesentlichen Bezugsperson, in der Regel der Mutter.

Die Problematik der Untersuchungen mit Fragebögen ist bekannt: Die Beurteilungen unterliegen der subjektiven Verzerrung. Bei einer Bestätigung der Hypothese, daß in Familien mit einem schizophrenen Mitglied besonders ausgeprägte Abweichungen der Wahrnehmungen anzutreffen sind, müßten wir deutliche Diskrepanzen zwischen Selbstwahrnehmung und Fremdbeobachtung finden. Wir haben deshalb die Selbsteinschätzungen der Familienmitglieder mit unseren Fremdbeobachtungen mittels des Beobachtungsinstruments für Grenzenstörungen verglichen (Cierpka und Schnürle 1988). Wir konzentrierten uns auf die Dimension der "Affektiven Beziehungsaufnahme" und der "Kontrolle" im "Familienmodell", da die intrapsychisch-psychoanalytisch ausgerichtete Operationalisierung dieser Dimensionen unserer Operationalisierung interpersonaler Nähe und Distanz im Beobachtungsinstrument für Grenzenstörungen weitgehend entspricht (Joraschky und Cierpka 1984). Aufgrund der Theorie der symbiotischen Beziehungen erwarteten wir eine stärkere Diskrepanz bei den Familien mit einem psychotischen Jugendlichen. Überraschend war die relativ hohe Übereinstimmung zwischen Selbst- und Fremdeinschätzung in allen drei Gruppen. Dies bedeutet, daß in diesen Familien weniger verleugnet wird als allgemein angenommen, zumindest nicht mehr als in Familien mit einem neurotischen Jugendlichen.

Selbstberichtsmethoden können mit der klinischen Einstufung durch unabhängige Rater verglichen werden, so daß wir auch Informationen aus der Fremdbeobachtung erhalten. Solche Vergleiche sind besonders aussagekräftig, wenn sie auf dem Hintergrund ein und desselben familiendynamischen Modells durchgeführt werden (s. d. Olson 1985). Die Unterschiede in den Ergebnissen zwischen Selbst- und Fremdbeobachtung sind dann nicht auf die verschiedenen methodischen Operaionalisierungen zurückzuführen. Solche Vergleichsuntersuchungen werden wir in Zukunft mit einem "Klinischen Rating Instrument" auf der Basis des "Familienmodells" durchführen.

Schließlich werden systemtheoretisch orientierte Forscher einwenden, daß bei Fragebogenerhebungen das Individuum die Quelle der Information darstellt und damit das Familiensystem als Ganzes gar nicht erfaßt werden kann. Dies ist inzwischen ein weithin bekanntes Argument, das bei einer Verabsolutierung eine empirische Familienforschung unmöglich macht. Gurman und Klein (1980) haben für die Psychotherapieforschung die Konsequenzen dieser zentralen systemischen These aufgeführt, die im übrigen, wie fast alle zentralen systemtheoretischen Ideen, von Gregory Bateson (1981) beschrieben wurde: Weil kein Teil des Ganzen von einem anderen unabhängig ist und Kausalität zirkulär gedacht wird, macht die Vorstellung wenig Sinn, daß ein Teil des Systems einen anderen absolut kontrollieren kann. Wir sind jedoch der Meinung, daß letztendlich eine Forschung, die auf Kausalität verzichtet und den ganzen Kontext miteinbeziehen möchte, nicht durchgeführt werden kann. Man sollte sich nur immer vor Augen halten, daß man lediglich einen Teil des Ganzen untersucht. Diese Beschränkung muß man sich immer wieder bewußt machen.

8.3 Wohin in der Familienforschung?

In der Familientheorie und -therapie spielen Annahmen über eine unmittelbare Beziehung zwischen bestimmten, "spezifischen" Familieninteraktionen bzw. -konfigurationen und einem definierten Krankheitsbild des Patienten eine große Rolle. Aufgrund solcher Spezifitätsannahmen wurden viele gruppenstatistische Untersuchungen durchgeführt, die magere Ergebnisse zeigen. In der vorliegenden Arbeit wird ausgeführt, daß der unterschiedliche Beitrag von individuellen und familiären Komponenten bei der Entstehung einer seelischen Krankheit nicht genügend berücksichtigt wird. Vergleichsuntersuchungen mit verschiedenen klinischen Gruppen, die auf der Basis der psychiatrischen Klassifikation gebildet werden, sind irreführend. Statt dessen wird für eine Typenbildung auf der Basis relevanter familiärer Dimensionen votiert.

Folgende Schlußfolgerungen ergeben sich aus unseren Überlegungen und Ergebnissen, die für die zukünftige Diskussion im Bereich der Familienforschung wichtig sein könnten:

In der Theoriebildung und entsprechend in der klinischen Anwendung theoretischer Konzepte sollten wir von Spezifitätsannahmen absehen. Diese Annahmen haben sich als allzu simplifizierend herausgestellt. Statt dessen sollten wir uns verstärkt der Komplexität des familiären Prozesses bewußt sein und zumindest das Interagieren von drei relevanten Ebenen im familiären Prozeß einbeziehen: das Individuum, die Dyade und die Familie als Ganze. Außerdem müssen wir Konzepte erarbeiten, die die unterschiedliche Gewichtung von individuellen und familiären Faktoren bei der Entstehung, Aufrechterhaltung und im Verlauf einer Krankheit zulassen. Vor allem benötigen wir jedoch eine weitere theoretische Durchdringung der Fragen, wie man sich das Zusammenwirken von individuellen und familiären Faktoren bei bestimmten Krankheiten vorstellen kann. Dafür brauchen wir Modelle, die quantifizierbare Aussagen über die Funktionalität von Familien zulassen. Methodisch ist die Entwicklung von Typologien von Familien notwendig, die auf dem Hintergrund relevanter familiärer Variablen diagnostische Aussagen über die Stärken und Schwächen von Familien zulassen.

8.3.1 Berücksichtigung mehrerer Ebenen in der Familie

In Kapitel 1 und 2 haben wir die Notwendigkeit diskutiert, die Familiendiagnostik mindestens auf drei Ebenen (Individuum, Dyade, Familie als Ganze) vorzunehmen und die Schnittstellen zwischen den Ebenen zu beachten. Steinhauer und Tisdall (1984) schlagen vor, mindestens 6 Variablengruppen in Betracht zu ziehen, die zur Ätiopathogenese einer Krankheit beitragen können. Implizit berücksichtigt der Autor die o. g drei Ebenen in der Familie. Der Beitrag der Familienmitglieder umfaßt sowohl biologische als auch psychologische Komponenten. Im Abschnitt

---

1. Die Beiträge des Vaters
   a) genetisch
   b) psychodynamisch
2. Die Beiträge der Mutter
   a) genetisch
   b) psychodynamisch
3. Die Beiträge des Kindes
   a) genetisch
   b) psychodynamisch
4. Der Beitrag des ehelichen Subsystems
5. Der Beitrag des Familiensystems
6. Die Beiträge des sozialen Umfelds, soziales Netzwerk, etc.

Tabelle 8.1: Die Beiträge der verschiedenen Variablen zur Ätiopathogenese

"DieVernachlässigung der Theorie" kommen wir auf das folgende Schema (Tab. 8.1) zurück, weil wir über die Beziehungen dieser einzelnen Variablengruppen zueinander noch wenig wissen.

Es ist einleuchtend, daß alle diese Variablen zu der Entwicklung einer Erkrankung beitragen. In der Forschungspraxis werden die einzelnen Komponenten meistens voneinander getrennt. Die individuell-biologische Forschung vernachlässigt die dyadischen und familiären Variablen, während wir in der Familienforschung die individuellen Variablen bislang wenig berücksichtigt haben.

Als ein Beispiel für solche Prozesse über mehrere Ebenen erachten wir unsere vorläufigen Überlegungen zu einem Interaktionsmodell der Schizophrenie (Kap.3).

8.3.2 Gewichtung von individuellen und familiären Faktoren

Die Betrachtung mehrerer Ebenen erlaubt eine Gewichtung der individuellen und der familiären Variablen, die zur Entstehung und Aufrechterhaltung eines Krankheitsbilds beitragen. Unsere Untersuchungen zeigen, daß bei schizophrenen Patienten die individuell-biologischen Komponenten größere Anstrengungen der Bewältigung von den anderen Familienmitgliedern und der gesamten Familie fordern. Wenn in Familien mit schizophrenen Mitgliedern das gleiche Ausmaß an Dysfunktionalität festzustellen ist wie in Familien mit einem neurotischen Mitglied, sind die Familien mit Schizophrenen in ihren Ressourcen als stärker einzuschätzen. Trotz größerer Belastung halten sie die basalen Familienfunktionen in ähnlichem Umfang aufrecht.

Eine solche Gewichtung zwischen individuellen und familiären Faktoren kann für alle Krankheitsbilder vorgenommen werden. Natürlich ist dies für jeden Einzelfall und für jede Familie verschieden (s. d. Abb. 8.1). Aus diesen Überlegungen lassen sich Strategien für therapeutische Indikationsstellungen ableiten. Bei Krankheiten mit vorwiegend individuellen Komponenten muß das Individuum Ziel der therapeutischen Bemühungen bleiben. Die Familie kann diese Bemühungen unterstützen. Wenn die familiären Komponenten als ausschlaggebend anzusehen sind, sollte eine Familientherapie in erster Linie bedacht werden. Dies schließt individualtherapeutische Maßnahmen für den Patienten nicht aus.

Die in Abb. 8.1 gewählten Proportionen zwischen dem Gewicht der individuellen und familiären Komponenten sind natürlich hypothetisch.

Wie jede Formalisierung simplifiziert auch diese Abbildung das Problem. Die jeweilige Linie ist wiederum nur der Mittelwert von Familien mit sehr verschiedenen Ressourcen. Es gibt schizophrene Patienten mit gravierenden biologischen Komponenten, die in relativ funktionalen Familien aufwachsen. Andererseits wissen wir, daß relativ ich-starke Patienten in einem ungünstigen familiären Klima leben. Diese beiden Möglichkeiten müssen im Spektrum ganz unterschiedlich eingeordnet werden. Im nächsten Abschnitt soll überlegt werden, wie man dieser Varianz innerhalb der Familien theoretisch und forschungspraktisch begegnen kann.

8.3.3 Vernachlässigung der Theoriebildung

In der Literatur wurde bislang die theoretische Durchdringung des Problems vernachlässigt, wie man sich die Wechselwirkung zwischen den individuellen genetischen und psychodynamischen Komponenten mit den noch komplexeren dyadischen und familiären Komponenten vorstellen kann. Erste Ansätze werden allerdings gemacht: Neben unseren Untersuchungen der Wechselwirkungen zwischen den Grenzenstörungen in Familien mit Schizophrenen, hat sich z. B. Reiter (1984) mit den möglichen Wechselwirkungen für das Krankheitsbild der Depression beschäftigt.

Während wir für die Betrachtung des individuellen seelischen Leidens die elaborierte Theorie der Psychoanalyse heranziehen können, fehlt bislang eine integrative Konzeption der Organisationsprozesse in der Familie, die Aussagen über deren Funktionalität erlauben. In der Einzelpsychotherapie ist unsere Erfahrung, daß bestimmte psychische Krankheitsbilder ganz unterschiedliche Konflikte und einen sehr unterschiedlichen Grad der Gestörtheit beinhalten können. Die Symptomatik der Bulimie kann sowohl auf präödipalen als auch auf ödipalen Konflikten beruhen. Unser psychodynamisches Instrumentarium in der Diagnostik ist nicht an den psychiatrischen Diagnosen ausgerichtet. Dies gilt nicht für die übergeordneten Kategorien der Neurosen und der Psychosen. Hier müssen wir qualitative, strukturelle Unterschiede zwischen den Gruppen annehmen (Cierpka 1985). Analog dazu sollten wir in der Familiendiagnostik Modelle zur Verfügung haben, die es erlauben, die Familien auf der Basis ihrer relevanten Dimensionen einzuschätzen, um auf der Basis dieser Diagnose, ganz ähnlich wie in der individuellen psychodynamischen Diagnostik, eine darauf gründende Behandlung der Familie durchführen zu können.

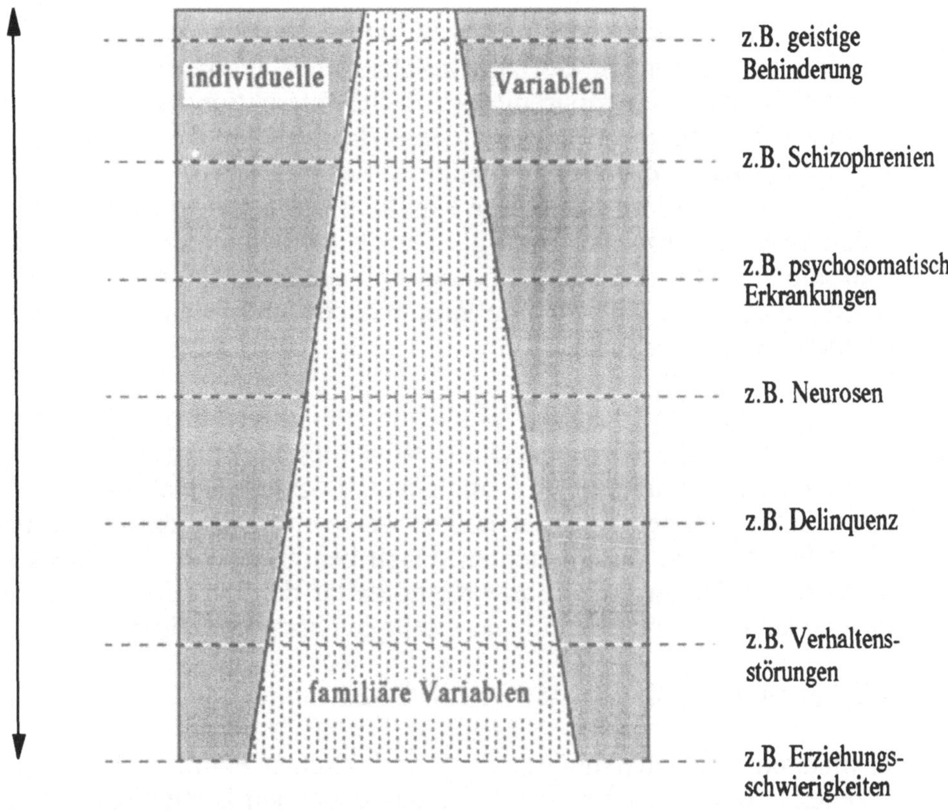

Abb. 8.1: Der Anteil der Erklärung der Varianz von individuellen und familiären Faktoren bei verschiedenen Krankheitsbildern

Entwicklungen von methodischen Instrumenten, die die Familienorganisation erfassen können, sollten theoretischen Überlegungen folgen und nicht umgekehrt (Skinner 1981, 1984). Das "Familienmodell" erlaubt die Entwicklung von theoretischen Erklärungsmustern, wie eine wechselseitige Beeinflussung zwischen einer bestimmten individuellen, psychodynamischen und/oder genetischen Komplikation und bestimmten familiären Dimensionen zustande kommen kann. Individuelle kognitive Defizite und ein Kommunikationsverhalten innerhalb der Familie, das unklar und indirekt ist, verstärken sich in Feedbackschleifen. Individuelles impulsives Verhalten verstärkt sich, wenn die Kontrollmechanismen in der Familie schwach ausgebildet sind, die dafür Sorge tragen, daß z. B. die Konsistenz in der Familieninteraktion gewahrt bleibt, die Grenzen innerhalb der Familie klar sind und von allen anerkannt werden.

Ressourcen, entweder in den individuellen oder in den familiären Komponenten, können Defizite ausgleichen. Dies wurde z. B. in der Diskussion über schizophreniespezifische Interaktionsmuster vernachlässigt. Eine Schwäche in einem Bereich, z. B. im Kommunikationsverhalten, kann durch viele andere Fähigkeiten in einer Familie ausgeglichen werden, wenn diese Familie über genügend Flexibilität und Adaptabilitätsvermögen verfügt. Durch die Konzentration auf dysfunktionelle oder damals "pathologisch" genannte Interaktionsmuster wurde übersehen, daß der familiäre Prozeß durch viele Dimensionen beschrieben werden kann.

Diese kurze Skizzen von möglichen interaktiven Prozessen verdeutlichen, wie wenig wir über solche Rückkopplungsprozesse zwischen familiären und individuellen Komponenten wissen. Bevor wir voreilige Spezifitätsannahmen zulassen, sollten wir uns verstärkt darum bemühen diese Prozesse zu durchleuchten. Dazu benötigen wir in erster Linie theoretische Konzepte, die die Komplexität der Interaktion zwischen Psychopathologie und Familienkonstellation berücksichtigen.

8.3.4 Familientypologien statt Spezifitätsannahmen

In unseren Vergleichsuntersuchungen zwischen Familien mit schizophrenen und neurotischen Adoleszenten fanden wir keine direkte kausalgenetische Beziehung zwischen einer Krankheitsentität und einer bestimmten, grundlegenden Schwäche auf einer familiendynamischen Variablen. Trotz aller methodischen Probleme und unserer kleinen Stichprobengrößen erachten wir diese Ergebnisse als relevant. Sie gehen in dieselbe Richtung wie andere, bereits früher durchgeführte Studien. So fanden Reiss und Mitarbeiter (1968, 1971a, b) zunächst mit Hilfe ihrer Laboratoriumstechnik des "Card Sort Procedure" signifikant gehäuft "konsensus-sensitive" Familien bei Familien mit Schizophrenen. In späteren Untersuchungen fanden sich diese Familien auch in Normalfamilien (Oliveri und Reiss 1981).

In gruppenstatistischen Vergleichsuntersuchungen wird die Varianz innerhalb der individuellen und der familiären Variablen gemittelt. Die unterschiedlichen Gewichtungen in beiden Sets von Variablen wird vernachlässigt. So ist zum Beispiel vorstellbar, daß in Familien mit einem mittleren Ausmaß von Kommunikationsstörungen keine individuelle Symptomatik auftritt, während dieses mittlere Ausmaß des familiären Beitrags dann zur Auslösung einer Psychose führen kann, wenn die biologisch bedingten Störungen in der Informationsverarbeitung des Patienten gravierender sind. Die meisten Vergleichsuntersuchungen haben versäumt, die Krankheit des Patienten vor allem als Resultante zwischen der individuellen Psychopathologie und den dyadischen und gesamtsystemischen Verhaltens- und Interaktionsmustern anzusehen. Andere Faktoren, wie die gesellschaftlichen und kulturellen Komponenten, kommen natürlich noch hinzu.

Wir sollten, statt nach einer angenommenen Spezifität, die sowohl die individuelle Krankheit als auch die Familieninteraktion als Entität behandelt, nach Untergruppen in den Familien suchen. Eine solche Familientypologie ist allein auf der Grundlage von familiendynamischen Dimensionen vorzunehmen. In weiteren Untersuchungen müssen wir Möglichkeiten finden, um den Beitrag der individuellen Komponenten abschätzen zu können. Erst dann werden wir in der Lage sein, Aussagen über die Proportionen von individuellen und familiären Komponenten machen zu können.

8.4 Ausblick

Die Anwendung des Familieneinschätzungs-Bogens bietet sich für die klinische Diagnostik und für Forschungsfragestellungen an. Daß diese Fragebögen den klinischen Eindruck der Therapeuten ergänzen und objektivieren können, soll anhand von zwei Falldarstellungen abschließend dokumentiert werden. Wir beschränken uns an dieser Stelle auf die Ergebnisse des Allgemeinen Familienbogens. Bei diesem Fragebogen schätzt jedes Familienmitglied seine Familie als Ganze ein. Über die sieben Skalen erhalten wir für jedes Familienmitglied entsprechend ein Profil, das eine Aussage über die subjektiv wahrgenommenen Probleme und Ressourcen in der Familie macht.

Familie A. besteht aus dem 45jährigen Vater, von Beruf Ingenieur, der 44jährigen Mutter, von Beruf Verkäuferin, dem 16jährigen Sohn Robert und der 19jährigen Patientin Irene. Beide Kinder gehen noch zur Schule. Irene hatte einen Suizidversuch mit Tabletten begangen. Bei der psychiatrischen Konsiliaruntersuchung stellte sich eine paranoid-halluzinatorische Psychose heraus. Nach dem Abklingen der akuten psychotischen Symptomatik wurde ein Familiengespräch vereinbart, weil Irene über erhebliche Auseinandersetzungen in der Familie berichtete. Zum Familienerstgespräch kam der Sohn nicht mit. Er verweigerte auch das Ausfüllen der Fragebögen. Im Familienerstgespräch selbst schätzten die Eltern die Krankheit ihrer Tochter sehr unterschiedlich ein. Während der Vater weiter auf Leistung und den erfolgreichen Abschluß der Schule mit dem Abitur drängte, äußerte die Mutter die Sorge, daß ihre Tochter im Studium nicht allein zurechtkommen würde. Durch die intellektualisierend geführten Argumentationen zwischen Vater und Tochter blieb die in ihrer Persönlichkeit eher depressiv strukturierte Mutter ausgeschlossen.

Die Darstellung der Ergebnisse für Familie A. (s. Abb. 8.2) zeigt drei Kurvenverläufe der Familienmitglieder, die auf sehr unterschiedlichem Niveau verlaufen und unterschiedliche Ausprägungen auf den einzelnen Skalen aufweisen. Im Gegensatz zu Vater und Mutter klagt die Tochter über familiäre Probleme im Bereich der "Kommunikation" und der "Kontrolle". Die Mutter ist mit dem "Rollenverhalten" in der Familie unzufrieden. Der Vater betont eher Stärken in allen Dimensionen. Die Werte in den Kontrollskalen "Soziale Erwünschtheit" und "Abwehr" weisen bei Mutter und Tochter darauf hin, daß diese beiden die familiären Funktionen problematischer sehen als sie sind.

Wenn es solche Diskrepanzen in den Profilen zwischen den Familienmitgliedern gibt, ist die Wahrscheinlichkeit von intrafamiliären Konflikten (auch wenn die Werte unter $T = 60$ liegen) groß. Dazu kommt, daß die Einschätzungen auch in den einzelnen Skalen unterschiedlich sind. Dies weist ebenfalls auf familiäre Konflikte hin, weil die Ressourcen und Probleme unterschiedlich wahrgenommen werden. Die unterschiedliche Wahrnehmung erschwert Abstimmungsvorgänge zwischen den individuellen Bedürfnissen und den Anforderungen der Gesamtfamilie. Die Tochter deutet durch ihre Einschätzungen im Bereich der "Kommunikation" und der "Kontrolle" auf diese Probleme in der Familie hin.

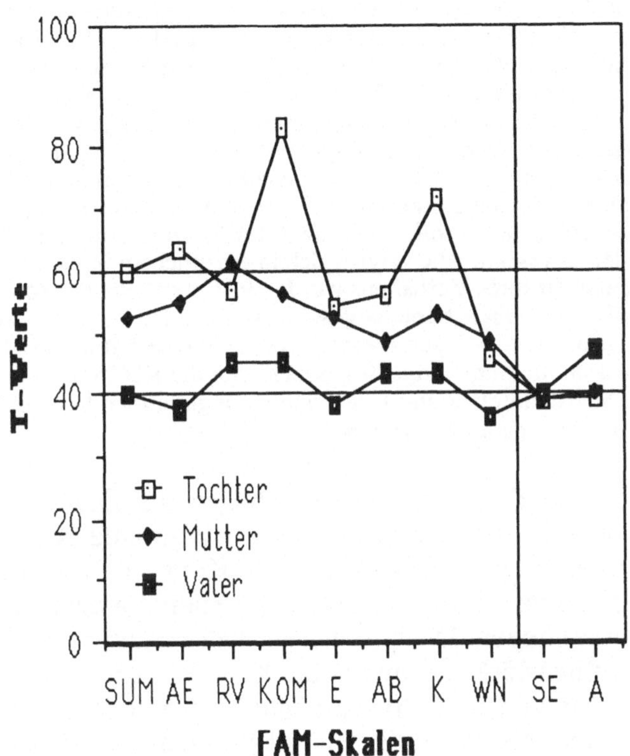

S   = Summe
RE   = Aufgabenerfüllung
RV   = Rollenverhalten
KOM   = Kommunikation
E   = Emotionalität
AB   = Affektive Beziehungsaufnahme
K   = Kontrolle
WN   = Wertvorstellungen und Normen
SE   = Soziale Erwünschtheit
A   = Abwehr

60 - 100 Schwächen
40 - 60 Durchschnitt
 0 - 40 Stärke

Abb. 8.2: FAM-Profile von Familie A

Ganz anders stellt sich die Situation in einer zweiten Beispielfamilie dar:

Familie B. besteht aus dem 60jährigen Vater, Landwirt, der 57jährigen Mutter, Hausfrau, und drei Kindern: die 28jährige Tochter Margarete, Kauffrau, verheiratet, dem 22jährigen Sohn Daniel, Kfz.-Mechaniker, und der 22-jährigen Patientin Sabine, von Beruf Gärtnerin. Den Eltern war aufgefallen, daß Sabine nach ihrem beruflich bedingten Wegzug von zu Hause durcheinandergeraten war. Sie beschäftigte sich plötzlich mit religiösen Ideen, erschien unruhiger und äußerte Wahngedanken. Eine paranoid-halluzinatorische Psychose wurde vom Psychiater diagnostiziert. Ein Familienerstgespräch erschien angezeigt, weil die Frage geklärt werden sollte, ob Sabine wieder ins Elternhaus zurückziehen sollte oder nicht. Im Familienerstgespräch waren alle Familienmitglieder anwesend. Alle zeigten sich in erheblichem Maße besorgt um Sabine. Der Krankheitswert ihres Verhaltens wurde nicht bagatellisiert, so daß sehr schnell mit der Familie ein Arbeitsbündnis geschlossen werden konnte. Vater und Mutter waren sich darin einig, daß der Wegzug von zu Hause Sabine überfordert hatte. Andererseits wurde die Schwierigkeit gesehen, daß die Rückkehr von Sabine ins Elternhaus deren Selbständigkeit und Unabhängigkeit gefährden könnte. Relativ rasch konnte ein Kompromiß gefunden werden.

Alle Familienmitglieder füllten die Fragebögen aus. Die Darstellung der Ergebnisse von Familie B. zeigen relativ kongruente Kurvenverläufe für die Familienmitglieder (s. Abb. 8.3). Kongruente Profile der Familienmitglieder können zwar eine Dysfunktionalität anzeigen, wenn die Werte über T = 60 liegen. Doch in diesem Fall verlaufen die Profile im Bereich der Familienstärken. Sowohl die Kongruenz in den Kurvenverläufen als auch das günstige Niveau deuten auf gute Ressourcen in Familie B. hin. Sabine, die Patientin, nimmt Probleme im Bereich der Aufgabenerfüllung wahr. Als einzige weist sie einen erhöhten und diskrepanten Wert auf einer Skala auf. Solche isolierten Erhöhungen eines Familienmitglieds finden wir meistens beim erkrankten Familienmitglied. Sabine nimmt ihre Probleme als Krise in der Familie wahr. Sie scheint als einzige skeptisch zu sein, ob die anstehende Krise zu bewältigen ist.

Wenn die Profile der Familienmitglieder so kongruent verlaufen wie in diesem Beispiel, ist die Wahrscheinlichkeit groß, daß die Angaben der Familienmitglieder als valide angesehen werden können und die Familienmitglieder ihre familiäre Situation ähnlich einschätzen. Natürlich muß dabei sichergestellt sein, daß die einzelnen Familienmitglieder die Fragebögen unabhängig voneinander ausfüllen und die Kontrollwerte auf den Skalen "Soziale Erwünschtheit" und "Abwehr" im Normbereich liegen.

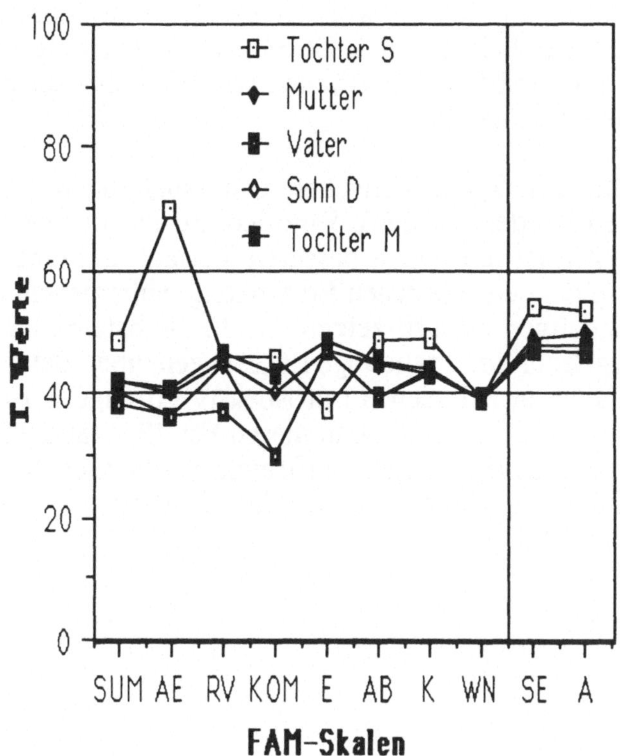

S	= Summe	60 - 100 Schwächen	
RE	= Aufgabenerfüllung	40 - 60 Durchschnitt	
RV	= Rollenverhalten	0 - 40 Stärke	
KOM	= Kommunikation		
E	= Emotionalität		
AB	= Affektive Beziehungsaufnahme		
K	= Kontrolle		
WN	= Wertvorstellungen und Normen		
SE	= Soziale Erwünschtheit		
A	= Abwehr		

Abb. 8.3: Die FAM-Profile der Familie B

Mit diesen zwei Beispielen wollten wir dokumentieren, daß der Familieneinschätzungs-Bogen einen Beitrag zur Diagnostik von Familien mit Schizophrenen leistet. Der Fragebogen identifiziert Bereiche familiärer Probleme, die ein weiterführendes familiendiagnostisches Vorgehen erforderlich machen. Durch die Beurteilung der Funktionalität bzw. Dysfunktionalität erhalten wir Hinweise auf das Bewältigungspotential der Familien.

In zukünftigen katamnestischen Untersuchungen soll der Frage nachgegangen werden, ob diese Familien mit einem relativ guten Bewältigungspotential mit einem besseren Verlauf und einer geringeren Rückfallquote der schizophrenen Erkrankung einhergehen. Solche Verlaufsuntersuchungen müssen zeigen, ob die Selbsteinschätzungen der Familienmitglieder im Fragebogen Aussagen über den Einfluß der familiären Faktoren zulassen. In prospektiv durchgeführten Untersuchungen muß geklärt werden, ob in diesen Familien tatsächlich weniger häufig seelische Erkrankungen auftreten. Schließlich bietet sich die Anwendung der Fragebögen auch für die Messung der Effektivität von therapeutischen Maßnahmen an.

Anhang

	Stichprobe	SUM	AE	RV	KOM	E	AB	K	WN
Allg. Bogen	Gesamtfamilie	***	**	***	***	***	***	**	***
	Mutter								
	Vater			**					
	Patient	*			*	**	**	**	*
	Geschwister			*					
Dyaden	Pat. beurteilt	***	***	***	***	**	***	***	*
	Pat. wird beurt.	***	***	***	***	***	***	***	***
	Alle FM	***	***	***	***	***	***	***	***
	restl. FM							*	
Selbstbeurteilung	Gesamtfamilie	***	***	***	***	***	***	*	**
	Mutter			*					
	Vater	*						*	
	Patient	**	***	*	***	**	*		*
	Geschwister	*						*	

Anhang 1: Signifikante Unterschiede zwischen Familien mit einem klinisch unauffälligen und einem neurotischen Jugendlichen im t-Test

	Stichprobe	SUM	AE	RV	KOM	E	AB	K	WN
Allg. Bogen	Gesamtfamilie	**		***	**	**		**	
	Mutter								
	Vater								
	Patient	**				*		***	*
	Geschwister			*					
Dyaden	Pat. beurteilt	**	*	*	***		***	*	*
	Pat. wird beurt.	***	***	***	***	**	***	***	***
	Alle FM	***	***	***	**	*	***	***	*
	restl. FM								
Selbstbeurteilung	Gesamtfamilie	***	***	***	*	**		**	
	Mutter								
	Vater								
	Patient	***	**	**	*	***	**		**
	Geschwister								

* = P< 0.05
** = P< 0.01
*** = P< 0.001

Anhang 2: Signifikante Unterschiede zwischen den Familien mit einem klinisch unauffälligen und einem psychotischen Jugendlichen im t-Test

	Stichprobe	SUM	AE	RV	KOM	E	AB	K	WN
Allg. Bogen	Gesamtfamilie					*			
	Mutter								
	Vater								
	Patient								
	Geschwister								
Dyaden	Pat. beurteilt				*				
	Pat. wird beurt.								
	Alle FM	*			**	*	*	*	
	restl. FM	*			**	*	*	*	
Selbstbeurteilung	Gesamtfamilie								
	Mutter								
	Vater								
	Patient								
	Geschwister								

* = P< 0.05
** = p< 0.01
*** = p< 0.001

Anhang 3: Signifikante Unterschiede zwischen den beiden klinischen Gruppen im t-Test

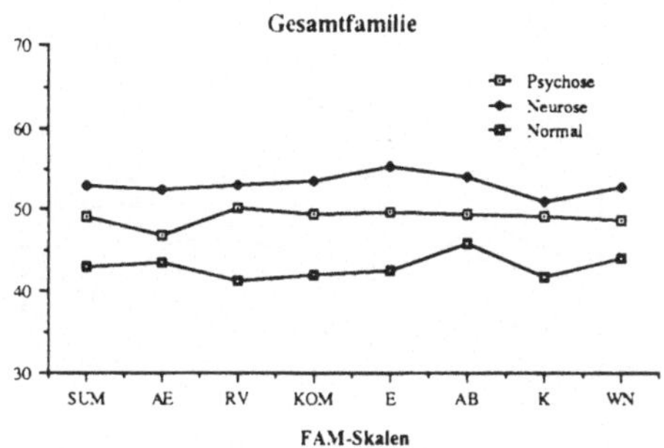

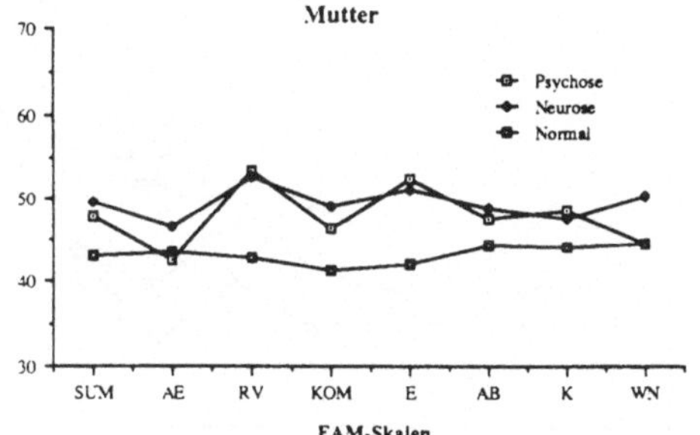

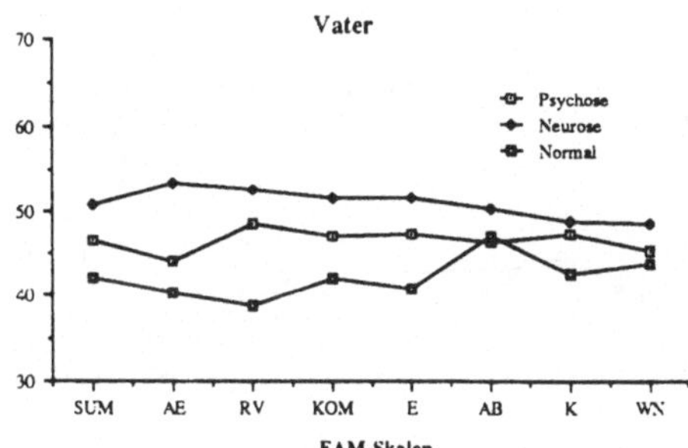

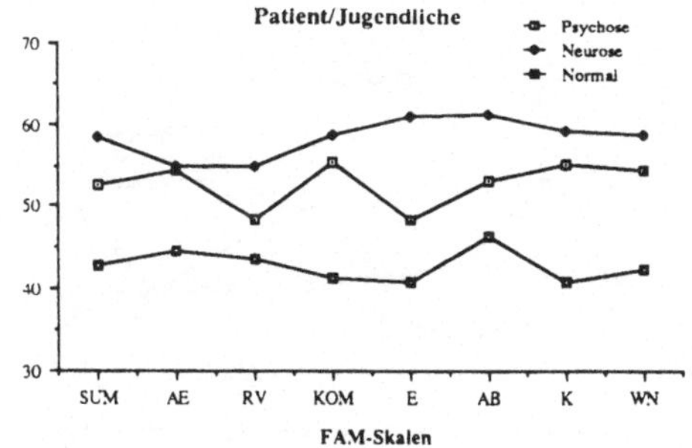

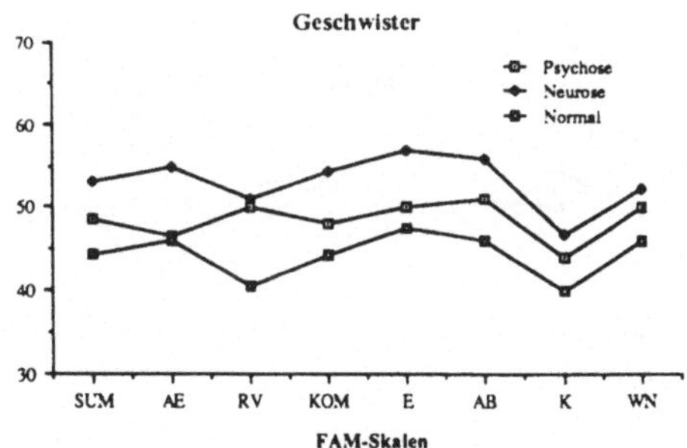

SUM=Summe, AE=Aufgabenerfüllung, RV=Rollenverhalten, KOM=Kommunikation,
E=Emotionalität, AB=Affektive Beziehungsaufnahme, K=Kontrolle, WN=Werte und Normen

Anhang 4 (Abb. 6.1.1-5): Die Ergebnisse im Allgemeinen Familienbogen

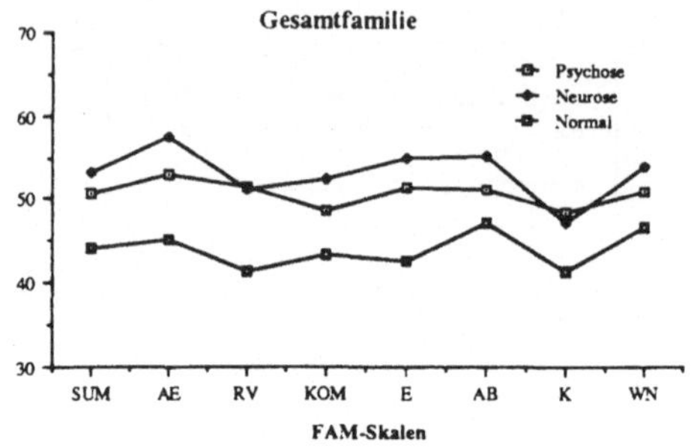

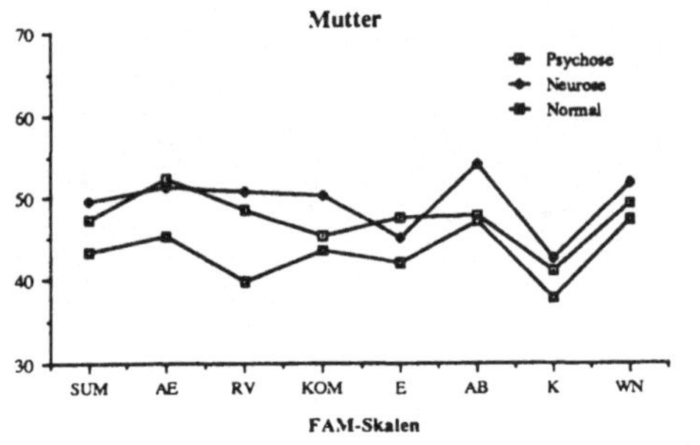

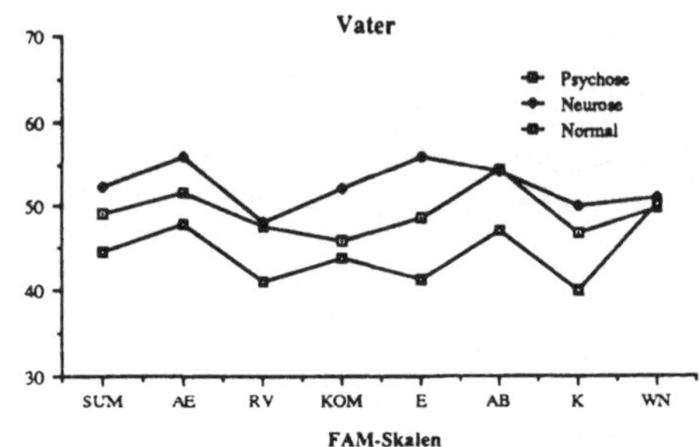

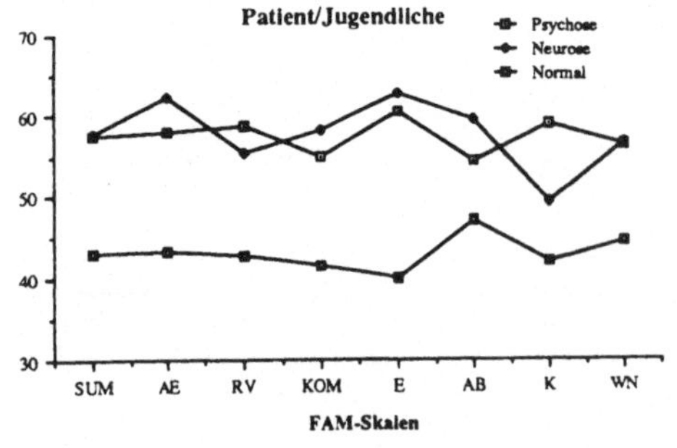

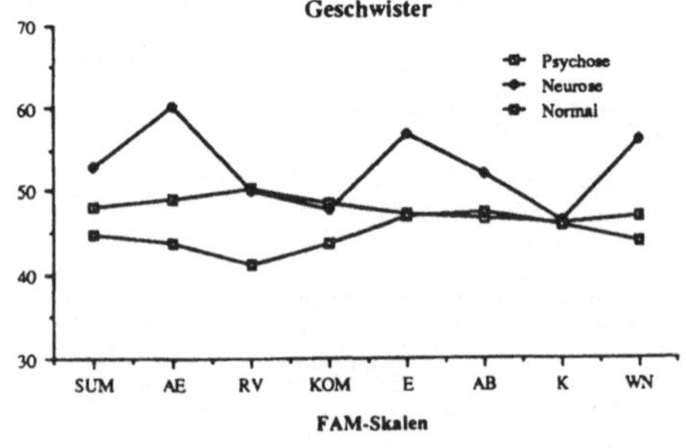

SUM=Summe,   AE=Aufgabenerfüllung,   RV=Rollenverhalten,   KOM=Kommunikation,
E=Emotionalität, AB=Affektive Beziehungsaufnahme, K=Kontrolle, WN=Werte und Normen

Anhang 5 (Abb. 6.3.1-5): Die Ergebnisse im Selbstbeurteilungsbogen

Familiendaten	NF (n=65)		C 1 (n=18)		C 2 (n=5)		C 3 (n=8)		C 4 (n=10)		C 5 (n=19)		C 6 (n=5)	
Alter	$\bar{x}$	s	$\bar{x}$	s	$\bar{x}$	s	$\bar{x}$	s	$\bar{x}$	s	$\bar{x}$	s	$\bar{x}$	s
Vater	45,9	7,1	44,7	8,8	47,0	6,1	52,0	8,3	42,8	3,8	46,2	6,2	45,4	2,8
Mutter	42,6	6,0	40,9	4,8	43,6	6,6	48,6	7,2	41,2	3,6	42,4	6,8	41,4	1,8
Patient	16,7	3,6	15,2	2,8	15,6	1,7	19,4	4,8	15,8	2,5	17,8	4,4	16,4	1,7
Kinderzahl														
eins	37		13		3		6		3		10		2	
zwei	16		2		-		1		6		5		2	
drei und mehr	12		3		2		-		1		4		2	
Geschlecht Patient														
männlich	27		5		2		5		7		8		-	
weiblich	38		13		3		3		3		11		5	
Schicht														
O (Oberschicht)	7		2		2		1		-		2		-	
OMS (obere MS)	9		2		1		1		2		1		2	
MMS (mittlere MS)	25		6		2		5		2		7		3	
UMS (untere MS)	13		5		-		1		3		4		-	
OUS (obere US)	11		3		-		-		3		5		-	
Mutter														
berufstätig	30		9		2		5		6		6		2	
nicht berufstätig	35		9		3		3		4		13		3	
Ausbildung Patient														
Schüler	46		14		4		2		9		13		4	
Azubi	3		-		-		1		-		1		1	
Student	11		2		-		6		1		2		-	
berufstätig	5		2		-		-		-		3		-	
Adoleszenz														
Alter < 18 Jahre	43		15		4		2		8		10		4	
Alter > 18 Jahre	22		3		1		6		2		9		1	

Anhang 6 (Tabelle 7.6): Die Familiendaten für die klinisch unauffälligen Familien

Familiendaten	Klin. Fam. (n=38)		Cluster 1 (n=20)		Cluster 2 (n=14)		Cluster 3 (n=4)	
Alter	$\bar{x}$	s	$\bar{x}$	s	$\bar{x}$	s	$\bar{x}$	s
Vater	47,9	7,5	47,6	7,2	46,6	7,2	53,7	9,9
Mutter	46,2	7,5	45,9	8,2	45,1	4,5	51,5	11,6
Patient	19,8	3,7	19,8	3,9	19,4	3,2	21,7	4,9
Kinderzahl								
eins	12		6		4		2	
zwei	18		11		6		1	
drei und mehr	8		3		4		1	
Geschlecht Patient								
männlich	17		7		8		2	
weiblich	21		13		6		2	
Schicht								
O (Oberschicht)	3		2		-		1	
OMS (obere MS)	4		3		1		-	
MMS (mittlere MS)	11		6		3		2	
UMS (untere MS)	13		6		6		1	
OUS (obere US)	7		3		4		-	
Mutter								
berufstätig	12		7		5		-	
nicht berufstätig	26		13		9		4	
Ausbildung Patient								
Schüler	11		7		4		-	
Azubi	7		3		2		2	
Student	8		4		3		1	
berufstätig	12		6		5		1	
Adoleszenz								
Alter < 18 Jahre	11		7		4		-	
Alter > 18 Jahre	27		13		10		4	
Diagnosen								
Neurose	23		11		8		4	
Psychose	15		9		6		-	

Anhang 7 (Tabelle 7.8): Die Familiendaten für die klinisch auffälligen Familien

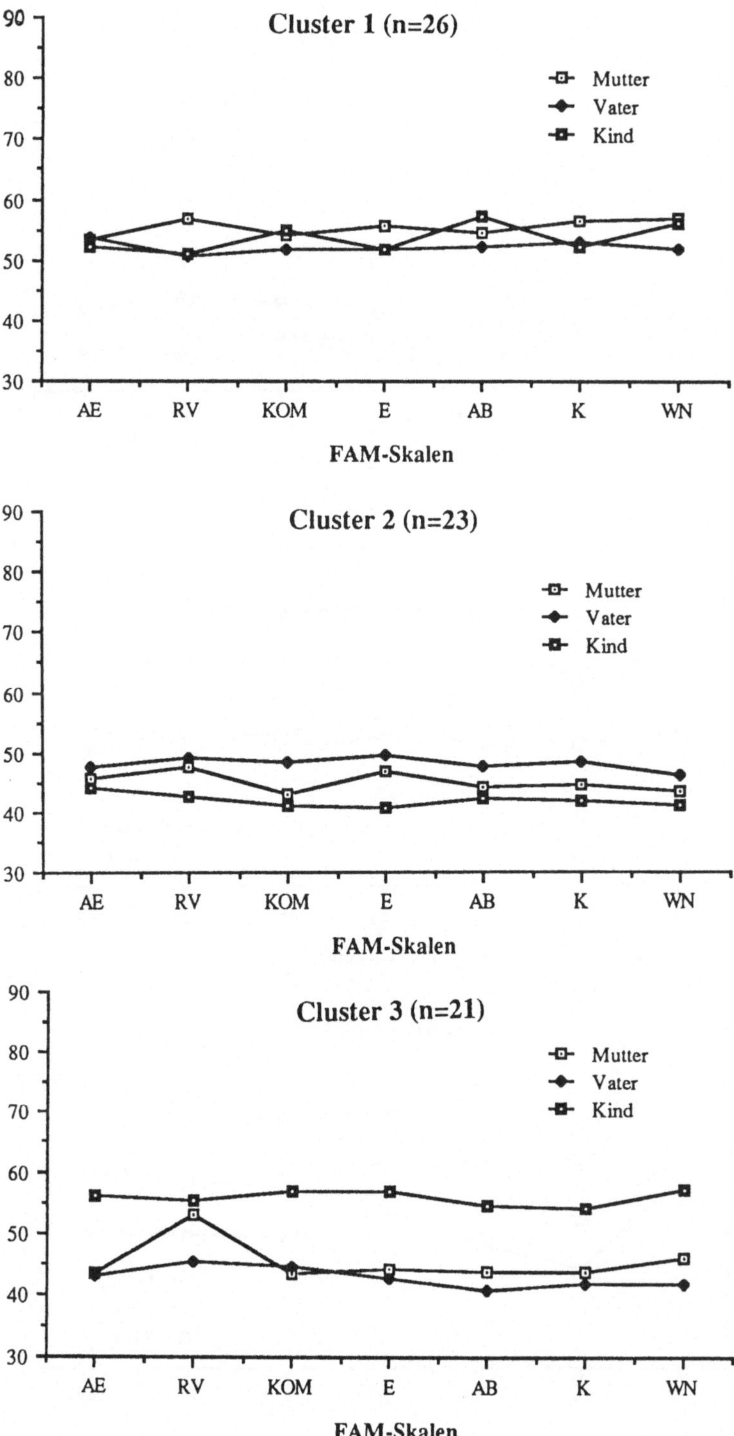

Anhang 8: Clusterlösungen (Cluster 1-3) für alle Familien (REL-ESS-Lösung)

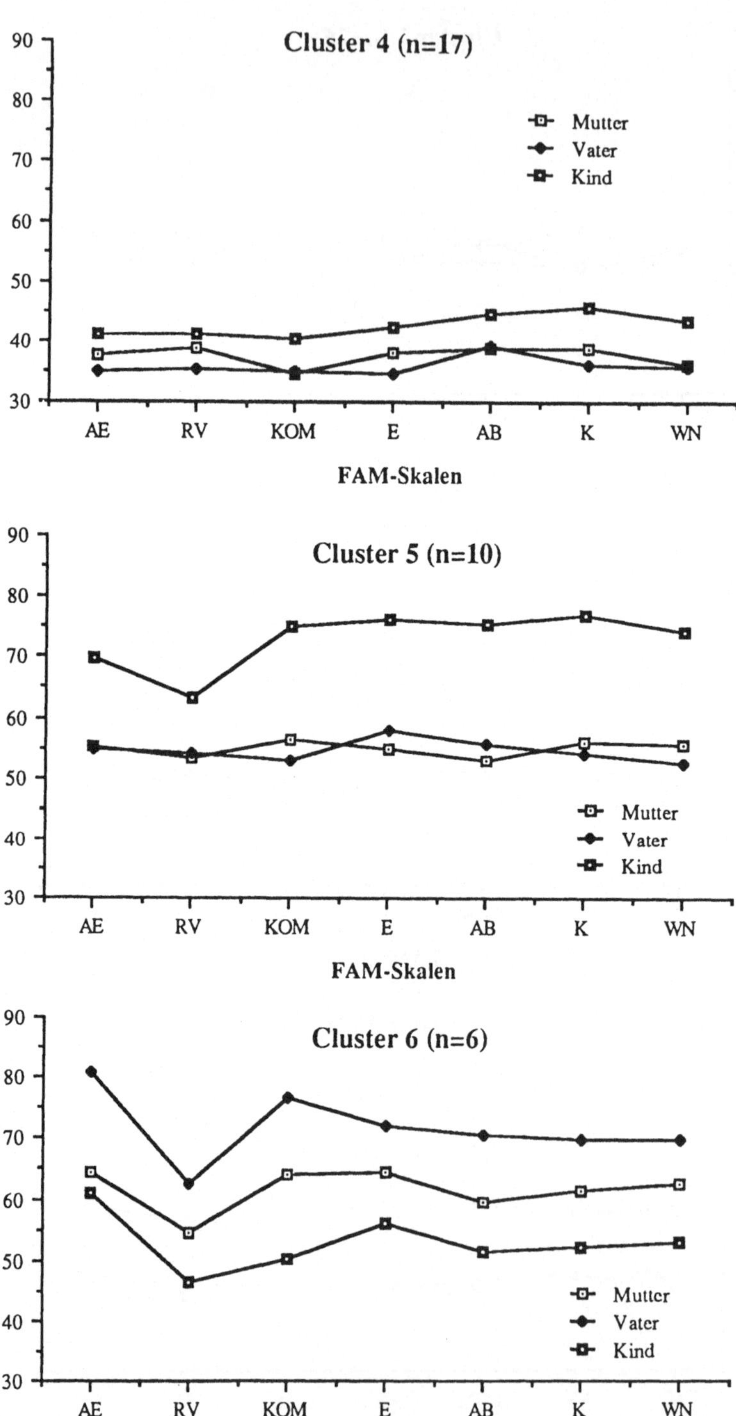

Anhang 8: Clusterlösungen (Cluster 4-6) für alle Familien (REL-ESS-Lösung)

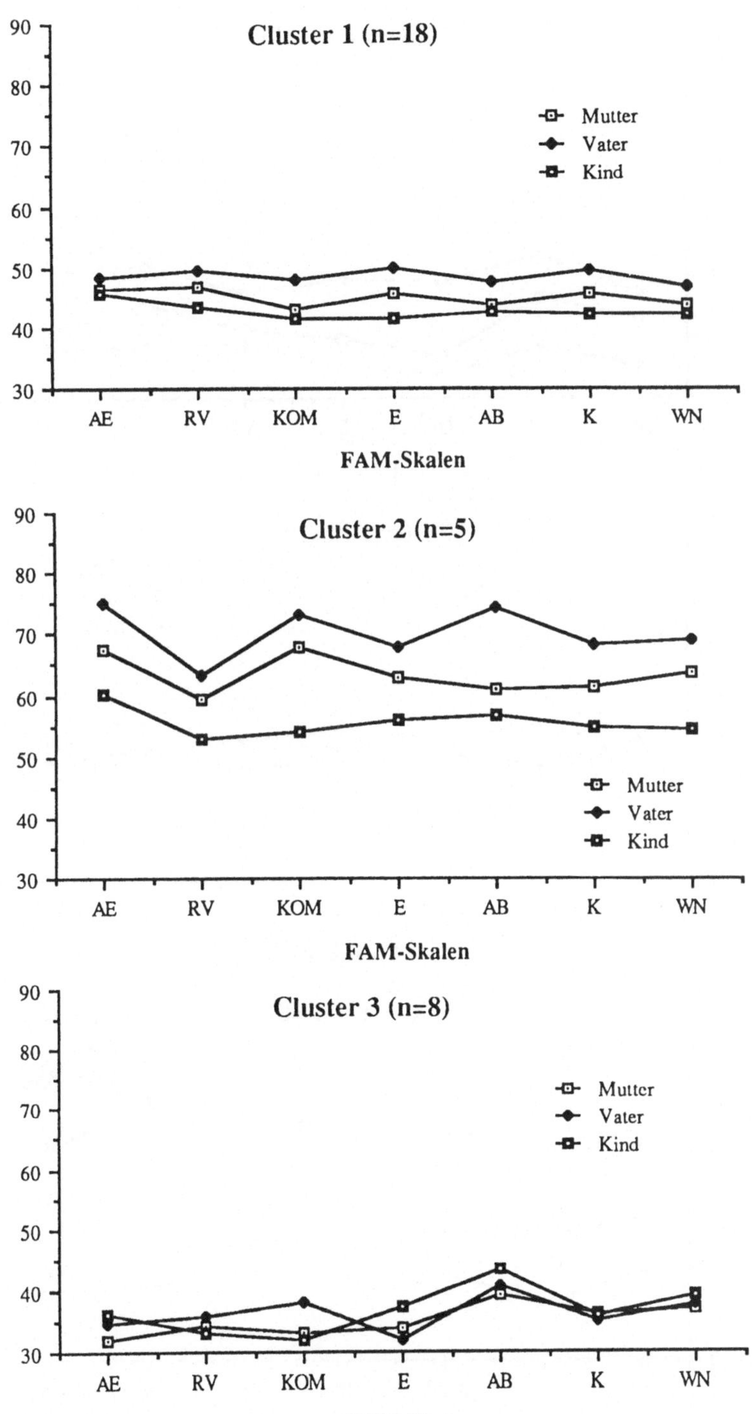

Anhang 9 (Abb. 7.1 1-3) Die Clusterlösung für die Normalfamilien im Überblick

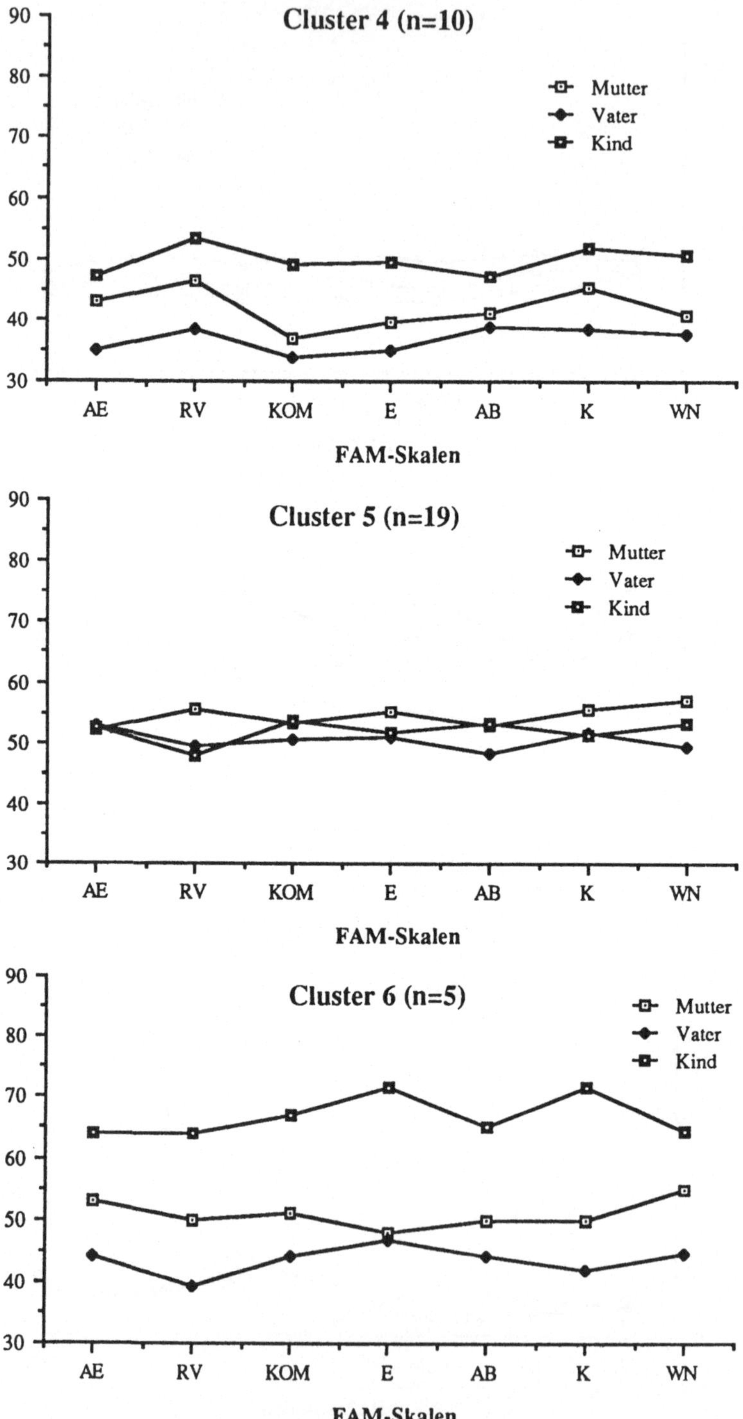

Anhang 9 (Abb. 7.1 4-6) Die Clusterlösung für die Normalfamilien im Überblick

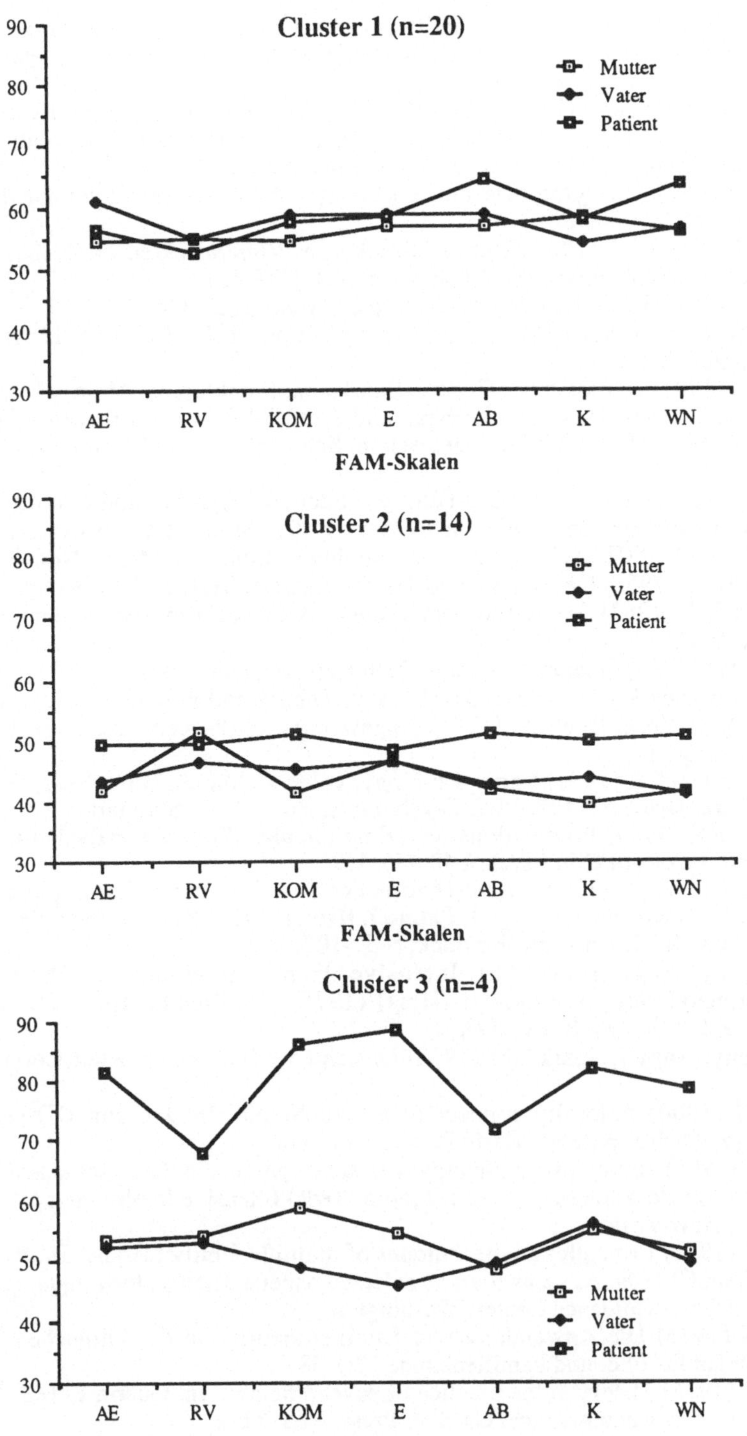

Anhang 10 (Abb. 7.2 1-3) Die Clusterlösung für die klinischen Familien im Überblick

Literaturverzeichnis

Ackerman NJ (1984) A theory of family systems. Gardner Press, New York

Alexander F, French TM, Pollock GH (Hrsg) (1968) Psychosomatic specificity. Univ. Chicago Press, Chicago

Anderson CM, Hogarty G, Reiss DJ (1981) The psychoeducational family treatment of schizophrenia. In: Goldstein MJ (ed) New developments in interventions with families of schizophrenics. Jossey-Bass, San Francisco

Angel K (1967) On symbiosis and pseudosymbiosis. J Am Psychoanal Assoc 15:294-316

Anstadt T, Krause R (1988) Der Ausdruck von Primäraffekten in Gesichtszeichnungen von Schizophrenen. Z Klin Psychol 17:119-131

Balint M (1957) Die drei seelischen Bereiche. Psyche 6:321-344

Baltes PB (Hrsg) (1978) Life-span development and behavior, Vol. 1. Academic Press, New York

Bateson G (1981) Ökologie des Geistes. Suhrkamp, Frankfurt am Main

Bateson G, Jackson D, Haley J, Weakland J (1956) Toward a theory of schizophrenia. Behav Sci 1:251-264. Deutsch in: Schizophrenie und Familie. Suhrkamp, Frankfurt, 11-42

Beavers WR, Voeller MN (1983) Family models: Comparing and contrasting the Olson Circumplex Model with the Beavers System Model. Fam Process 22:85-98

Berger MM (1978) (Hrsg) Beyond the double-bind. Brunner & Mazel, New York

v Bertalanffy L (1956) General System Theory. General Systems Yearbook I

v Bertalanffy L (1962) General System Theory - A Critical Review. General Systems Yearbook VII

Bierhoff HW (1984) Sozialpsychologie. Kohlhammer, Stuttgart

Blanck G, Blanck R (1974) Ego psychology. Theory and practice. Columbia Univ Press, New York. Deutsch: (1981) Angewandte Ich-Psychologie, 2. Aufl. Klett-Cotta, Stuttgart

Blanck G, Blanck R (1979) Ego psychology, vol 2. Columbia Univ Press, Guilford, New York. Deutsch: (1980) Ich-Psychologie, Bd 2. Klett, Stuttgart

Blashfield RK (1980) Propositions regarding the use of cluster analysis in clinical research. J Consult Clin Psychol 48:456-459

Boszormenyi-Nagy I (1965a) Eine Theorie der Beziehungen: Erfahrung und Transaktion. In: Boszormenyi-Nagy I, Framo L (Hrsg) (1975) Familientherapie. Theorie und Praxis, Bd 1. Rowohlt, Reinbek, S 51-109

Boszormenyi-Nagy I (1965b) Intensive Familientherapie als Prozeß. In: Boszormenyi-Nagy I, Framo J (Hrsg) (1975) Familientherapie. Theorie und Praxis, Bd. 1. Rowohlt, Reinbek

Boszormenyi-Nagy I, Spark GM (1973) Unsichtbare Bindungen. Klett-Cotta, Stuttgart

Bowen M (1960) A family concept of schizophrenia. In: Jackson DD (ed) The etiology of schizophrenia. Basic Books, New York

Bowen M (1965) Family psychotherapy with schizophrenia in the hospital and private practice. In: Boszormenyi-Nagy I, Framo J (eds) Intensive family therapy. Harper & Row, New York

Bowen M (1971) Principles and techniques of multiple family therapy. In: Bradt JO, Moynihan CJ (eds) Systems therapy selected papers: Theory, technique, research. Groome Child Guidance Center, Washington

Bowen M (1975) Die Anwendung von Familientheorien in der klinischen Praxis. Zentralblatt für Ehe- und Familienkunde 12:1-38

Bowen M (1976) Theory in the practice of psychotherapy. In: Guerin PJ (ed) Family therapy: Theory and practice. Gardner Press, New York

Bowen M (1978) Family therapy in clinical practice. Jason Aronson, New York

Brähler, E (1986) Typische Beziehungsmuster von Eltern kranker Kinder und Jugendlicher. In: Schorr A (Hrsg) Bericht über den 13. Kongreß für Angewandte Psychologie, Bd II. Deutscher Psychologen-Verlag, Bonn

Brähler E, Beckmann D (1987) Paardiagnostik mit dem Gießen-Test. Huber, Bern Stuttgart Wien

Brähler E, Brähler C (1987) Paardiagnostik mit dem Gießen-Test. In: Cierpka M (Hrsg) Familiendiagnostik. Springer, Berlin Heidelberg New York Tokyo

Broderick CB, Pulliam-Krager H (1979) Fam Process and child outcomes. In: Burr WR, Hill R, Nye FI, Reiss IL (eds): Contemporary theories about the Family. The Free Press, London

Brody E (1974) Aging and family personality: A developmental view. Fam Process 13:23-37

Bronfenbrenner U (1981) Die Ökologie der menschlichen Entwicklung. Klett-Cotta, Stuttgart

Brown G, Birley J, Wing J (1972) Influence of family life in the course of schizophrenic disorders: A replication. Br J Psychiatry 121:241-258

Brunner EJ (1986) Grundfragen der Familientherapie. Springer, Berlin Heidelberg New York Tokyo

Buber M (1923) Ich und Du. In: Buber M (Hrsg) Das dialogische Prinzip. Lambert Schneider, Heidelberg.

Buchholz M (1980) Psychoanalytische Methode und Familientherapie. Fachbuchhandlung Psychologie, Frankfurt

Buckley P (1985) Determinants of object choice in adulthood: A testcase of object-relations theory. J Am Psychoanal Assoc 33:841-860

Cierpka M (1985) Zur Unterscheidung von Neurose und Psychose. Forum Psychoanal 1:265-282

Cierpka M (1986) Zur Funktion der Grenze in Familien. Familiendynamik 11:307-324

Cierpka M (1987) (Hrsg): Familiendiagnostik. Springer, Heidelberg Berlin New York Tokyo

Cierpka M (1987a) Konzeption und Ziele im Familienerstgespräch. In: Cierpka M (Hrsg) Familiendiagnostik. Springer, Heidelberg Berlin New York Tokyo

Cierpka M (1987b) Überblick über familiendiagnostische Fragebogeninstrumente. In: Cierpka M (Hrsg) Familiendiagnostik. Springer, Heidelberg Berlin New York Tokyo

Cierpka M (1987c) Der theoretische Hintergrund und die klinische Anwendung des FAM III (Family Assessment Measure). In: Cierpka M (Hrsg) Familiendiagnostik. Springer, Heidelberg Berlin New York Tokyo

Cierpka M (1987d) Möglichkeiten der Fragebogenmethoden in der Familiendiagnostik. In: Lamprecht F (Hrsg) Spezialisierung und Integration in Psychosomatik und Psychotherapie. Springer, Heidelberg Berlin New York Tokyo

Cierpka M (1988a) Ein semistrukturiertes Familieninterview. Unveröffentlichtes Manuskript, Universität Ulm

Cierpka M (1989) Das Problem der Spezifität in der Familientheorie. System Familie (im Druck)

Cierpka M, Joraschky P (1986) Assessing boundary disturbances in families. Vortrag: Society for Psychotherapy Research-Conference. Wellesley, Boston

Cierpka M, Schnürle K (1988) Selbsteinschätzung und Fremdbeobachtung von Familien mit einem schizophrenen Jugendlichen. In: Kaschka WP, Joraschky P, Lungershausen E (Hrsg) (1988) Die Schizophrenien - Biologische und familiendynamische Konzepte zur Pathogenese. Springer, Heidelberg Berlin New York Tokyo

Cierpka M, Thomas V (1988a) FACES II and FAM III: A comparison of family assessment instruments. Unveröffentlichtes Manuskript, eingereicht bei Fam Process

Cierpka M, Thomas V (1988b) Family assessment: Group versus individual scores. Fam Process (im Druck)

Cierpka M, Rahm R, Schulz H (1987) Die Testgütekriterien des "Family Assessment Measure" (FAM-Version III). In: Cierpka M, Nordmann E (Hrsg) Methoden in der Familienforschung. Springer, Heidelberg Berlin New York Tokyo

Cierpka M, Joraschky P, Engelbrecht-Philipp G, Arnold S (1987) Konzeptualisierung und Untersuchung der Grenzen in Familien. Vortrag: 8. Tagung Entwicklungspsycholgie, Bern

Cierpka M, Martin G, Joraschky P, Aschoff R, Schretter A (1988) Evaluation and management of boundary disturbances in families of a psychotic adolescent. In: Hibbs E (ed) Children and families. Studies in prevention and intervention. Int Univ Press, New York, S 481-496

Ciompi L (1982) Affektlogik. Klett, Stuttgart

Ciompi L (1986) Zur Integration von Fühlen und Denken im Licht der "Affektlogik". Die Psyche als Teil eines autopoietischen Systems. In: Kisker KP, Lauter H, Meyer JE, Müller C, Strömgren E (Hrsg) Psychiatrie der Gegenwart. Bd 1: Neurosen, Psychosomatische Erkrankungen, Psychotherapie. Springer, Berlin Heidelberg New York Tokyo

Compton A (1986) Freud: Objects and structure. J Am Psychoanal Assoc 34:561-590

Cromwell RE, Olson DH, Fournier DG (1976) Tools and techniques for diagnosis and evaluation in marital and family therapy. Fam Process 15:1-49

Cromwell RE, Peterson GW (1983) Multisystem - multimethod family assessment in clinical context. Fam Process 22:147-163

Deichsel G, Trampisch HJ (1985) Clusteranalyse und Diskriminanzanalyse. In: Lorenz RJ, Vollmar J (Hrsg) Biometrie. Fischer, Stuttgart New York

Deter HC (1986) Psychosomatische Behandlung des Asthma bronchiale. Springer, Berlin Heidelberg New York Tokyo

Deutsch M (1954) Field theory in social psychology. In: Lindzey G (ed) Handbook of social psychology. Addison-Wesley, Cambridge/Mass, S 181-222

Doane JA (1978a) Family interaction and communication training in disturbed and normal famlilies: A review of research. Fam Process 17:357-376

Doane JA (1978b) Questions of strategy: Rejoinder to Jacob and Grounds. Fam Process 17:389-399

Duhl BS, Duhl FJ (1981) Integrative family therapy. In: Gurman AS, Kniskern DP (Hrsg) Handbook of family therapy. Brunner & Mazel, New York, S 483-516

Eagle MN (1988) Neuere Entwicklungen in der Psychoanalyse. Verlag Internationale Psychoanalyse, München Wien

Elkaim M (1980) Von der Homöostase zu offenen Systemen. In: Duss-von Werdt J, Welter-Enderlin R (Hrsg) Der Familienmensch. Systemisches Denken und Handeln in der Therapie. Klett-Cotta, Stuttgart, S 150-155

Engfer A (1988) Zur prognostischen Identifizierung gewaltbelasteter Familien. In: Cierpka M, Nordmann E (Hrsg) Wie normal ist die Normalfamilie? - Empirische Untersuchungen. Springer, Berlin Heidelberg New York Tokyo

Epstein NB, Bishop DS, Levin S (1978) The McMaster model of family functioning. J Mar Fam Couns 4:19-31

Epstein NB, Sigal JJ, Rakoff V (1962) Family categories schema (unveröffentl. Manuskript). Jewish General Hospital, Montreal

Epstein NB, Baldwin LM, Bishop DS (1983) The McMaster family assessment device. J Mar Fam Ther 9:171-180

Erikson EH (1966) Identität und Lebenszyklus. Suhrkamp, Frankfurt am Main

Falloon IRH, McGill CW, Boyd JL (1984) Family care of schizophrenia. Guilford Press, New York

Fenichel 0 (1974) Psychoanalytische Neurosenlehre, Bd.1. Walter, Olten und Freiburg

Ferreira AJ (1963) Decision-making in normal and pathological families. Arch Gen Psychiatry 8:63-73

Fisher L (1977) On the classification of families. Arch Gen Psychiatry 34:424-433

Fleck S und Mitarbeiter (1980) Yale Guide to family assessment (unveröffentl. Manuskript). Yale Univ, New Haven

Framo JL (1965a) Systematic research on family dynamics. In: Boszormenyi-Nagy I, Framo JL (eds) Intensive family therapy: Theoretical and practical aspects. Harper & Row, Hagerstown MD

Framo JL (1965b) Rationale and techniques of intensive family therapy. In: Boszormenyi-Nagy I, Framo JL (eds) Intensive family therapy: Theoretical and practical aspects. Harper & Row, Hagerstown MD

Framo JL (1981) The integration of marital therapy with sessions with family of origin. In: Gurman AS, Kniskern DP (eds) Handbook of family therapy. Brunner-Mazel, New York

Frank GH (1965) The role of the family in the development of psychopathology. Psychol Bull 64:191-205

Frank RG , Umlauf RL, Wonderlich SA, Askanazi GS, Buckelew SP, Elliott TR (1987) Differences in coping styles among persons with spinal cord injury: A cluster-analytic approach. In: J Consult Clin Psychol 55:727-731

Freud A (1936) Das Ich und die Abwehrmechanismen. Imago, London

Freud A (1965) Wege und Irrwege in der Kinderentwicklung. In: Freud A. Die Schriften der Anna Freud, Bd.8. Kindler, München

Freud S (1923) Das Ich und das Es. GW Bd 13. Fischer, Frankfurt am Main

Friedmann LJ (1975) Current psychoanalytic object relations theory and its clinical implications. Int J Psychoanal 56:137-146

Friedmann LJ (1980) Integrating psychoanalytic object-relations understanding with family systems intervention in couples therapy. In: Pearce JK, Friedmann LJ (eds) Family Therapy. Grune & Stratton, New York

Gill MM (1979) The analysis of the transference. J Am Psychoanal Assoc 25:581-597

Gill MM (1982) Analysis of transference. Vol I: Theory and technique. Int Univ Press. New York

Goldstein MJ (1981) New developments in interventions with families of schizophrenics. Jossey-Bass, San Francisco

Goldstein MJ (1983) Family interaction: Patterns predictive of the onset and course of schizophrenia. In: Stierlin H, Wynne LC, Wirsching M (eds) Psychosocial intervention in schizophrenia. Springer, Berlin Heidelberg New York Tokyo

Goldstein MJ (1987) Family interaction patterns that antedate the onset of schizophrenia and related disorders: A further analysis of data from a longitudinal prospective study. In: Hahlweg K, Goldstein MJ (eds) Understanding mental disorders: The contribution of family interaction research. Fam Process Press, New York

Goldstein MJ, Rodnick EH (1975) The family's contribution to the etiology of schizophrenia: Current status. Schizophr Bull 14:48-63

Goldstein MJ, Rodnick EH, Evans JR, May PR A, Steinberg MR (1978) Drug and family therapy in the aftercare of acute schizophrenics. Arch Gen Psychiatry 35:1169-1177

Goldstein MJ, Strachan AM (1986) The impact of family intervention programms on family communication and the short-term course of schizophrenia. In: Goldstein MM, Hand I, Hahlweg K (Hrsg) Treatment of schizophrenia. Springer, Berlin Heidelberg New York Tokyo

Goldstein MJ, Stracham AM (1987) The family and schizophrenia. In: Jacob T (Hrsg) Family interaction and psychopathology: Theories, methods and findings. Plenum, New York, S 481-508

Goodrich AW (1980) Introduction of family therapy into child psychiatry training: Two styles of change. In: Flomenhaft K, Christ AE (eds) Combined psychodynamic and family systems approach family therapy. Grune & Stratton, New York

Graumann CF (1972) Interaktion und Kommunikation. In: Graumann CF (Hrsg) Handbuch der Psychologie Bd 7: Sozialpsychologie. Hogrefe, Göttingen

Grunebaum H, Chasin R (1980) Thinking like a family therapist. In: Flomenhaft K, Christ AE (Hrsg) The challenge of family therapy: A dialogue for child psychiatric educators. Plenum, New York

Gurman AS, Klein MH (1980) The treatment of women in marital and family conflict: Recommendations for outcome evaluation. In: Brodsky A, Hare-Mustin R (eds) Research on psychotherapy with women. Guilford, New York

Gurman AS, Kniskern DP (1978a) Deterioration in marital and family therapy: Empirical, clinical and conceptual issues. Fam Process 17:3-20

Gurman AS, Kniskern DP (1978b) Research on marital and family therapy: Progress, perspective and prospect. In: Garfield S, Bergin A (eds) Handbook of psychotherapy and behavior change: An empirical analysis (2nd ed) Wiley, New York

Gurman AS, Kniskern DP (1978c) Behavioral marriage therapy: II. Empirical perspective. Fam Process 17:139-148

Gurman AS, Kniskern DP (1981) Family therapy outcome research: Knows and unknows. In: Gurman AS, Kniskern D (eds) Handbook of family therapy. Brunner & Mazel, New York

Gurman AS, Kniskern DP, Pinsof WM (1986) Research on the process and outcome of marital and family therapy. In: Garfield S, Bergin A (eds) Handbook of psychotherapy and behavior change, 3rd ed. Wiley, New York, pp 565-624

Hahlweg K (1986) Einfluß der Familieninteraktion auf Entstehung, Verlauf und Therapie schizophrener Störungen. In: Nordmann E, Cierpka M (Hrsg) Familienforschung in Psychiatrie und Psychotherapie. Springer, Berlin Heidelberg New York Tokyo

Hahlweg K, Feinstein E, Müller U (1987) Analyse familiärer und partnerschaftlicher Kommunikation. In: Cierpka M (Hrsg) Familiendiagnostik. Springer, Berlin Heidelberg New York Tokyo

Haley J (1967) Experiments with abnormal families: Testing done in a restricted communication setting. Arch Gen Psychiatry 17:53-63

Haley J (1972) Critical overview of present status of family interaction research. In: Framo J (ed) Family interaction. A dialogue between family researchers and family therapists. Springer, New York

Hampson RB, Beavers R, Hulgus YF (1988) Commentary: Comparing the Beavers and Circumplex models of family functioning. Fam Process 27:85-92

Havens LL (1973) Approaches to the mind. Little Brown, Boston

Homans CG (1960) Theorie der sozialen Gruppe. Westdeutscher Verlag, Köln/Opladen

Hooley JM, Hahlweg K (1986) The marriages and interaction patterns of depressed patients and their spouses: Comparison of high and low EE dyads. In: Goldstein MJ, Hand I, Hahlweg K (Hrsg) Treatment of schizophrenia. Springer, Berlin Heidelberg New York Tokyo

Huber G, Gross G, Schüttler R (1979) Schizophrenie. Verlaufs- und sozialpsychiatrische Langzeituntersuchungen an den 1945 bis 1959 in Bonn hospitalisierten schizophrenen Kranken. Monographien aus dem Gesamtgebiet der Psychiatrie. Springer, Berlin Heidelberg New York Tokyo

Jacob T (1975) Family interaction in disturbed and normal families: A methodological and substantive review. Psychol Bull 82:33-65

Jacobson E (1954) Contribution to the metapsychology of psychotic identifications. J Am Psychoanal Assoc 2:239-262

Jacobson E (1973) Das Selbst und die Welt der Objekte. Suhrkamp, Frankfurt am Main

Jankowsky P (1978) Neuere Forschungsbeiträge zur Erziehungs- und Familiendiagnostik. In: Pongratz J (Hrsg) Handbuch der Psychologie. Bd. 8. Hogrefe, Göttingen, S 1728-1755

Joraschky P (1985) Die Bedeutung der Familieninteraktion für die Entstehung und den Verlauf schizophrener Erkrankungen. Nervenheilkunde 4:157-162

Joraschky P (1988) Grenzenstörungen in Familien. Habilitationsschrift, Universität Erlangen

Joraschky P, Cierpka M (1984) Beobachtungsinstrument für Grenzenstörungen in Familien. Unveröffentlichtes Manuskript, Ulm/Erlangen

Joraschky P, Cierpka M (1987) Zur Diagnostik der Grenzenstörungen. In: Cierpka M (Hrsg) Familiendiagnostik. Springer, Berlin Heidelberg New York Tokyo

Joraschky P, Cierpka M, Engelbrecht-Philipp G, Arnold S (1986) Grenzstörungen in Familien mit einem schizophrenen Jugendlichen als Prädikator für den Krankheitsverlauf. Vortrag: Deutsche Gesellschaft für Psychiatrie und Nervenheilkunde, Bayreuth

Joraschky P, Engelbrecht-Philipp G, Cierpka M (1987) Comparison of boundary disturbances in families with a psychotic member and normals. Vortrag: Society for Psychotherapy Research Conference, Ulm

Jüttemann G (1982) Komparative Kasuistik. Kösel, München

Käsermann ML (1986) Das Phänomen der sprachlichen Inkohärenz in Dialogen mit einem Schizophrenen. Sprache & Kognition 3:111-126

Kafka JS (1971) Ambiguity for individuation. A critique and reformation of double-bind theory. Arch Gen Psychiatry 25:232-239

Kantor D (1980) Critical identity image: A concept linking individual, couple, and family development. In: Pearce JK, Friedman LJ (eds) Family therapy: Combined psychodynamic and family systems approaches. Grune & Stratton, New York, S 137-167

Kantor DH, Lehr W (1975) Inside the family. Jossey-Bass, San Francisco

Kaschka WP, Joraschky P, Lungershausen E (Hrsg) (1988) Die Schizophrenien - Biologische und familiendynamische Konzepte zur Pathogenese. Springer, Heidelberg Berlin New York Tokyo

Kernberg OF (1981) Objektbeziehungen und Praxis der Psychoanalyse. Klett-Cotta, Stuttgart

König K (1981) Angst und Persönlichkeit. Verlag für Medizinische Psychologie, Göttingen

Kötter S, Nordmann E (1987) Die Beobachtungsmethoden. In: Cierpka M (Hrsg) Familiendiagnostik. Springer, Berlin Heidelberg New York Tokyo

Koukkou-Lehmann M (1987) Hirnmechanismen normalen und schizophrenen Denkens. Springer, Berlin Heidelberg New York Tokyo

Krause R (1981) Sprache und Affekt. Untersuchungen über das Stottern und seine Behandlung. Kohlhammer, Stuttgart

Krause R (1984) Psychoanalyse als interaktives Geschehen. In: Baumann U (Hrsg) Psychotherapie - Makro/Mikroprozesse. Hogrefe, Göttingen S 146-158

Krause R (1987) Psychodynamik der Emotionsstörungen. In: Scherer K (Hrsg) Psychologie der Emotionen, Bd C/IV/3 Enzyklopädie der Psychologie. Hogrefe, Göttingen

Kreppner K (1983) Comments on the generation of data in the study of social interaction. Paper for presentation at the preconvention workshop on "Observational methodology in social interaction research: Three theoretical approaches. Their potential and limits". München

Kreppner K (1988) Entwicklung in der Familie: Veränderung in der Beziehungsdynamik nach der Geburt des zweiten Kindes. In: Cierpka M, Nordmann E (Hrsg) Wie normal ist die Normalfamilie? - Empirische Untersuchungen. Springer, Berlin Heidelberg New York Tokyo

Landis B (1970) Ego boundaries. Psychol Issues, Monogr 24. Int Univ Press, New York

Lang A (1980) Die Feldtheorie von Kurt Lewin. In: Heigl-Evers A, Streeck U (Hrsg) Die Psychologie des 20. Jahrhunderts, Bd VIII: Lewin und die Folgen. Kindler, München

Laplanche J, Pontalis JB (1972) Das Vokabular der Psychoanalyse. Suhrkamp, Frankfurt am Main

Leff JP, Kuipers L, Berkowitz R, Eberlein-Vries R, Sturgeon DA (1982) A controlled trial of social intervention in the families of schizophrenic patients. Br J Psychiatry 141:121-134

Lewin K (1926) Vorsatz, Wille und Bedürfnis. Psychol Forschung 7:294-385

Lewin K (1936) Principles of topological psychology. McGraw-Hill, New York

Lewin K (1946) Behavior and development as a function of the total situation. In: Carmichael L (ed) Manual of child psychology. Wiley, New York, S 791-844

Lewin K (1963) Feldtheorie in den Sozialwissenschaften. Huber, Bern

Lidz T (1970) Das menschliche Leben. Die Persönlichkeitsentwicklung im Lebenszyklus. Suhrkamp, Frankfurt am Main

Lidz T, Cornelison A, Terry D, Fleck S (1957) Marital schism and marital skew. Am J Psychiatry 114:241-248

Lidz T, Cornelison A, Terry D, Fleck S (1965) The intrafamilial environment of the schizophrenic patient: IV. The transmission of irrationality. In: Lidz T, Fleck S, Cornelison A (eds) Schizophrenia and the family. Int. Univ. Press, New York

Linton R (1945) The cultural background of personality. Appleton-Century, New York

Mahler MS (1972) Symbiose und Individuation. Klett-Cotta, Stuttgart

Mahler MS, Pine F, Bergmann A (1978) Die psychische Geburt des Menschen. Fischer, Frankfurt am Main

Marmor J (1975) The nature of the psychotherapeutic process revisited. J Can. Psych Assoc 20:557-65

Martin G, Cierpka M (1987) Die Strukturdiagnose. In: Cierpka M (Hrsg) Familiendiagnostik. Springer, Berlin Heidleberg New York Tokyo

Mattejat F (1985) Pathogene Familienmuster. Enke, Stuttgart.

Maturana HR (1982) Erkennen: Die Organisation und Verkörperung von Wirklichkeit. Vieweg, Braunschweig

McCall WA (1939) Measurement. New York

McQueen J (1967) Some methods for classification and analysis of multivariate observations. Proc 5th Berkeley Symp Math Stats Probabil 1:281-297

Mehrabian A (1972) Nonverbal communication. Aldine-Atherton, New York

Meissner WW (1964) Thinking about the family: Psychiatric aspects. Fam Process 3:1-40

Mentzos S (1976) Interpersonale und institutionalisierte Abwehr. Suhrkamp, Frankfurt am Main

Meyer AE (1984) Taxonomic subgroups within psychosomatic disease entities: An alternative strategy to the specificity approach? Psychother Psychosom 42:26-36

Meyer HJ (1988) Partnerschaft und emotionale Befindlichkeit von Eltern nach der Geburt ihres ersten und zweiten Kindes. In: Cierpka M, Nordmann E (Hrsg) Wie normal ist die Normalfamilie? - Empirische Untersuchungen. Springer, Berlin Heidelberg New York Tokyo

Miller IG (1978) Living systems. McGraw-Hill, New York

Miller IW et al. (1985) The McMaster family assessment device: Reliability and validity. J Mar Fam Ther 11:345-356

Minuchin S (1977) Familie und Familientherapie. Lambertus, Freiburg i. Br.

Minuchin S, Fishman HC (1983) Praxis der Familientherapie. Lambertus, Freiburg

Minuchin S, Rosman B, Baker L (1983) Psychosomatische Krankheiten in der Familie. Klett-Cotta, Stuttgart

Mishler EG, Waxler NE (1965) Family interaction processes and schizophrenia: A review of current theories. Merrill Palmer Quarterly of Behavior and Development 11:269-315

Mishler EG, Waxler NE (1968) Interaction in families: An experimental study of Fam Process and schizophrenia. John Wiley, New York

Moos RH, Moos BS (1981) Family environment scale. Manual. Consulting Psychologists Press, Palo Alto

Mosher LR, Pollin W, Stabenau JR (1971) Families with identical twins discordant for schizophrenia: Some relationships between identification, thinking styles, psychopathology and dominance-submission. Br J Psychiatry 118:29-42

Nichols MP (1984) Family therapy. Concepts and methods. Gardner, New York

Nordmann E, Sodemann U, Schenk K, Wolf M (1983) Zum Stand der Familieninteraktionsforschung - methodische Überlegungen. In: Schenk K (Hrsg) Familieninteraktion, Bedeutung in der psychiatrischen Diagnostik und Therapie. Janssen, Neuss

Nordmann E, Kötter S (1987) Strukturierte Interviewverfahren. In: Cierpka M (Hrsg) Familiendiagnostik. Springer, Berlin Heidelberg New York Tokyo

Nuechterlein KH, Dawson ME (1984) A heuristic vulnerability/stress model of schizophrenic episodes. Schizophr Bull 10:300-312.

Oliveri ME, Reiss D (1981) A theory based empirical classification of family problem solving behavior. Fam Process 20:409-418

Ogden TN (1983) The concept of internal object relations. J Psychoanal 60:318-327

Olson DH (1985) Commentary: Struggling with congruence across theoretical models and methods. Fam Process 24:203-207

Olson DH, Sprenkle DH, Russel CS (1979) Circumplex Model of marital and family systems I: Cohesion and adaptability dimensions, family types and clinical applications. Fam Process 18:3-28

Olson DH, Bell R, Portner J (1982) FACES II - Family adaptability and cohesion evaluation scales. University of Minnesota, St. Paul MN

Olson DH, McCubbin HJ, Barnes HL, Larsen AS, Muxen MJ, Wilson MA (1983) Families. What makes them work. Sage, Beverly Hills, Cal.

Olson DH, Portner J, Lavee Y (1985) FACES III - Family adaptability and cohesion evaluations scales. University of Minnesota, St. Paul MN

Osgood CE, Sebeok TA (1965) Psycholinguistics: A survey of theory and research problems. Univ Press, Indiana, 82-84

Peterson GW, Cromwell RE (1983) A Clarification of Multisystem-Multimethod Assessment: Reductionism Versus Wholism. Fam Process 22:173-177

Parsons T (1951) The social system. Free Press, Glencoe

Piaget J (1974) Der Aufbau der Wirklichkeit beim Kinde. Klett, Stuttgart

Prigogine I (1969) Structure, dissipation and life. In: Prigogine I (Hrsg) Theoretical physics and biology. Nort-Holland Publ, Amsterdam

Rahm RT (1989) Der Familieneinschätzungs-Bogen (Family Assessment Measure) - Die statistische Struktur -. Med. Dissertation, Universität Ulm

Rangell L (1985) The object in psychoanalytic theory. J Am Psychoanal Assoc 33:301-334

Reiss D (1968) Individual thinking and family interaction III: An experimental study of categorization performance in family of normals, those with character disorders and schizophrenics. J Nerv Ment Dis 146:384-403

Reiss D (1971a) Varieties of consensual experience: I: A theory for relating family interaction to individual thinking. Fam Process 10:1-27

Reiss D (1971b) Varieties of consensual experience III: Contrasts between families of normals, delinquents and schizophrenics. J Nerv Ment Dis 152:73-95

Reiss D (1981) A family's construction of reality. Harvard University Press, Cambridge

Reiss D (1983) Sensory extenders versus meters and predictors: Clarifying strategies for the use of objective tests in family therapy. Fam Process 22:165-171

Reiss D, Klein D (1987) Paradigm and pathogenesis: A familycentered approach to problems of etiology and treatment of psychiatric disorders. In: Jacob T (Hrsg) Family interaction and psychopathology: Theories, methods, and findings. Plenun, New York, S 203-258

Reiter L (1983) Gestörte Paarbeziehungen. Vandenhoeck & Ruprecht, Göttingen

Reiter L (1984) Interaktionelle und familientherapeutische Aspekte der Depression. In: Kropiunigg U (Hrsg) Umfelder der Medizin: Familie. Facultas, Wien

Reiter-Theil S (1984) Beziehungen zwischen familialer Interaktion und Therapeuten-urteilen: Der Gemeinsame Rorschach im Kontext der systemorientierten Familien-therapie. In: Brunner EJ (Hrsg) Interaktion in der Familie. Springer, Berlin Heidelberg New York Tokyo, S 247 - 272

Rice A K (1965) Learning for leadership. Tavistock Publ, London

Richter HE (1963) Eltern, Kind, Neurose. Klett, Stuttgart

Richter HE (1970) Patient Familie. Rowohlt, Reinbek

Richter R, Dahme B, Kohlhaas A (1985) Bemühungen zu einer clusteranalytischen Taxonomie des Asthma bronchiale. Psychother med Psychol 35:320-328

Rickman J (1951) Psycho-analysis and culture. Int Univ Press, New York

Riskin J, Faunce EE (1972) An evaluative review of family interaction research. Fam Process 11:365-455

Ro-Trock GK, Wellisch DK, Schoolar JC (1977) A family therapy outcome study in an inpatient setting. Am J Orthopsychiatry 47:514-522

Roemer M (1987) Teil und Ganzes - Individuum und System in ganzheitlicher Sicht. Familiendynamik 12:320-342

Sampson H, Weiss J (1983) Testing hypotheses. The approach of the Mount Zion Psychotherapy Research Group. In: Greenberg L, Pinsof W (eds) The psycho-analytic process. A research handbook. Guilford, New York

Sattelmayer J, Cierpka M (1986) Vergleichsstudie zwischen Gießen-Paartest und FAM III. Unveröffentlichte Materialien, Universität Ulm

Schacht TE, Strupp HH (1984) Psychotherapy outcome. Individualized is nice, but intellegible is beautiful. Vortrag: Society for Psychotherapy Research Conference, Lake Louise, Canada

Schafer R (1968) Aspects of internalization. Int Univ Press, New York

Scharfetter Ch (1976) Allgemeine Psychopathologie. Georg Thieme, Stuttgart

Scheflen AE (1967) On the structuring of human communication. Am Behav Sci 10: 8-12

Scheflen AE (1973) Communicational structure: Analysis of a psychotherapy trans-action. Indiana Univ Press, Bloomington

Scheflen AE (1981) Levels of schizophrenia. Brunner & Mazel, New York

Scheibe G, Buchheim P, Albus M, Braun P, Cierpka M (1987) Partner- und Fami-lienbeziehung sowie Persönlichkeitsstruktur bei Patienten mit Angsterkrankungen im Vergleich zu normalen Versuchspersonen. Vortrag: Winterseminar "Biolo-gische Psychiatrie", Oberlech

Schneewind KA (1980) Entwicklung eines Familiendiagnostischen Test-Systems. DFG-Antrag

Schneewind KA (1987) Das "familiendiagnostische Testsystem" (FDTS): Ein Frage-
bogeninventar zur Erfassung familiärer Beziehungsaspekte auf unterschiedlichen
Systemebenen. In: Cierpka M (Hrsg) Familiendiagnostik. Springer, Berlin
Heidelberg New York Tokyo
Schneewind KA (1987) Die Familienklimaskalen (FKS). In: Cierpka M (Hrsg)
Familiendiagnostik. Springer, Berlin Heidelberg New York Tokyo
Schneewind KA, Lukesch H (1978) (Hrsg) Familiäre Sozialisation: Probleme, Er-
gebnisse und Perspektiven. Klett, Stuttgart, S 114-135
Schneider K (1983) Familientherapie. Junfermann, Paderborn
Schretter A, Aschoff-Pluta R, Cierpka M, Joraschky P, Martin G, Thomas V (1986):
Zum Verhältnis von dyadischer und systemischer Forschung In: Nordmann E,
Cierpka M (Hrsg): Familienforschung in Psychiatrie und Psychotherapie.
Springer, Heidelberg Berlin New York Tokyo
Schubert MT (1987) System Familie und Geistige Behinderung. Springer, Wien New
York
Searles HF (1959) The effort to drive the other person crazy. Br Med Psychol 32:1-19
Searles HF (1974) Der psychoanalytische Beitrag zur Schizophrenieforschung.
Kindler, München
Seitz W (1977) Persönlichkeitsbeurteilung durch Fragebogen. Westermann, Braun-
schweig
Shapiro ER (1982) On curiosity: Intrapsychic and interpersonal boundary formation
in family life. Int J Fam Psychiatry 3:69-90
Simmel G (1922) Soziologie. Untersuchungen über die Formen der Vergesellschaf-
tung. Duncker und Humblot, München Leipzig
Simon FB (1988) Unterschiede, die Unterschiede machen. Springer, Heidelberg
Berlin New York Tokyo
Simon FB, Stierlin H (1984) Die Sprache der Familientherapie. Ein Vokabular. Klett-
Cotta, Stuttgart
Simon HA (1962) The architecture of complexity. Proc Int Philos Soc 106:467-482
Skynner ACR (1976) Systems of family and marital psychotherapy. Brunner &
Mazel, New York
Skinner HA (1981) Towards the integration of classification theory and methods. J
Abnorm Psychol 90:68-87
Skinner HA (1984) Models for the description of abnormal behavior. In: Adams HE,
Sutker PB (Hrsg) Comprehensive handbook of psychopathology. Plenum, New
York
Skinner HA, Steinhauer PD, Santa-Barbara J (1983) The Family Assessment
Measure. Can J Community Mental Health 2:91-105
Skinner HA, Steinhauer PD (1986) "Family Assessment Measure"-Clinical Rating
Scale. Unveröffentl. Manuskript, University of Toronto
Slipp S (1973) The symbiotic survival pattern: A relational theory of schizophrenia.
Fam Process 12:377-398
Slipp S (1980) Interactions between the interpersonal in families in individual intra-
psychic dynamics. In: Pearce JK, Friedmann LJ (eds) Family therapy. Grune &
Stratton, New York
Sluzki CE, Veron E (1972) The double bind as a universal pathogenic situation. Fam
Process 11:397-410
Sperling et al (1982) Die Mehrgenerationenfamilientherapie. Vandenhoeck &
Ruprecht, Göttingen
Steffens W (1987) Die Lebenszyklen. In: Cierpka M (Hrsg) Familiendiagnostik.
Springer, Heidelberg Berlin New York Tokyo
Steimer E, Krause R, Sänger-Alt C, Wagner G (1988) Mimisches Verhalten schi-
zophrener Patienten und ihrer Gesprächspartner. Z Klin Psychol 17:132-147

Steinhauer PD (1984) Clinical applications of the Process Model of Family Functioning. Can J Psychiatry 29:98-110
Steinhauer PD (1986) Beyond family therapy - Towards a systemic and integrated view. Unveröffentl. Manuskript, University of Toronto
Steinhauer PD, Skinner HA (1986) "Family Assessment Measure"-Clinical Interview. (Unveröffentl. Manuskript), University of Toronto
Steinhauer PD, Tisdall GW (1982) How to mobilize a frozen system. Vortrag: World Congress of International Association of Child and Adolescent Psychiatrists and Allied Professions, Dublin
Steinhauer PD, Tisdall GW (1984) The integrated use of individual and family psychotherapy. Can J Psychiatry 29:89-97
Steinhauer PD, Santa Barbara J, Skinner HA (1984) The Process Model of Family Functioning. Can J Psychiatry 29:77-88
Steinhausen D, Langer K (1977) Clusteranalyse. De Gruyter, Berlin
Steinhausen D, Steinhausen J (1977) Cluster-Analyse als Instrument der Zielgruppendefinition in der Marktforschung. In: Späth H (Hrsg) Fallstudien Cluster-Analyse. Oldenbourg, München, S 9-36
Stern D (1979) Mutter und Kind, die erste Beziehung. Klett-Cotta, Stuttgart
Stierlin H (1972) Family dynamics and separation patterns of potential schizophrenics. Proceedings of the fourth International Symposium of Psychotherapy of Schizophrenia. Exerpta Medica, Amsterdam, S 156-166
Stierlin H (1974) Eltern und Kinder. Suhrkamp, Frankfurt
Stierlin H (1975) Von der Psychoanalyse zur Familientherapie. Klett-Cotta, Stuttgart
Stierlin H (1977) Separating parents and adolescents. Quadrangle, New York. Deutsch: Eltern und Kinder - das Drama von Trennung und Versöhnung. Suhrkamp, Frankfurt am Main
Stierlin H (1978) Delegation und Familie. Suhrkamp, Frankfurt am Main
Stierlin H, Weber G, Simon FB (1986) Zur Familiendynamik bei manisch-depressiven und schizoaffektiven Psychosen. Familiendynamik 11:267-282
Straus MA (1968) Communication, creativity and problem-solving ability of middle- and working-class families in three societies. Am J Sociol 73:417-30
Sutherland JD (1980) The British object relations theorists. Balint, Winnicott, Fairbairn, Guntrip. J Am Psychoanal Assoc 28:829-860
Textor MR (1985) Integrative Familientherapie. Springer, Berlin Heidelberg New York Tokyo
Thomae H (1972) Familie und Sozialisation. In: Graumann CF (Hrsg) Handbuch der Psychologie, Bd 7/2. Hogrefe, Göttingen, S 778-824
Thomä H (1980) Über die Unspezifität psychosomatischer Erkrankungen am Beispiel einer Neurodermitis mit zwanzigjähriger Katamnese. Psyche 7:589-624
Thomä H (1981) Schriften zur Praxis der Psychoanalyse: Vom spiegelnden zum aktiven Psychoanalytiker. Suhrkamp, Frankfurt am Main
Thomä H, Kächele H (1985) Lehrbuch der psychoanalytischen Therapie, Bd. 1: Grundlagen. Springer, Berlin Heidelberg New York Tokyo
Thomas V (1987) Das "Circumplex model" und der FACES. In: Cierpka M (Hrsg) Familiendiagnostik. Springer, Heidelberg Berlin New York Tokyo
Tienari P, Sorri A, Naarala M, Lahti J, Pohjola J, Boström C, Wahlberg KE (1983) The Finnish adoptive family study: Adopted-away offspring of schizophrenics mothers. In: Stierlin H, Wynne LC, Wirsching M (eds) Psychosocial interventions in schizophrenia. An international view. Springer, Berlin Heidelberg New York Tokyo
Vaughn C (1986) Patterns of emotional response in the families of schizophrenic patients. In: Goldstein MM, Hand I, Hahlweg K (Hrsg) Treatment of schizophrenia. Springer, Berlin Heidelberg New York Tokyo, S 97-108

Vaughn C, Leff JP (1976a) The measurement of expressed emotion in the families of psychiatric patients. Br J Soc Psychol 15:157-165

Vaughn C, Leff JP (1976b) The influence of family and social factors on the course of psychiatric illness. Br J Psychiatry 129:125-135

Walsh FW (1979) Breaching of family-generation boundaries by schizoprenics, disturbed, and normals. Int J Fam Ther 1:254-275

Watzlawick P, Beavin JH, Jackson DD (1969) Pragmatics of human communication. Norton, New York, dt: (1969) Menschliche Kommunikation. Huber, Bern

Willi J (1975) Die Zweierbeziehung. Rowohlt, Reinbek

Willi J (1985) Koevolution. Die Kunst gemeinsamen Wachsens. Rowohlt, Reinbek

Wing JK, Cooper JE, Sartorius N (1982) Die Erfassung und Klassifikation psychiatrischer Symptome. Beltz, Weinheim Basel

Winnicott DW (1974) Reifungsprozesse und fördernde Umwelt. Kindler, München

Wirsching M (1978) Krankheit und Familie - eine empirische Untersuchung der psychologischen und sozialen Dimension chronischer körperlicher Krankheiten im Jugendalter. Habilitationsschrift, Heidelberg

Wishart D, (1987) Cluster User Manual. University of St. Andrews, Edinburgh

Witkin HA (1965) Psychological differentiation and forms of pathology. J Abnorm Psychol 70:317-336

Wundt W (1911) Völkerpsychologie. Engelmann, Leipzig

Wynne LC, Singer MT (1965) Denkstörung und Familienbeziehung bei Schizophrenen, Teil I-IV. Psyche 19:81-160

Wynne LC, Cole RE (1983) The Rochester risk research program: A new look at parental diagnoses and family relationships. In: Stierlin H, Wynne LC, Wirsching M (eds) Psychosocial intervention in schizophrenia. Springer, Berlin Heidelberg New York Tokyo

Wynne LC, Ryckoff I, Day J , Hirsch S (1958) Pseudomutuality in the family relations of schizophrenics. Psychiatry 21:205-220.

Wynne LC, Singer MT, Toohey ML (1976) Communication of the adoptive parents of schizophrenics. In: Jorstad J, Vgelstad E (Hrsg) Schizophrenia 75: Psychotherapy, family studies, research. Universitetsforlaget, Oslo

Zubin J , Spring B (1977) Vulnerability - a new view of schizophrenia. J Abnorm Psychol 86:103-126